湿疹皮炎与皮肤过敏反应诊疗系列丛书

特应性皮炎的诊断与治疗
Diagnosis and Treatment of Atopic Dermatitis

丛书总主编　李邻峰
分 册 主 编　李　妍　李邻峰
参 编 人 员　（按姓氏笔画排序）

王乐一　　王昌媛　　王　楷

刘　静　　江　萌　　孙晓丽

李　妍　　李　明　　李　倩

李云珠　　李邻峰　　张　凡

尚　帅　　岳学苹　　周博洋

郑佳兴　　项璐婧　　祝雪晴

徐志莉　　梁素蓉

北京大学医学出版社

TEYINGXING PIYAN DE ZHENDUAN YU ZHILIAO

图书在版编目（CIP）数据

特应性皮炎的诊断与治疗 / 李妍，李邻峰主编 . —北京：北京大学医学出版社，2023.5

（湿疹皮炎与皮肤过敏反应诊疗系列丛书 / 李邻峰主编）

ISBN 978-7-5659-2757-7

Ⅰ.①特… Ⅱ.①李…②李… Ⅲ.①特应性皮炎－诊疗 Ⅳ.① R758.29

中国版本图书馆 CIP 数据核字（2022）第 211008 号

特应性皮炎的诊断与治疗

分册主编：李　妍　李邻峰
出版发行：北京大学医学出版社
地　　址：（100191）北京市海淀区学院路 38 号　北京大学医学部院内
电　　话：发行部 010-82802230；图书邮购 010-82802495
网　　址：http：//www.pumpress.com.cn
E-mail：booksale@bjmu.edu.cn
印　　刷：北京信彩瑞禾印刷厂
经　　销：新华书店
责任编辑：袁帅军　责任校对：靳新强　责任印制：李　啸
开　　本：710 mm×1000 mm　1/16　印张：17　字数：254 千字
版　　次：2023 年 5 月第 1 版　2023 年 5 月第 1 次印刷
书　　号：ISBN 978-7-5659-2757-7
定　　价：70.00 元

丛书总主编简介

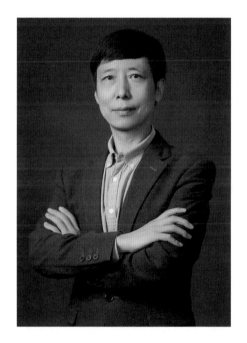

李邻峰（曾用名：李林峰），教授，主任医师，博士生导师。

现任首都医科大学附属北京友谊医院皮肤性病科主任，北京友谊医院过敏与临床免疫诊治中心主任。1982—1988 年在北京医科大学（现北京大学医学部）获医学学士学位，1988—1992 年在北京医科大学获医学博士学位。1992—2014 年在北京大学第三医院皮肤科历任副教授、教授、科主任，皮肤性病学研究室主任，北京大学皮肤性病中心副主任。1995—1998 年在美国伊利诺伊大学皮肤病学系及遗传学系任客座副教授。临床专业特长：皮肤性病，尤其是特应性皮炎、湿疹、接触性皮炎、皮肤过敏的临床诊治及科学研究。曾获美国芝加哥皮肤病协会研究基金奖。目前已主编著作 11 部，参编多部。发表中英文论文 250 余篇，医学科普文章数十篇。自 1994 年起，一直担任全国湿疹皮炎与皮肤变态反应学习班主讲。

兼任中国中药协会皮肤病药物研究专业委员会主任委员，中国老年保健医学研究会皮肤科分会主任委员，中国医师协会皮肤科医师分会过敏性疾病专业委员会副主任委员，中国人体健康科技促进会皮肤病专业委员会副主任委员，中华中医药学会皮肤科分会常委，中华预防医学会皮肤病与性病预防与控制专业委员会常委，中国中西医结合学会皮肤性病专业委员会常委及该委员会环境与职业性皮肤病（湿疹皮炎）学组组长，中国医疗保健国际交流促进会皮肤医学分会常委及该分会皮炎学组组长，中国免疫学会皮肤免疫分会常委，中国研究型医院学会皮肤科学专业委员会常委，世界华人皮肤科医师协会常委，中国整形美容协会化妆品评价专业委员会常委，北京中西医结合学会环境与健康专业委员会主任委员、医学美容专业委员会常委和皮肤性病专业委员会常委，北京整合医学学会皮肤科分会会长，北京医学会皮肤性病学分会常委，以及《中华皮肤科杂志》编委等。

分册主编简介

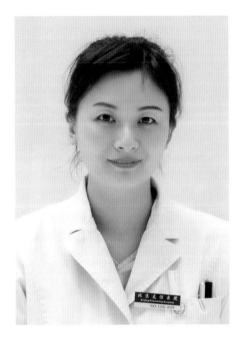

李妍，副主任医师，医学博士。

1999—2009年就读于北京大学医学部，获医学学士、硕士、博士学位，师从朱学骏教授（博士生导师）和涂平教授（硕士生导师）。毕业后一直在首都医科大学附属北京友谊医院皮肤性病科从事皮肤病临床工作。在北京友谊医院过敏与临床免疫诊治中心主要从事皮肤过敏等的临床和科研工作。2017年赴香港大学李嘉诚医学院玛丽医院做访问学者。临床专业特长：特应性皮炎、接触性皮炎、荨麻疹、银屑病等免疫性皮肤病的临床诊疗工作。

主持和参与多项国家级科研课题，发表SCI及核心期刊论文50余篇，参编专业书籍多部。担任中国中西医结合学会皮肤性病专业委员会青年委员、中国老年保健医学研究会皮肤科分会秘书长、中国中药协会皮肤病药物研究专业委员会副秘书长、中国中药协会皮肤病药物研究专业委员会青年委员副主任委员、中国中药协会皮肤病药物研究专业委员会湿疹学组副组长、北京整合医学学会皮肤科分会副秘书长、国家卫生健康委人才交流服务中心住院医师规范化培训结业考核题库建设专家等。

前　言

特应性皮炎是一种慢性、复发性、炎症性皮肤病，瘙痒剧烈，严重影响患者本人及其家庭的生活质量，给患者、家庭和社会带来了巨大负担。随着对特应性皮炎认识的深入，特应性皮炎的诊疗技术正在发生日新月异的变化，新的药物不断涌现，疗效得到了巨大提高，预防方法也得到了优化和普及。

本书是在广泛收集文献资料的基础上，根据临床一线皮肤科医生的临床经验总结编写而成。本书全面论述了特应性皮炎的热点问题，对特应性皮炎的概念、分类、流行病学、病因学、发病机制、临床表现、严重程度评价、诊断、鉴别诊断、实验室检查、预后和预防进行了较为系统的梳理。其中，针对特应性皮炎的特殊性，本书还重点阐述了特应性皮炎与变态反应的区别、过敏在特应性皮炎发病中的作用及处理、微生物（如金黄色葡萄球菌）与特应性皮炎的关系及其治疗对策、特应性皮炎的共病和并发症、特应性皮炎的免疫学异常及其治疗意义、特应性皮炎与环境的关系、特应性皮炎的各种诊断标准和指南，以及特应性皮炎的治疗药物。

本书文字简洁、内容丰富，适合各级皮肤科医师、变态反应工作者、全科医师及社区医疗卫生工作人员阅读，也可作为患者参考书。

在目前科技高速发展的信息时代，我们虽然努力工作，但肯定跟不上科技进步的步伐。书中内容如有不妥之处，还望广大同道积极指正，共同提高我们的临床及研究水平。

本书涉及的药物及各种疗法的用法用量仅供参考，具体应用请参照《中国药典》、药品说明书及相关指南。

李邻峰

2023 年 4 月于北京

目　录

第1章
特应性皮炎的概念和分类

第1节 基本概念

一、特应性

特应性（atopy）是美国变态反应学家 Coca 及 Cooke 等在 1923 年提出的，英文原意是"奇怪，不在正确位置"。引入这一概念是为了描述一类奇特的超敏反应现象，表现为哮喘、花粉热（枯草热）、湿疹、荨麻疹及食物过敏反应。当时认为这种反应只发生在人类，有家族倾向，对环境中的多种物质过敏。目前已经认识到某些动物也具有特应性。

我国曾直译为"异位性"，由于含义不清，后改为"特应性"，意为"特殊反应性"。

二、特应性与过敏

特应性与过敏并不相同。1906 年，von Pirquet 已经提出了过敏或变态反应（allergy）一词，意义非常明确。特应性与其区别在于，特应性者不一定是本人对环境中的物质过敏，只要家族中有过敏患者即可。

三、特应性疾病

临床上，大家公认下列疾病属于特应性疾病：特应性皮炎、外源性过敏性支气管哮喘、过敏性鼻结膜炎（或枯草热）及食物过敏性胃肠炎。随着人们对疾病认识的深入，疾病种类可能还会增加。

四、特应性体质及特应性家族史

如果一个个体患有一个或多个特应性疾病，即可称其具有特应性体质。如果直系亲属中有人患有类似疾病，即有特应性家族史。

五、特应性与IgE

有人将血清总IgE升高或存在速发型超敏反应如食入或吸入变应原血清特异性IgE阳性或食入或吸入变应原皮试阳性，定义为特应性。但是，约有20％左右的特应性皮炎（内源性）患者血清总IgE不高。对于化验血清变应原特异性IgE升高但无临床症状者，有人称其为"无症状性特应性"。存在的问题是：是否需真正证明过敏才能诊断特应性？由此延伸的问题是，特应性是否为诊断特应性皮炎必备的条件？

六、特应性皮炎

美国皮肤科学家Sulzberger等于1933年建议使用特应性皮炎（atopic dermatitis，AD）的概念用于表述那些慢性、复发性、有阶段特征性的湿疹，又称为"特应性湿疹（atopic eczema）"。该概念涵盖了既往报告的"播散性神经性皮炎""Besnier痒疹"，以及内源性湿疹、体质性湿疹等。我国曾按英文原义将此病翻译为异位性皮炎，又按疾病性质将其译为"遗传过敏性皮炎"，目前均已弃之不用，统一翻译为"特应性皮炎"。

目前特应性皮炎的概念在全球并不统一，概念的内涵和外延尚待进一步明确。诸多国外指南只讲特应性皮炎是慢性、复发性、瘙痒性、炎症性甚至终生性皮肤病，缺乏特异性。概念中也缺乏"特应性""湿疹样或痒疹样皮损的描述"。仅凭这些描述不能区别慢性荨麻疹或痒疹等疾病。全面描述似乎应该为：特应性皮炎是一种慢性复发性瘙痒性疾病，与特应性有关，皮肤主要表现为湿疹样或痒疹样皮炎，可能终生发作。

七、特应性皮炎／湿疹综合征

欧洲变态反应和临床免疫学会提出特应性皮炎／湿疹综合征（atopic dermatitis／eczema syndrome）的概念，用于说明特应性皮炎不是一个单独的皮肤疾病，还可以累及其他器官。特应性皮炎 / 湿疹综合征也可分为许多亚型。非过敏性特应性湿疹 / 皮炎综合征又称为内源性特应性皮炎，患者无呼吸道过敏症状，血清总 IgE 水平不高，无变应原特异性 IgE 及变应原皮肤试验阳性反应。过敏性特应性湿疹 / 皮炎综合征则指存在过敏反应的特应性皮炎，又分为 IgE 结合的特应性湿疹 / 皮炎综合征及非 IgE 结合的特应性湿疹 / 皮炎综合征。

八、特应性皮炎的异质性

特应性皮炎概念中的"特应性"及"慢性复发性瘙痒性皮疹"的含义宽泛，说明本病是一种异质性疾病，如特应性概念本身就可以分为患者自身有特应性及有特应性家族史两类。加之诊断标准多，缺乏公认的生物学标志物，临床上可以分成很多亚类，因此增加了流行病学调查、诊断及治疗评价的难度。

九、特应性进程

特应性进程（atopic march）指罹患特应性皮炎的儿童容易在日后发展出其他过敏性疾病，如过敏性鼻炎和（或）哮喘及食物过敏的过程。一般情况下先出现特应性湿疹，然后逐渐出现哮喘及过敏性鼻炎，但也不尽然。本概念说明特应性皮炎早发现、早治疗非常重要。

德国一项包括 1314 例儿童的 7 年随访研究发现，这些儿童中有 38% 至少 2 个家庭成员有特应性病史或出生时脐带血 IgE 高于正常；3 个月时诊断为特应性皮炎的患儿有 69% 在 5 岁时发现对气源性变应原过敏；5 岁时，早发特应性皮炎并有特应性家族史的儿童有 50% 发生哮喘或过敏性鼻炎，而正常儿童哮喘或过敏性鼻炎的发病率只为 12%。

十、特应性皮炎三联征

有人将特应性皮炎、哮喘或枯草热以及家族特应性病史称为特应性皮炎三联征，时间顺序如下：先出现湿疹，然后逐渐出现哮喘和过敏性鼻炎。随着对特应性进程更大规模的流行病学及其共病的研究，嗜酸性食管炎已被讨论是否属于特应性进程的一部分。

推荐阅读 Yang L，Fu J，Zhou Y. Research Progress in Atopic March. Front Immunol，2020，27：1907.

第2节　特应性皮炎与湿疹皮炎类疾病

湿疹与皮炎（简称湿疹皮炎）在国际疾病分类（ICD-11）中是一类具有湿疹皮炎表现的多种疾病（详见本系列丛书《湿疹皮炎与皮肤过敏反应的诊断与治疗（第2版）》分册）。

湿疹是临床上对病因不明的湿疹样疾病的暂时性诊断名称，其可能是多种内部或外部因素综合作用的结果。湿疹只是一种形态学的描述，而非病因学诊断。临床上，凡是具备了瘙痒、红斑、丘疹、水疱、脱屑、肥厚等特点，有渗出及融合倾向的皮疹，难以做出明确诊断者均可先拟诊为湿疹。湿疹的病理特点为海绵形成，伴不同程度的棘层肥厚及淋巴细胞浸润。

皮炎为一种病理学概念，凡皮肤出现炎症的皮肤病即可诊断为皮炎，如感染性皮炎、免疫性皮炎等。皮炎不应单独作为临床诊断。

建议对临床上符合湿疹诊断的所有患者均应判断是否为特应性皮炎或其他可以进一步分类的湿疹皮炎（表1-1）。都不符合时，可以暂时诊断为湿疹，加上部位及分期进行诊断，如慢性肛周湿疹等，相当于未分类性湿疹（unclassified eczema）或非特异性皮炎（unspecific dermatitis）。

表 1-1　分类性湿疹与未分类性湿疹

分类性湿疹	未分类性湿疹
特应性皮炎	根据部位诊断：
接触性皮炎	肛周湿疹
脂溢性皮炎	小腿湿疹
乏脂性湿疹	阴囊湿疹
盘状湿疹	乳腺湿疹
渗出性盘状苔藓样皮炎	外耳湿疹
慢性表浅性鳞屑性皮炎	外阴湿疹
白色糠疹	足部湿疹
手部湿疹	腋部湿疹

续表

分类性湿疹	未分类性湿疹
口周湿疹	泛发性湿疹
淤积性湿疹	等
青少年足跖皮病	根据皮损分期：
代谢性湿疹	急性湿疹
系统性疾病相关性湿疹	亚急性湿疹
湿疹型药疹	慢性湿疹
感染性皮炎	根据季节诊断：
癣菌疹	春季湿疹
自身敏感性皮炎	夏季湿疹
创伤后湿疹	等
晕皮炎等	

第3节　特应性皮炎的分类

分类的必要性：由于特应性皮炎的概念不够明确，诊断标准多是根据临床表型，特应性皮炎可以分成很多亚类。因此造成了本病异质性非常强的现象，至今没有发现一致的生物学标志物。比如按照英国的诊断标准，5 个诊断条件中满足 3 个及以上就可以诊断，因此根据数学计算共有 16 种亚类。我们在几次全国临床流行病学调查过程中也验证了这一点，每次调查中的特应性皮炎患者都可以分成 16 种亚类。这些亚类的病因、发病机制、对治疗的反应以及预后不一定相同，有必要进行深入研究。

一、根据临床表型（phenotype）分类

（一）根据年龄阶段

年龄阶段分为：①婴幼儿期：3 个月～ 2 岁；②儿童期：＞ 2 ～ 12 岁；③青少年及成人期：＞ 12 ～ 60 岁；④老年期：＞ 60 岁。

5

（二）根据发病时间

发病时间分为：①极早期发病：3 个月～2 岁；②早期发病：＞2～6 岁；③儿童期发病：＞6～14 岁；④青少年期发病：＞14～18 岁；⑤成人期发病：＞18～60 岁；⑥极晚期发病：60 岁以上。

（三）根据皮损

日本皮肤病协会根据发病皮损部位将特应性皮炎分为以下亚型（不适用于婴幼儿期特应性皮炎）：①屈面型（flexural surface type）；②伸面型（extensor surface type）；③儿童干燥型（dry form in childhood）；④头、面、颈、胸、背型（head，face，upper neck，upper chest，back type）；⑤痒疹型（prurigo type）；⑥红皮病型（erythroderma type）；⑦复合型（combinations of various types）。

（四）根据特应性

特应性分为两型：有特应性病史型和无特应性病史型。前者有个人或家族特应性史。

（五）根据呼吸道症状

根据呼吸道症状分为两型：纯特应性皮炎型不伴有呼吸道症状；伴呼吸道症状型同时出现特应性皮炎及呼吸道症状。

（六）根据疾病发展轨迹

有队列研究根据发作时间和缓解时间对儿童特应性皮炎（AD）进行了分类：

1. 未出现皮疹或一过型 AD（unaffected individuals or transient AD）。

2. 早期发作-持续存在型 AD（early-onset-persistent AD）。

3. 早期发作-晚缓解型 AD（early-onset-late-resolving AD）。

4. 早期发作-早缓解型 AD（early-onset-early-resolving AD）。

5. 中期发作-缓解型 AD（mid-onset-resolving AD）。

6. 晚期发作-缓解型 AD（late-onset-resolving AD）。

推荐阅读　［1］Paternoster L，Savenije OEM，Heron J，Evans DM，et al. Identification of atopic dermatitis subgroups in children from 2 longitudinal birth cohorts. J Allergy Clin Immunol，2018，141（3）：964-971.

［2］Girolomoni G，de Bruin-Weller M，Aoki V，et al. Nomenclature and clinical phenotypes of atopic dermatitis. Ther Adv Chronic Dis，2021，12：1284-1293.

二、根据内表型（endotype）分类

（一）根据 IgE 水平

根据 IgE 水平分为内源性与外源性两型：

1. 内源性（intrinsic type）　血清总 IgE 水平正常，以女性为主，多对金属过敏，缺乏特应性背景，发病稍晚且保留部分屏障功能。

2. 外源性（extrinsic type）　血清总 IgE 水平升高，存在对食入或吸入变应原特异性 IgE，外周血嗜酸性粒细胞增多，有个人或家庭特应性背景，有较高的聚丝蛋白（filaggrin，FLG）突变率。

此外，有人把血清总 IgE 正常，变应原特异性 IgE 阳性称为中间状态。

推荐阅读　［1］Czarnowicki T，He H，Krueger JG，et al. Atopic dermatitis endotypes and implications for targeted therapeutics，J Allergy Clin Immunol，2019，143（1）：1-11.

［2］Tanei R. Atopic dermatitis in older adults：a review of treatment options. Drugs Aging，2020，37（3）：149-160.

（二）根据患者血清生物标志物

血清生物标志物可以分为以下几型：

1. 皮肤归巢趋化因子、IL-1R1 优势簇　具有较高水平的 CCL27、CCL22、CCL5 和 IL-1R1。

2. Th1、Th2、Th17 优势簇　本簇与其他簇相比具有较高的炎症状态，具有最高水平的 Th2 相关（IL-4、IL-5 和 IL-13）、Th1 相关（IFN-γ、TNF-α 和 TNF-β）、Th17 相关（IL-17 和 IL-21）以及上皮相关（IL-25、IL-33 和 TSLP）细胞因子。

3. Th2、Th22、PARC 优势簇　具有高水平的 Th2 相关细胞因子［肺和活化调节的趋化因子（PARC）、IL-13、IL-5、嗜酸性粒细胞趋化因子和嗜酸性粒细胞趋化因子 -3］、IL-22 和 IL-33。

4. Th2、嗜酸性粒细胞劣势簇 该簇炎症水平较低，血清中 Th2 严重程度相关（MDC、PARC 和 TARC）和嗜酸性粒细胞相关标志物（RANTES、嗜酸性粒细胞趋化因子和嗜酸性粒细胞趋化因子 -3）水平较低。

推荐阅读 Bakker DS，Nierkens S，Knol EF，et al. Confirmation of multiple endotypes in atopic dermatitis based on serum biomarkers. J Allergy Clin Immunol，2021，147（1）：189-198.

（三）根据皮肤微生物多样性

根据皮肤微生物多样性可以分为以下几型：

1. A 型皮肤型 皮肤微生物群落丰富度保持不变。

2. B 型皮肤型 微生物丰富度降低，痤疮皮肤杆菌、皮肤球菌属和甲基杆菌种类减少，金黄色葡萄球菌个体特有的异常丰度（如表皮葡萄球菌、头状葡萄球菌、金黄色葡萄球菌）、代谢途径（如支链氨基酸和精氨酸生物合成）增加。患者有更严重的瘙痒、频繁的红斑，疾病严重程度增加。

推荐阅读 Tay ASL，Li C，Nandi T，et al. Atopic dermatitis microbiomes stratify into ecologic dermotypes enabling microbial virulence and disease severity. J Allergy Clin Immunol，2021，147（4）：1329-1340.

第 2 章
特应性皮炎的流行病学

一、流行病学

流行病学（epidemiology）是研究疾病和健康状态在人群中的分布及其影响因素，借以制定和评价预防、控制和消灭疾病及促进健康的策略与措施的科学。

二、研究方法

根据研究者是否对研究条件进行干预或控制，研究方法可分为观察性研究和实验性研究两大类。目前多采用观察性研究的方法。在观察性研究中，观察者通过各种方式收集人群和疾病的资料及相关暴露因素，从而描述疾病的分布规律或寻找发病的危险因素。观察性研究中，最常用的方法为现况调查（prevalence survey），包括横断面研究（cross-sectional study）、队列研究（cohort study）和病例对照研究（case-control study）。

三、常用测量指标

（一）发病率

发病率（incidence rate）指在一定时间内，特定人群中，某种疾病新发病例出现的频率。由发病报告或队列研究获得，用于评价疾病的发生情况，属于动态指标。

（二）患病率

患病率（prevalence rate）指在特定时间内，一定人群中，某病新旧所有病例数所占比例。由横断面研究获得，用于描述疾病的存在或流行情况，属于静态指标。

（三）比值比

比值比（odds ratio，OR）指病例组某因素的暴露比值与对照组该因素的暴露比值之比，反映病例组某因素的暴露比值为对照组的若干倍。OR 值＝1，表示研究因素与疾病之间无关联；OR 值＞1，表示研究因素与疾病之间正相关；OR 值＜1，表示研究因素与疾病之间负相关。

（四）相对危险度

相对危险度（relative risk，RR）即暴露组与非暴露组发病率之比，或发病的概率之比。RR 值＝1，表示两组发病率没有差别；RR 值＞1，表示暴露组的发病率高于对照组，暴露因素是疾病的危险因素；RR 值＜1，表示暴露组的发病率低于对照组，暴露因素减少发病的危险性。当某种疾病的发病率较低，或研究中病例组与对照组代表性佳，则 OR 值约等于 RR 值，可用 OR 值代替 RR 值。

四、注意事项

开展流行病学研究或阅读流行病学文献时，应该注意研究开展的时间、地点及人群有无代表性，诊断标准是否明确，是否有明确的纳入及排除标准，诊断手段是否可靠，评价指标是否明确等。由于特应性皮炎概念比较模糊，诊断标准多，因此比较不同研究结果时必须明确细节，不能单纯根据数字进行比较。

第2节　特应性皮炎的流行病学

一、全球发病情况

特应性皮炎是常见病，目前一般认为在儿童中患病率高达20%左右，成人则在2%～10%，且患病率随城市化程度的增加而增加。由于各个国家或地区地理环境、经济状况不同，特应性皮炎发病情况也有很大差别。一项涉及全球的儿童哮喘与过敏国际研究（International Study of Asthma and Allergies in Childhood，ISAAC）共纳入100多个国家及地区，近200万名儿童，发现目前世界各地特应性皮炎的患病率差异极大。在6～7岁儿童中，印度的患病率最低，为0.9%，而厄瓜多尔的患病率高达22.5%；在13～14岁的儿童中，我国最低，为0.2%，最高为哥伦比亚的24.6%。在非洲、拉丁美洲、欧洲及大洋洲的患病率均超过15%。目前ISAAC的研究发现，在低收入国家及低龄儿童中特应性皮炎的患病率上升十分明显。在其多项研究中，低收入国家（如南美洲及东南亚数国）的患病率均较高。

2020年，Bylund等对1958—2017年特应性皮炎在全球流行情况的研究进行了系统评价，发现儿童特应性皮炎的患病率最低为尼日利亚的0%，最高为土耳其的18.2%；在成人中，最低为以色列的0.64%～0.9%，最高在丹麦为9.7%。2021年发表的一项针对全球18个国家及地区6月龄至18岁儿童的研究发现患病率从2.7%到20.1%不等，其中，以色列为最低的2.7%，加拿大、巴西、法国、意大利、西班牙、英国、沙特阿拉伯及阿联酋的患病率均超过了15%。

推荐阅读　［1］Raimondo A，Lembo S. Atopic dermatitis：epidemiology and clinical phenotypes. Dermatol Pract Concept，2021，11（4）：e2021146.

［2］Barbarot S，Auziere S，Gadkari A，et al. Epidemiology of atopic dermatitis in adults：results from an international survey. Allergy，2018，73（6）：1284-1293.

［3］Bylund S，Kobyletzki LB，Svalstedt M，et al. Prevalence and incidence of atopic dermatitis：a systematic review. Acta Derm Venereol，2020，100（12）：adv00160.

［4］Langan SM，Irvine AD，Weidinger S. Atopic dermatitis. Lancet，2020，396（10247）：345-360.

二、中国发病情况

我国特应性皮炎呈逐年增加趋势，已经与国际水平类似。例如，田润梅等于 1988—1990 年间对上海市中小学生调查，特应性皮炎标准化患病率为 0.46%。其中 7～12 岁患病率为 0.68%，13～18 岁为 0.12%。1998 年顾恒等研究了 11 个省市的近八万名青少年，年龄在 6～20 岁之间，特应性皮炎的标化患病率为 0.69%，男性（0.84%）高于女性（0.51%），城市地区（1.10%）高于农村（0.76%），南部、中部、北部的患病率分别为 0.31%、0.79% 和 0.56%，均存在显著性差异。2002 年顾恒等对 10 个城市近五万名 1～7 岁的儿童进行了调查，发现符合 Williams 标准的特应性皮炎标化患病率为 3.07%，男性为 3.86%，显著高于女性的 2.20%，随年龄增长，患病率逐渐下降；标化患病率最低的城市为沈阳（1.10%），较高的为北京（4.75%）及西安（4.25%）。2016 年发表的全国流行病学研究选择了 12 个大型城市的 1～7 岁儿童，显示患病率为 12.94%，较高的为成都及合肥，分别为 24.69% 和 20.31%，最低的为北京，为 9.00%；同时该研究发现随儿童的年龄增长，特应性皮炎患病率降低。

推荐阅读 ［1］田润梅，康克非，余碧娥，等.4306 名中小学生遗传过敏性皮炎的调查.中华皮肤科杂志，1992，25（3）：183-184.
［2］顾恒，颜艳，陈崑，等.我国特应性皮炎流行病学调查.中华皮肤科杂志，2000，33（6）：379-382.
［3］顾恒，尤立平，刘永生，等.我国 10 城市学龄前儿童特应性皮炎现况调查.中华皮肤科杂志，2004，37（1）：29-31.
［4］Guo Y，Li P，Tang J，et al. Prevalence of atopic dermatitis in Chinese children aged 1-7 ys. Sci Rep, 2016, 6: 29751.

三、发病趋势

从 20 世纪 80 年代开始，全球的过敏性疾病包括特应性皮炎的患病率均出现升高，尤其是在发达国家或经济发达地区。然而，进入 21 世纪后，尤其近十余年来，多项研究显示，在发达国家患病率已经进入平台期，发病趋势平稳，无明显上升趋势，甚至在部分地区出现下降。例如在韩国的研究发现，2009—2014 年间，18 岁以下未成年人的患病率出现了下降，尤其在婴幼儿中下降得更为明显。而在发展中国家及低收入国家，特应性皮炎的患病率依然明显升高。ISAAC 的多项研究发现，目前在非洲、拉丁美洲及东南亚的数个国家，儿童的患病率均在 15％以上，部分地区甚至超过 20％。20 世纪 90 年代后，在我国特应性皮炎患病率不断升高，且目前仍有继续升高的趋势，部分城市或地区已达到发达国家患病率水平。

推荐阅读　［1］Thomsen SF. Epidemiology and natural history of atopic diseases. Eur Clin Respir J, 2015，2.
［2］Lee JY，Yang HK，Kim M，et al. Is the prevalence of atopic dermatitis in Korean children decreasing：National Database 2009—2014. Asian Pac J Allergy Immunol，2017，35（3）：144-149.

第 3 节　特应性皮炎的风险因素

一、遗传因素

特应性皮炎不是一种单基因遗传病，遗传是重要风险因素之一。特应性皮炎患者中有特应性家族史者占 43％～ 83％；在双亲均系特应性体质的家庭，子女发生特应性皮炎的风险是 50％～ 75％；单亲有特应性病史的家庭，子女发生特应性皮炎的风险是 25％～ 30％；父母无特应性病史，但兄弟姐妹有病的孩子，特应性皮炎的风险是 20％～ 25％；无家族史的一般家庭，子女特应性皮炎的风险性为 10％～ 15％。若母亲患病，其子女在出生后 3 个月内的发病率可达 25％，2 岁内可达 50％；若父母双方均患病，其子女发生率近 80％。

通过关联分析和连锁分析进行基因定位，已经发现多处特应性皮炎的遗传易感位点。其中聚丝蛋白（filaggrin，FLG）基因是最重要的遗传易感基因。FLG 是角质层重要的结构，不仅参与多种细胞的代谢活动，还是维持皮肤屏障的重要组成部分。*FLG* 基因位于 1 号染色体 q21。若 *FLG* 基因突变，其功能会丧失，进而皮肤屏障破坏，过敏原、刺激原、微生物暴露增多，出现相应症状。丹麦的 Bager 等对 1547 名儿童的调查发现，野生型 *FLG* 基因的儿童特应性皮炎患病率为 19.5％，而突变型的高达 44.7％，*FLG* 基因的突变，增加了特应性皮炎的患病风险（OR 值 =3.3，95％ CI：

2.1-5.3）。目前，在人群中已发现数十个 *FLG* 基因突变的位点。其突变频率有明显的种族及地域差异。在欧洲，人群中总突变率为 7.7%，而亚洲人群中为 3%。在我国，*FLG* 基因的突变率在普通人群中为 0 ～ 6.5%，而在特应性皮炎患者中，可达 15% ～ 30%。一系列 Th2 细胞因子家族的基因，如，IL-3、IL-4、IL-5、IL-13 和 GM-CSF 的基因变异与特应性皮炎有明显的相关性。

微 RNA（microRNA，miRNA）近年来被发现与本病存在相关性。Sonkoly 等对特应性皮炎患者皮损处 miRNA-155 的表达量进行测定，发现其显著高于健康对照人群，在其进一步研究中发现，miRNA-155 对细胞毒性 T 细胞抗原 4（cytotoxic T lymphocyte associated antigen-4，CTLA-4）进行负向调控，导致 T 细胞的抑制被减弱，进而出现皮肤的炎症反应。多项研究发现，除 CTLA-4 通路外，miRNA-155 还可通过多种途径参与炎症反应的发生及免疫反应的抑制。而除 miRNA-155 外，多种 miRNA 也被发现与特应性皮炎相关，如 miRNA-146、miRNA-143、miRNA-151、miRNA-203 及 miRNA-485 等。

推荐阅读　[1] Bager P, Wohlfahrt J, Thyssen JP, et al. Filaggrin genotype and skin diseases independent of atopic dermatitis in childhood. Pediatr Allergy Immunol, 2016, 27（2）: 162-168.
[2] Sonkoly E, Janson P, Majuri ML, et al. MiR-155 is overexpressed in patients with atopic dermatitis and modulates T-cell proliferative responses by targeting cytotoxic T lymphocyte-associated antigen 4. J Allergy Clin Immunol, 2010, 126（3）: 581-589.
[3] 孙其乐，王忠永，徐欣欣. 微小 RNA 与特应性皮炎的相关性研究进展. 中国皮肤性病学杂志, 2018, 32（4）: 447-450.
[4] Yu X, Wang M, Li L, Zhang L, et al. MicroRNAs in atopic dermatitis: A systematic review. J Cell Mol Med, 2020, 24（11）: 5966-5972.

二、种族因素

本病的患病率在不同种族间存在明显不同。如对美国全国儿童健康调查的数据进行分析，发现美国黑种人儿童特应性皮炎的患病率显著高于白种人（OR 值＝1.70，*P*＝0.005）。另一项美国的大规模队列研究发现，黑种人患病率高于西班牙裔及非西班牙裔的白种人。我国幅员辽阔，部分地区为多民族聚居。近年来在我国多民族聚集区的研究中，均发现汉族人群的患病率高于其他少数民族。随着全球化浪潮，世界各国出现越来越多的移民，跨国婚姻的情况也逐渐增多。德国的研究发现，父母双方均为移民的儿童及青少年的患病率显著低于无移民背景者（终生患病率 8.0％ *vs.* 14.4％；1 年患病率 4.6％ *vs.* 7.7％）。我们的近邻韩国对本国混血的未成年人进行调查，发现多民族或多国家混血的未成年人，其患病率显著低于非混血者（16.7％ *vs.* 24.3％）。

推荐阅读 ［1］Shaw TE，Currie GP，Koudelka CW，et al. Eczema prevalence in the United States：data from the 2003 National Survey of Children's Health. J Invest Dermatol，2011，131（1）：67-73.

［2］Kim Y，Blomberg M，Rifas-Shiman SL，et al. Racial/ethnic differences in incidence and persistence of childhood atopic dermatitis. J Invest Dermatol，2019，139（4）：827-834.

［3］Ernst SA，Schmitz R，Thamm M，et al. Lower prevalence of atopic dermatitis and allergic sensitization among children and adolescents with a two-sided migrant background. Int J Environ Res Public Health，2016，13（3）：265.

［4］Kim JT，Kim HS，Chun YH，et al. Effect of multi-ethnicity and ancestry on prevalence of allergic disease. J Microbiol Immunol Infect，2020，53（4）：640-646.

三、性别因素

性别因素尚无定论，男童患病率略高于女童，机制不明。

四、年龄因素

婴幼儿和儿童患病率高，随着年龄增长患病率降低，老年特应性皮炎发病情况尚缺乏系统研究。

五、地理气候因素

地理因素对患病率影响的结论基本相同，即发达国家高于发展中国家，城市高于农村，沿海地区高于内陆地区。低湿度、低紫外线暴露、低室外温度及使用室内加热设备的情况下，特应性皮炎的患病率升高。而在纬度方面目前研究存在争议，部分研究发现发病率随纬度升高而升高，症状也加重，而部分研究则出现相反结果。低纬度地区高温、出汗可能增加了金黄色葡萄球菌的繁殖而导致其发病。

六、环境污染因素

室外环境中包含了多种大气污染物，如 SO_2、CO、NO_2 及细颗粒物（PM2.5）等。法国的一项针对 4000 余名儿童的研究发现，空气中的苯、SO_2、CO、NO_2（NO_x）及可吸入颗粒物（PM10）均可提高本病的患病率。我国台湾地区 Lee 对 317 926 名儿童进行分析，发现交通相关污染物与患病率呈正相关。德国对新生儿进行 6 年的随访，发现居住地距离主干道近的儿童患病率较高，而居住在主干道 50 m 以内者患病率最高。我国的多项研究也支持此结论。室内居住环境中的污染物或过敏原，如建筑材料、家具材料、燃烧产物等，会升高儿童患病率，尤其是在儿童居住的卧室中，呈明显的剂量相关性。韩国的研究发现，对于 19 岁的男性青年，其青少年时期居住城市的规模与患病率相关，居住地规模过小是发病的危险因素。多项国内外研究发现，在新生儿出生前后，若房屋进行装修，患病率会出现升高。

推荐阅读　［1］Pénard-Morand C，Raherison C，Charpin D，et al. Long-term exposure to close-proximity air pollution and asthma and allergies in urban children. Eur Respir J，2010，36（1）：33-40.
［2］Lee YL，Su HJ，Sheu HM，et al. Traffic-related air pollution，climate，and prevalence of eczema in Taiwanese school children. J Invest Dermatol，2008，128（10）：2412-2420.
［3］Morgenstern V，Zutavern A，Cyrys J，et al. Atopic diseases，allergic sensitization，and exposure to traffic-related air pollution in children. Am J Respir Crit Care Med，2008，177（12）：1331-1337.
［4］张妍. 儿童特应性皮炎发病危险因素分析及护理策略. 医学理论与实践，2020，33（20）：3503-3504.
［5］卫风蕾，时雪梅，黄燕，等. 大连市区学龄前儿童特应性皮炎流行病学调查. 中国麻风皮肤病杂志，2012，28（11）：779-782.
［6］Kwon IH，Won CH，Lee DH，et al. The prevalence and risk factors of atopic dermatitis and clinical characteristics according to disease onset in 19-year-old Korean male subjects. Ann Dermatol，2018，30（1）：20-28.
［7］严淑贤，彭卓欣，朱俭锋，等. 上海市某社区儿童特应性皮炎患病情况及其影响因素. 环境与职业医学，2012，29（10）：616-619.

七、过敏因素

过敏与特应性皮炎发病的关系较为密切，一项针对新生儿大规模队列研究发现，孕期存在过敏性疾病以及受访者存在食物过敏，均为本病发生的危险因素（OR 值分别为 6.28 和 13.7）。法国对近 10 000 人的调查发现，

存在过敏的人群特应性皮炎的患病率为 31.9％，明显高于无过敏的人群
（9.3％）。研究发现，在婴幼儿期发病的特应性皮炎患者，有 50％～70％
存在对一种或多种过敏原过敏的情况，过敏原主要是食物，以牛奶、鸡蛋
及花生最为多见；除食物外，屋尘螨、花粉及宠物皮屑也较为常见。目前
认为过敏和特应性皮炎的关系较为复杂，两者之间存在多种关系，可能为
共病关系，也可能互为因果关系。

推荐阅读 ［1］Doğruel D，Bingöl G，Altıntaş DU，et al. Prevalence of and risk factors for atopic
dermatitis：a birth cohort study of infants in Southeast Turkey. Allergol Immunopathol
（Madr），2016，44（3）：214-220.
［2］Shourick J，Taïeb C，Seite S. Allergy-patients with atopic dermatitis express themselves
through a questionnaire. Clin Cosmet Investig Dermatol，2021，13：1075-1077.
［3］中国医师协会皮肤科医师分会儿童皮肤病专业委员会，中华医学会皮肤性病学分会
儿童学组，中华医学会儿科学分会皮肤性病学组.儿童特应性皮炎相关食物过敏诊断与
管理专家共识.中华皮肤科杂志，2019，52（10）：711-716.

八、与月经的关系

一项针对 150 例的年轻女性特应性皮炎患者问卷调查发现，33％于月
经前或月经期皮疹恶化，常于月经后 1 周皮疹好转；17％于其他时期皮疹
恶化；50％皮疹与月经周期没有明显关系。月经前皮疹恶化与月经前综合
征显著相关。

推荐阅读 Kemmett D，Tidman MJ. The influence of the menstrual cycle and pregnancy on atopic dermatitis.
Br J Dermatol，1991，125（1）：59-61.

九、孕产哺乳因素

特应性皮炎患者在妊娠期间有 52％出现皮疹加重，24％皮疹好转，另
24％则无明显改变。皮疹恶化常常在妊娠 20 周前出现。

母亲妊娠期存在过敏性疾病是特应性皮炎发生的危险因素；妊娠期出
现感染，也会升高儿童的发病率。我国台湾的一项研究发现，母亲在妊娠
期使用对乙酰氨基酚会升高婴幼儿的患病率。研究发现，经剖宫产出生的
婴儿有更高的发病风险。剖宫产和阴道分娩所生孩子的肠道菌群组成不同，
这种肠道菌群定植的差异可能会影响免疫系统的发育。母乳喂养会减少过

敏性及免疫性疾病的发生，但目前母乳喂养与特应性皮炎的关系仍存在争议。一项纳入 24 999 名患儿的研究发现，在出生第一年内曾使用抗生素以及在 2 岁前曾患气管炎，均会升高特应性皮炎的患病风险（OR 值分别为1.37 和 1.47）。

推荐阅读　［1］Li CY，Dai YX，Chang YT，et al. Prenatal exposure to acetaminophen increases the risk of atopic dermatitis in children：a nationwide nested case-control study in Taiwan. Pediatr Allergy Immunol，2021，32（5）：1080-1088.
［2］Bonamonte D，Filoni A，Vestita M，et al. The role of the environmental risk factors in the pathogenesis and clinical outcome of atopic dermatitis. Biomed Res Int，2019，2019：2450605.
［3］Ho CL，Chang LI，Wu WF. The prevalence and risk factors of atopic dermatitis in 6-8 year-old first graders in Taipei. Pediatr Neonatol，2019，60（2）：166-171.

十、吸烟

吸烟同样影响特应性皮炎的发病，成年人累积吸烟量与患病及病情加重存在明显相关性。Meta 分析发现，未成年人主动吸烟与被动吸烟，均会导致本病的发病（OR 值分别为 1.87 和 1.18）。但也有儿童被动吸烟与湿疹无明显相关性的报告。我国一项横断面研究发现，妊娠期母亲吸烟与儿童发病情况呈正相关（OR 值＝1.78，95% CI：1.47 ～ 2.16）。而国外的一项Meta 分析发现，妊娠期间吸烟暴露与儿童患病无明显相关性。因此，吸烟情况与本病发病的关系仍需进一步研究。

推荐阅读　［1］Kantor R，Kim A，Thyssen JP，et al. Association of atopic dermatitis with smoking：a systematic review and meta-analysis. J Am Acad Dermatol，2016，75（6）：1119-1125.
［2］Taylor-Robinson DC，Williams H，Pearce A，et al. Do early-life exposures explain why more advantaged children get eczema? Findings from the U.K. Millennium Cohort Study. Br J Dermatol，2016，174（3）：569-578.
［3］徐峰，杨超，柴维汉，等. 上海市嘉定区 4784 名儿童特应性皮炎与家居环境因素的相关性研究. 环境与健康杂志，2012，29（6）：517-520.

十一、社会因素

经济条件与本病发病存在相关性。对大学一年级学生的调查发现，家庭经济条件越好，本病患病率越高。韩国儿童的调查发现，高收入家庭的儿童患病风险显著增加（OR 值＝1.35，95% CI 1.02 ～ 1.79）。一项全球多国的研究发现，在 6 月龄至 18 岁的未成年人中，农村地区严重患者的比例显著低于城市及郊区地区。父母的文化程度同样会影响儿童的发病，父母双方或一方受教育程度高与本病的高患病率相关。单身者的患病率均显著高于非单身者。研究发现子女多的家庭，特应性皮炎的发病率低；子女少的家庭特应性皮炎发病率高。

推荐阅读　［1］Xiao Y，Huang X，Jing D，et al. The Prevalence of atopic dermatitis and chronic spontaneous urticaria are associated with parental socioeconomic status in adolescents in China. Acta Derm Venereol，2019，99（3）：321-326.

［2］Lee JH，Han KD，Kim KM，et al. Prevalence of atopic dermatitis in Korean children based on data from the 2008—2011 Korean National Health and Nutrition Examination Survey. Allergy Asthma Immunol Res，2016，8（1）：79-83.

［3］Silverberg JI，Barbarot S，Gadkari A，et al. Atopic dermatitis in the pediatric population：a cross-sectional，international epidemiologic study. Ann Allergy Asthma Immunol，2021，126（4）：417-428.

［4］Lee JH，Han KD，Jung HM，et al. Association between obesity，abdominal obesity，and adiposity and the prevalence of atopic dermatitis in young Korean adults：the Korea National Health and Nutrition Examination Survey 2008—2010. Allergy Asthma Immunol Res，2016，8（2）：107-114.

十二、精神心理因素

长期精神紧张或应激状态会诱发或加重本病。韩国的一项在线研究发现，在青少年中，与"没有压力"者相比，存在压力的受访者的患病风险均显著升高；日本的 Kodama 等对曾经历阪神大地震的患者进行长期随访，研究发现，居住在被地震破坏地区的患者，有 30%～40% 出现了病情恶化，而居住在未破坏区的患者，仅有 7% 出现疾病的加重。

推荐阅读　［1］Kwon JA，Park EC，Lee M，et al. Does stress increase the risk of atopic dermatitis in adolescents? results of the Korea Youth Risk Behavior Web-based Survey（KYRBWS-VI）. PLoS One，2013，8（8）：e67890.

［2］Kodama A，Horikawa T，Suzuki T，et al. Effect of stress on atopic dermatitis：investigation in patients after the great hanshin earthquake. J Allergy Clin Immunol，1999，104（1）：173-176.

第 3 章
特应性皮炎的病因学

一、病因

病因是指引起特应性皮炎的直接病因，目前还不完全清楚。可能病因包括：①外部因素：如机械、物理因素、化学因素、微生物等生物因素及社会心理因素等；②内部因素：如遗传因素、先天性因素、免疫因素、代谢因素、营养因素等。这种分类并没有明显界限，有些可能既属于内部因素又属于外部因素。由于外部因素多数可以控制，而内部因素（如遗传因素）目前还没有好的干预方法，因此，更应该关注外部因素。

目前公认的看法是特应性皮炎病因不明，可能是在一定遗传背景的基础上，多种外部因素综合作用的结果。特应性皮炎有一定遗传易感性，但不是单基因遗传病。目前临床上特应性皮炎还是一个综合征诊断，其中有些不是真正的特应性皮炎，这可能是造成目前临床现象复杂，不能确认病因的原因之一。

二、诱发加重因素

诱发加重因素指那些虽然不是特应性皮炎的直接病因，但是可疑诱发或加重特应性皮炎的各种因素，也可以分为内部因素及外部因素。对于病因不明确的疾病，认识诱发加重因素非常重要。

第 2 节　可能的外部因素或诱发因素

一、卫生学假说

卫生学假说（hygiene hypothesis）认为特应性皮炎等特应性疾病多发生在工业化国家及城市生活条件好的家庭之中，可能与幼年接触微生物或寄生虫少有关，导致 1 型免疫功能不足，2 型免疫过强，产生 2 型炎症［详见本丛书《湿疹皮炎与皮肤过敏反应的诊断与治疗（第 2 版）》分册］。有对列研究表明，幼年暴露于细菌内毒素可能会减少生后半岁以内特应性皮炎的发生率。观察研究发现，发达国家近年过敏性疾病（包括哮喘及特应性皮炎）的发病率升高，而同时感染性疾病的发生率降低，可能与广泛使用抗生素、疫苗接种及生活状况提高有关。自 1989 年卫生学假说提出后，大量研究证明了特应性皮炎与环境的关系胜于遗传的影响：如洗澡过多，过于强调个人卫生者易患特应性皮炎；在幼儿园上学的儿童不易患特应性皮炎；在农场生活以及接触宠物狗等，可以降低患特应性皮炎的风险；某些革兰氏阴性菌的内毒素，可以刺激 IL-10，减少过敏。

推荐阅读　Pfefferle PI，Keber CU，Cohen RM，et al. The hygiene hypothesis-learning from but not living in the past. Front Immunol，2021，12：635935.

二、理化刺激因素

刺激因素非常常见，风吹、日晒、温度变化、摩擦、搔抓等物理因素以及如酸、碱、盐、腐蚀性物质等各种化学刺激物均对皮肤有刺激，刺激达到一定程度就会导致皮肤屏障功能障碍。穿着质地粗糙、过硬的衣物甚至毛发发梢对皮肤的摩擦均可使特应性皮炎加重。这是由于皮肤屏障功能障碍、皮肤干燥、皮炎以及皮肤高反应性使特应性皮炎患者的皮肤较常人更敏感，接受轻微刺激即可诱发瘙痒。特应性皮炎患者应穿着宽松、光滑、无刺激性的衣物（如真丝、纯棉），留短发或把头发扎起来。

搔抓对皮肤的刺激是特应性皮炎的一个极其重要的加重因素。搔抓可以通过破坏皮肤屏障、诱导皮肤增生、造成皮肤感染，加重特应性皮炎。除了通过治疗皮炎缓解瘙痒外，定时修剪指甲，睡觉时戴手套，穿长袖、长裤等对于减少搔抓对皮肤的损伤也有一定作用。

洗浴过频，尤其是使用碱性皂类，可以刺激皮肤，人为造成皮肤干燥，诱发或加重特应性皮炎。

有一部分特应性皮炎患者排汗不佳，表现为皮肤显著干燥、发红、皮温偏高。在高温潮湿的环境下，汗液分泌紊乱、皮肤表面汗液增多可使特应性皮炎加重。湿热环境会促进排汗、堵塞汗孔。未蒸发的汗液残留物中含有马拉色菌衍生的过敏原，使得特应性皮炎加重。特应性皮炎患者应避免暴露于工作或生活中的湿热环境，避免穿着透气性差的衣物（如腈纶、尼龙），建议穿着宽松透气的衣物（纯棉），出汗后及时更换湿衣物、用毛巾擦拭身体或淋浴。

三、I 型变态反应

虽然目前不认为特应性皮炎是一个速发型过敏性疾病，但速发型超敏反应确实存在于 80% 左右的外源性特应性皮炎患者中。这些患者血清中可以检测到环境中多种食入或吸入变应原特异性 IgE；用食入或吸入变应原浸出液做皮试呈速发型反应；食入或吸入变应原口服或吸入激发试验阳性。

金黄色葡萄球菌、糠秕马拉色菌及白念珠菌均可在特应性皮炎患者血清中产生抗原特异性 IgE，从而参与炎症反应。在抗菌治疗，皮损改善以后，患者血清中变应原特异性 IgE 水平也降低。

四、IV 型变态反应

由于既往认为特应性皮炎是 Th2 细胞优势的反应，Th1 细胞功能可能不良，因此推测迟发型超敏反应在特应性皮炎患者中患病率低。但是近年研究发现，特应性皮炎患者 IV 型变态反应的发生率并不低，有些常见过敏原如金属镍、香精等变应性接触过敏甚至增加。另外，由于在皮肤屏障功能障碍的情况下长期使用保湿剂，对保湿剂中的防腐剂、香精、蛋白质的过敏风险明显增加。反复发生的Ⅳ型变态反应可以使 Th1 优势反应向 Th2 转化，产生血清总 IgE 水平升高，过敏原特应性 IgE 阳性。研究特应性皮炎常用的动物模型之一即是由接触变应原引发慢性变应性接触性皮炎所诱导。

推荐阅读 李云珠，李邻峰.特应性皮炎动物模型研究进展.中国医学文摘（皮肤科学），2016，33（2）：138-143.

五、微生物因素

金黄色葡萄球菌、糠秕马拉色菌及念珠菌、皮肤癣菌、病毒等可以通过破坏皮肤屏障、继发感染诱发或加重特应性皮炎，也可以通过变态反应、超抗原反应、直接毒素作用参与特应性皮炎的炎症。相应抗微生物治疗可以帮助改善皮损。儿童时反复感染水痘、腮腺炎、百日咳、麻疹、腹泻及肺炎等会增加特应性皮炎的发生；而肝炎或单纯疱疹感染与本病无关；幽门螺杆菌感染及肠道寄生虫可能有保护作用；结核感染及卡介苗接种与本病关系不明；疫苗接种及使用抗生素与本病无关或轻度增加患病风险。

六、气候季节因素

特应性皮炎多在干燥、寒冷气候或冬季加重，其可能原因为冬季环境干燥，加重了患者的皮肤干燥及瘙痒；冬季室内活动时间多，增加了尘螨、屋尘、霉菌等的接触机会；冬季寒冷，不利于皮肤血液循环；冬季日晒少，减少了日晒的杀菌及抑制免疫反应的作用；冬季衣物以羊毛织物多，对皮肤刺激性强等。而夏季高温、潮湿增加了皮肤微生物金黄色葡萄球菌、糠秕马拉色菌、念珠菌及皮肤癣菌等的定植及感染，加之多汗刺激，也可以诱发或加重特应性皮炎。

七、职业因素

可能加重或诱发特应性皮炎的职业包括：经常接触水或洗涤剂等液体的湿性工作，如护士、厨师、美容师；经常接触脱脂剂，如酒精、汽油；经常接触羊毛的工作；经常接触吸入变应原，如禽类等动物、灰尘、面粉；工作环境闷热、潮湿；工作环境卫生不良；以及机械加工业及金属作业等。

八、社会心理因素

焦虑体质及焦虑状态对特应性皮炎有肯定影响。研究发现，特应性皮炎患者中焦虑体质者更多，焦虑体质及焦虑状态对血清总 IgE 水平、T 淋巴细胞免疫功能、Th1 与 Th2 比例均有影响，焦虑者更易发生 Th2 优势现象。

第 3 节　可能的内部病因

一、皮肤屏障功能障碍

皮肤屏障功能障碍表现为皮肤干燥、细屑、瘙痒，皮肤含水量减少，经皮水分丢失（transdermal water loss，TEWL）增加（渗透屏障功能障碍）。微生物如金黄色葡萄球菌定植或继发感染增加（微生物屏障功能障碍）。

狭义的皮肤屏障指角质层屏障，如果角质层缺失，皮肤不显性失水可增加 10 倍以上，体内营养物质、电解质容易丢失，而外来变应原、刺激原、微生物容易侵入。角质层屏障主要由"砖墙"（角质层细胞）及"灰浆"（细胞间脂质）构成。退化的角质形成细胞形成角质包（套）膜（鞘），系由角蛋白及角蛋白中间丝相关蛋白如聚丝蛋白、兜甲蛋白、内披蛋白、转谷氨酰胺酶（transglutaminase-1，TGM1）等相互交联形成的不溶性致密结构。角质包膜间脂类由游离脂肪酸、胆固醇、神经酰胺、脂酶、抗菌肽等蛋白酶及蛋白酶抑制剂构成。脂类由棘细胞合成，以板层小体或 Orland 小体的形式分布在胞质内，在细胞向上移行分化中，逐渐移向细胞周边，最后经胞吐排出到细胞间隙。桥粒及颗粒层的紧密连接也是皮肤屏障的重要组成，可以起到保持水分及阻断外界物质进入。特应性皮炎患者紧密连接成分密封蛋白（claudin-1）减少，结果导致对病毒易感性增加。

角质层外的脂膜由汗腺分泌及透表皮蒸发的水分以及皮脂腺分泌或角质细胞崩解的脂类构成，还含有表皮代谢产物、无机盐成分、鲨烯、蜡酯、甘油三酯、游离脂肪酸和天然保湿因子等，在皮肤屏障结构中起到重要的保持水分功能。

特应性皮炎患者皮肤屏障功能障碍的原因有以下几个方面：

1. 聚丝蛋白（FLG）、兜甲蛋白、角蛋白 1 和角蛋白 10 等分化相关蛋白基因突变 FLG、兜甲蛋白、角蛋白 1 和角蛋白 10 等分化相关蛋白标志物水平下降，而角蛋白 5、6、14 和 16 水平上升，致明显屏障功能障碍。FLG 是角质形成细胞的主要结构蛋白，而且在角质层分解为天然保湿因子。功能障碍则皮肤水合下降、pH 升高、皮肤通透性增加及微生物防御功能降低。本病 FLG 基因突变率为 18% ~ 48%，因此不是发病的必要条件。

2. 免疫异常 很多细胞因子会导致皮肤屏障功能障碍，比如 Th2（IL-4，IL-13）、Th22、Th1 细胞分泌的细胞因子均可以抑制 FLG 合成，Th2 细胞因子还抑制抗菌肽（antimicrobial peptide，AMP）合成，IL-17、IL-22 上调 S100A 导致角质形成细胞异常分化增殖，IL-31、组胺诱导瘙痒-搔抓循环，TNF-α 和 IL-33 也抑制角质形成细胞表达 FLG 等。

3. 蛋白酶异常 内源性蛋白酶受蛋白酶抑制剂调控，通过蛋白酶激活受体（protease-activated receptor，PAR）起作用，本病内源性蛋白酶表达异常增高，抑制剂缺陷，加剧角质桥粒分解。

4. 脂类异常 特应性皮炎患者皮脂腺数目少，体积小，分泌能力较正常人低。2 型炎症及金黄色葡萄球菌可以在 FLG 正常的患者中脂类合成及代谢酶异常：神经酰胺（ceramide）、游离脂肪酸降低。

5. 角质层 pH 升高 由于遗传或环境导致皮肤屏障功能障碍，致角质层 pH 升高，随之激活丝氨酸皮肤缓激肽蛋白酶（serine skin kallikrein protease，KLK）过早裂解角质桥粒，继续破坏皮肤屏障；激活 IL-1α、IL-1β 诱导炎症；激活 PAR，抑制板层小体分泌，减少神经酰胺合成，破坏皮肤脂类，同时产生胸腺基质淋巴细胞生成素（thymic stromal lymphopoietin，TSLP），诱导 2 型炎症。2 型炎症通过细胞因子等多种途径破坏皮肤屏障。

6.环境因素　如干燥、寒冷，过度洗浴、过度护肤等人为破坏脂膜、损伤角质层；碱性浴液或皂类可以升高皮肤 pH，提高蛋白酶的活性，过早裂解角质桥粒；尘螨、蟑螂、金黄色葡萄球菌及某些食入或吸入变应原含外源性蛋白酶，可以直接水解蛋白质或通过激活 PAR 破坏皮肤屏障；搔抓、清洁刺激、干燥环境、污染、日晒通过炎症抑制角质形成细胞合成 FLG。

推荐阅读　Goleva E，Berdyshev E，Leung DY. Epithelial barrier repair and prevention of allergy. J Clin Invest，2019，129（4）：1463-1474.

二、固有免疫失衡

特应性皮炎患者天然固有免疫成分中除了皮肤屏障功能障碍外，固有免疫分子也存在异常。正常皮肤中角质形成细胞以及抗原提呈细胞表面表达大量固有免疫受体，也称为模式识别受体（pattern recognition receptor，PRR），这其中就包括了 Toll 样受体（Toll-like receptor，TLR）。当受到病原微生物感染或组织损伤时，TLR 识别配体后可激活下游信号，引发多种促炎因子基因的表达，从而启动固有免疫细胞表达和分泌抗菌肽（antimicrobial peptide，AMP）、细胞因子和趋化因子。通过增加血管通透性，募集白细胞迁移至感染或损伤部位，进一步抵制变应原和微生物的入侵。同时，TLR 通路激活后还能诱导树突状细胞成熟，这也决定了适应性免疫应答的强度和特征。目前已经发现，在特应性皮炎中 TLR2 和 TLR9 功能缺陷，以及 AMP 的表达减少或功能缺失可能是导致患者皮肤对感染敏感性增加的重要因素，正如金黄色葡萄球菌在特应性皮炎患者皮肤的定植。

特应性皮炎患者自然杀伤（NK）细胞活性降低，中性粒细胞及单核细胞趋化反应性降低。

三、适应性免疫失衡

特应性皮炎患者外周血中 T 细胞数目降低，尤其是 $CD8^+T$ 细胞降低，T 细胞对植物血凝素、伴刀豆球蛋白 A（concanavalin A，Con A）、单纯疱疹抗原及白念珠菌的反应性降低、自体混合淋巴细胞反应降低。容易出现细菌、病毒及真菌感染。

既往认为特应性皮炎患者 Th1 与 Th2 细胞功能失衡，Th2 类细胞反应过强，导致 IgE 产生及 I 型变态反应。随后研究发现，特应性皮炎急性期皮损表现为典型 Th2 细胞因子模式。在皮损慢性期及改善期，Th1 细胞介导的细胞因子水平明显增加，呈现 Th1 与 Th2 混合模式。如 1995 年，Grewe 等用吸入变应原屋尘螨给特应性皮炎患者做斑贴试验，结果发现，在敏感者诱发的湿疹皮损中，斑贴试验后 24 h 主要表现为 IL-4 及 IL-2 mRNA 水平升高，而 IFN-γ 水平不升高，提示为 Th2 类反应。而 48 h 再检查，IL-4 mRNA 水平降低，而 IL-2 及 IFN-γ mRNA 水平超过了对照，表现为典型 Th1 类反应。结果提示炎症反应从 Th2 类细胞为主移行至 Th1 类细胞为主。作者同时观察到在 IFN-γ mRNA 升高以前，IL-12 mRNA 升高，IL-12 有促进 Th0 细胞向 Th1 细胞分化的作用。最近研究证实特应性皮炎皮损呈现 Th1、Th2、Th17、Th22 混合浸润模式，不同人种在不同炎症时期出现的优势细胞也不尽相同，这种免疫失衡不仅见于皮损，也见于外观正常的皮肤。

推荐阅读 Grewe M，Walther S，Gyufko K，et al. Analysis of the cytokine pattern expressed in situ in inhalant allergen patch test reactions of atopic dermatitis patients. J Invest Dermatol，1995，105（3）：407-410.

四、机体反应性异常

特应性皮炎患者存在环核苷酸代谢异常。患者细胞基础 cAMP 水平正常，但由于基因相关的遗传缺陷，在机体接受外界刺激时，cAMP 磷酸二酯酶（phosphodiesterase）水平过高，引起 cAMP 水平不能正常升高，造成细胞活化，B 淋巴细胞生成 IgE 增多，肥大细胞及嗜碱性粒细胞更易脱颗粒，释放组胺、前列腺素等炎症介质；嗜酸性粒细胞产生白三烯 C4，IL-4 水平升高以及单核细胞释放 IFN-γ 和 IL-10 水平的降低，这些因素均可以促进特应性皮炎的发病。然而，关于特应性皮炎磷酸二酯酶活性升高的具体分子机制仍不清楚。

五、皮肤高反应性

皮肤高反应性表现为皮肤痒阈低，容易受轻微刺激如摩擦、粉尘、温度变化、出汗等影响而引发瘙痒。皮肤神经敏感性增强，出现瘙痒敏化及瘙痒异化。前者指对微小不容易引发瘙痒的刺激产生瘙痒；后者指对不应该引起瘙痒的刺激如抚摸或温度变化产生瘙痒。特应性皮炎患者 P 物质（substance P）等神经递质水平增高，可以直接刺激肥大细胞脱颗粒，激活角质形成细胞、朗格汉斯细胞、淋巴细胞参与炎症反应。IL-4、IL-13、IL-31 等则刺激神经芽生。

特应性皮炎患者皮肤耐受性低，不耐受汗及羊毛衣物、粉尘等，可能与皮肤屏障功能障碍及神经心理因素有关。

推荐阅读 Sroka-Tomaszewska J，Trzeciak M. Molecular mechanisms of atopic dermatitis pathogenesis. Int J Mol Sci，2021，22（8）：4130.

第4章
特应性皮炎的发病机制

第1节　免疫反应分型及炎症分型概述

一、1 型免疫反应

1 型免疫反应（type 1 immune response）指由 1 型固有淋巴细胞（group 1 innate lymphoid cell，ILC1）、自然杀伤（natural killer，NK）细胞、CD4$^+$Th1 细胞、CD8$^+$TC1 细胞等免疫细胞分泌白介素（interleukin，IL）-2、干扰素（interferon，IFN）-γ、肿瘤坏死因子（tumor necrosis factor，TNF）、IL-12 等关键细胞因子介导的免疫反应，通过激活单核-吞噬细胞来保护机体，介导抗病毒、细胞内细菌感染以及肿瘤免疫。

1 型炎症：1 型免疫反应异常会导致 1 型炎症，临床表现包括经典迟发型超敏反应、银屑病、强直性脊柱炎、克罗恩病、类风湿关节炎等。

二、2 型免疫反应

2 型免疫反应（type 2 immune response）指由 2 型固有淋巴细胞（group 2 innate lymphoid cell，ILC2）、CD4$^+$Th2 细胞、CD8$^+$TC2 细胞等免疫细胞分泌的 IL-4、IL-5、IL-13、IL-31 等 2 型细胞因子介导的免疫反应，可以产生高水平 IgE 抗体及嗜酸性粒细胞血症，主要针对寄生虫感染。

2 型炎症：即病理情况下的 2 型免疫反应，可以引发速发型超敏反应，如过敏性鼻炎、鼻息肉、哮喘、特应性皮炎及嗜酸性食管炎以及某些大疱性类天疱疮、结节性痒疹等。

三、3 型免疫反应

3 型免疫反应（type 3 immune response）指由 3 型固有淋巴细胞（group 3 innate lymphoid cell，ILC3）、TC17 细胞、Th17 细胞、Th22 细胞分泌 IL-17、IL-22、IL-23 等细胞因子，激活单核-吞噬细胞并招募中性粒细胞参与针对细胞外细菌感染及真菌感染的免疫反应。

3 型炎症：3 型免疫反应异常会导致自身免疫病性炎症反应，包括银屑病、强直性脊柱炎、克罗恩病等。

第 2 节　特应性皮炎的炎症启动因子

一、刺激因素

各种理化皮肤刺激因素如摩擦、搔抓、风吹、日晒、温度变化、湿度变化、水、肥皂等洗涤剂、酒精、酸、碱、盐等均对皮肤有刺激作用，如不合理洗浴、过度护肤均对皮肤屏障有损伤。特应性皮炎患者皮肤脂类异常，皮肤油脂分泌能力低，皮肤干燥，皮肤屏障功能减弱，刺激阈降低，许多正常情况下不易产生皮肤刺激的因素均有可能在特应性皮炎患者产生皮肤刺激。比如反复接触水及洗涤剂，反复摩擦、搔抓，以及羊毛、化纤衣物、食物、肥皂、灰尘、沙土、烟等对一般人可以没有反应，但对特应性皮炎患者却可以产生皮肤刺激。皮肤刺激除了直接导致局部皮肤组织损伤外，还可以激活角质形成细胞、朗格汉斯细胞、中性粒细胞等，释放炎症前因子，为炎症的进一步发生、扩大具备了条件。

婴儿特应性皮炎多累及面部、手、足及四肢伸侧等与外界摩擦接触的部位，刺激因素是不可忽视的原因之一。环境湿度低，进一步加重了皮肤干燥及皮肤屏障功能障碍，可以加重刺激性皮炎。

二、过敏因素

食入和吸入变应原在生活中非常常见。很多吸入或食入变应原如尘螨、蟑螂、金黄色葡萄球菌含有蛋白酶，可以直接破坏皮肤屏障。特应性皮炎患者由于 IL-4、IL-13 等表达升高，易于生成变应原特异性 IgE，因此容易对环境中的食入和吸入变应原产生 I 型变态反应。这些变应原局部接触皮肤，由于皮肤屏障功能异常，很容易进入皮肤，通过抗原抗体反应，引起肥大细胞脱颗粒，释放组胺等炎症介质，引发红斑、潮红及瘙痒，还可吸引嗜酸性粒细胞到炎症局部，介导迟发相变态反应。食入或吸入变应原全身吸收后，则可在远隔部位产生反应，有报告约 1/3 的特应性皮炎患者存在夏季复发或加重现象，与霉菌、花粉有关。

IV 型变态反应在特应性皮炎患者中并不少见，特应性皮炎患者斑贴试验总阳性率与非特应性体质者无差别，某些变应原如镍、香精、防腐剂等的阳性率可能更高。慢性反复发作的变应性接触性皮炎表现为特应性皮炎样。

三、微生物因素

正常皮肤不是无菌的环境，其微生物态是由细菌、真菌、病毒以及其他微生物共同组成。在正常情况下，皮肤常驻菌群相对恒定且无致病性，其之间的相互作用还有助于维持皮肤完整和功能的稳定。在人的皮肤表面、表皮细胞间或毛囊中可以找到多种细菌，如葡萄球菌、八叠球菌、棒状杆菌、铜绿假单胞菌、痤疮丙酸杆菌、厌氧革兰氏阳性菌、青霉菌属等。金黄色葡萄球菌不属于皮肤常驻菌群，而是暂驻菌，其对特应性皮炎的诱发及加重作用已经有了大量研究。特应性皮炎患者皮肤屏障功能障碍，皮肤内天然抗菌肽水平低，加之免疫功能异常，瘙痒、搔抓进一步损伤表皮，因此，微生物感染的机会明显增加。反过来，皮肤微生物群的变化、多样性的减少也可以诱发或加重特应性皮炎。

还有许多病毒可以加重特应性皮炎，如疱疹病毒、EB 病毒、副流感病毒、呼吸道合胞病毒、巨细胞病毒等，最重要的是疱疹病毒。

四、呼吸道、消化道因素

变应原、微生物等通过呼吸道或肠道过敏反应导致免疫失衡，进而破坏皮肤屏障，诱发特应性皮炎。

五、心理因素

心理因素会影响机体免疫功能，诱发或加重特应性皮炎。

第3节　警报素等中间反应因子

一、警报素

皮肤、呼吸道或肠道上皮细胞在外界物理、化学以及生物微生物等"启动因子"作用下，会分泌大量细胞因子及炎症介质，介导炎症反应，以清除致病因子，恢复正常环境。角质形成细胞大量表达胸腺淋巴基质生成素（thymic stromal lymphopoietin，TSLP）、IL-25 和 IL-33、肿瘤坏死因子-α（tumor necrosis factor-α，TNF-α）以及 IL-1α、IL-1β 和 IL-18 等前炎症分子，介导皮肤的炎症反应。角质形成细胞还可表达 PRR 识别病原体，启动固有免疫应答。其中上皮细胞分泌的 IL-25、IL-33 及 TSLP 是 ILC2 活化的"警报素（alarmin）"，能够激活 ILC2 细胞，分泌细胞因子，启动并调节 2 型炎症。2 型炎症产生的以 IL-4 和 IL-13 为主导的炎性细胞因子环境，进一步降低了聚丝蛋白的产生，加重特应性皮炎的表皮屏障功能受损。警报素还可以通过正反馈进一步刺激皮肤及呼吸道、消化道上皮进一步分泌警报素，形成恶性循环。

二、胸腺淋巴基质生成素

胸腺淋巴基质生成素（TSLP）主要由角质形成细胞、肥大细胞等产生，在特应性皮炎患者皮损中高表达，特别是在角质层中过度表达，且与特应性皮炎严重程度评分和皮肤屏障功能损害严重程度相关。在小鼠皮肤组织特异性过表达 TSLP 可以诱导出现特应性皮炎样表型，也证实了 TSLP 参与特应性皮炎的发病。研究发现，TSLP 有利于真皮内树突状细胞的活化和迁移，从而诱导 Th2 型细胞免疫优势。同时，Th2 型细胞因子的分泌又会促进 TSLP 的表达增加，形成正反馈闭环。因此，TSLP 在启动过敏反应中起着中心作用。TSLP 可以趋化和激活嗜酸性粒细胞分泌 IL-4、IL-5 和 IL-13。TSLP 还可以直接刺激神经细胞诱导瘙痒。

三、IL-33

IL-33 是 IL-1 家族中新成员，主要由角质形成细胞、内皮细胞和成纤维细胞产生。研究表明，在特应性皮炎患者皮损中 IL-33 表达增加，IL-33 主要是通过与 Th2 细胞和肥大细胞表面的受体结合，促进 Th2 型细胞因子的分泌以及肥大细胞的活化，参与了特应性皮炎的发病。

四、IL-18

IL-18 为 IL-1 家族细胞因子成员，在变应原或病原体刺激下由角质形成细胞和肥大细胞产生。在特应性皮炎患者的血清和剥离的角质层标本中发现 IL-18 表达水平升高。IL-18 作用的发挥会因 IL-12 存在与否的情况下，发挥双向调节作用。即在 IL-12 的作用下，IL-18 诱导分泌 IFN-γ 的 Th1 型细胞因子产生，而在 IL-12 缺失的情况下，IL-18 促进 Th2 型细胞因子分泌。产妇血清及脐带血 IL-18 升高，可能是儿童特应性皮炎发生的诱发因素，并且血清 IL-18 及其受体的表达增加可以用于反映病情严重程度，但仍需要进一步研究。

五、IL-25

IL-25 属于 IL-17 家族，由上皮细胞、嗜酸性粒细胞、嗜碱性粒细胞、肥大细胞等多种细胞分泌，通过其受体与 T 淋巴细胞结合可以诱导 T 淋巴细胞向 Th2 转化，诱导 2 型炎症。IL-25 可以诱导胸腺和活化调节趋化因子（thymus and activation-regulated chemokine，TARC）及巨噬细胞趋化因子（macrophage-derived chemokine，MDC）的产生，两者对募集嗜酸性粒细胞及 Th2 细胞必不可少。

第4节 2型炎症及混合性炎症连续体

一、ILC2

皮肤、呼吸道、消化道的 ILC2 表面有 IL-25、IL-33、TSLP 及前列腺素受体，可以分泌 IL-4、IL-5、IL-9 和 IL-13 等细胞因子，启动 2 型炎症。警报素等因子如何激活 ILC2 目前还不十分清楚。在特应性皮炎皮损处 ILC2 表达增加，当小鼠皮肤 ILC2 减少，其特应性皮炎模型的炎症也减轻。

二、树突状细胞

树突状细胞（dendritic cell，DC）是专职的抗原提呈细胞，是介导固有免疫和诱导适应性免疫的关键细胞。皮肤 DC 根据免疫表型细分为朗格汉斯细胞（Langerhans cell，LC）、炎性表皮树突状细胞（inflammatory dendritic epidermal cell，IDEC）和浆细胞样树突状细胞（plasmacytoid dendritic cell，pDC）。IDEC 除了发挥抗原提取及提呈的作用外，在慢性特应性皮炎中产生的 IL-12 和 IL-18，导致向 Th1 型免疫反应的转换。pDC 是一种首次在血液中描述的树突状细胞亚群，在特应性皮炎患者中表皮 pDC 的缺乏（主要产生 IFN-α/β），可能导致其对病毒的易感性增强。TSLP 可以通过激活树突状细胞表面受体促进树突状细胞成熟为抗原提呈细胞。抗原提呈细胞将抗原呈递给 T 淋巴细胞，激活淋巴细胞。

三、2 型炎症

通过 ILC2、Th2 等分泌 2 型细胞因子 IL-4、IL-5、IL-9、IL-13、IL-31 等诱导 2 型炎症。IL-4、IL-13、IL-9 可以激活 B 细胞产生 IgE、募集 T 淋巴细胞及嗜酸性粒细胞，还可以打开紧密连接，抑制表皮增生、分化，破坏皮肤屏障。IL-4 和 IL-13 序列非常相似，因此，这两种细胞因子有功能上的重叠，在特应性皮炎的发病中发挥重要作用。一方面能够诱导向 Th2 细胞分化以及 IgE 类别转换，促进 IgE 合成增加。另一方面，这个正反馈循环又会进一步促进 IL-4 的产生，进而降低 Th1 细胞的产生。IL-4、IL-13还通过抑制表皮结构蛋白，如 FLG、兜甲蛋白和内披蛋白（involucrin）表达，以及抑制抗菌肽的产生，从而导致皮肤屏障功能障碍。IL-4 和 IL-13可能参与特应性皮炎慢性阶段的组织重塑过程，导致表皮增生。特应性皮炎患者血清和皮损中的 IL-5 由 Th2 细胞和肥大细胞产生，是参与嗜酸性粒细胞趋化和生存的主要调节因子。而 Th2 细胞产生的 IL-31 在特应性皮炎中表达增加，主要与引起患者的瘙痒症状相关。

四、混合性炎症

目前认为除了 2 型炎症外，1 型及 3 型炎症也参与特应性皮炎的发病。各种启动因子通过受损皮肤屏障侵入，导致 T 细胞的过度活化（特别是CD4$^+$T 辅助细胞），在特应性皮炎炎症反应的持续中发挥关键作用。Th2、Th22 和 Th17 细胞是特应性皮炎急性发作期的主要驱动细胞，而 Th1、Th2和 Th22 细胞主要在特应性皮炎的慢性期发挥作用。

其他 T 细胞亚群，如 Th17 细胞是 IL-17 的来源。IL-17 是一种已知的与银屑病发病有关的细胞因子，最近也被发现在急慢性特应性皮炎中表达增加。而产生 IL-22 的 Th22 细胞同样也能够诱导类似于 IL-17/Th17 细胞的炎症反应。在儿童特应性皮炎患者中发现，Th17 和 Th9 相关细胞因子（IL-9、TGF-β、IL-17）的表达高于成人患者。而在慢性特应性皮炎患者中，由 Th1 细胞产生的细胞因子包括 TNF-β、IL-2、IL-12、IL-18 等，其中，最主要的细胞因子 IFN-γ 的表达增加，可以通过诱导巨噬细胞活化，促进其分泌促炎细胞因子在特应性皮炎的慢性炎症病变中持久发挥作用。

不同人种炎症浸润细胞并不相同，欧美人以 Th2、Th22 为主，Th1及 Th17 较少；日本人 Th17 成分更多而 Th1 更少；中国人则 Th2、Th22、Th23 增加。

总之，特应性皮炎炎症呈现 Th1、Th2、Th17、Th22 混合浸润模式，在不同人群、不同时期主要浸润细胞构成比可能不同，但均有多种细胞参与。这种浸润也见于特应性皮炎患者外观正常皮肤，呈现一个连续过程，可以称为炎症连续体。由于环境中启动因子很难消除，因此一旦发病，非常难以根治。已经有研究发现，持续不愈的特应性皮炎还会针对自身抗原产生自体致敏（自身 IgE 抗体）或自身免疫，使得疾病真正不能治愈。

第 5 节　重要细胞因子和炎症介质

一、IL-4 和 IL-13

Th2 型细胞因子 IL-4 和 IL-13 是参与特应性皮炎发病的主要细胞因子，在参与表皮屏障功能受损、驱动 Th2 细胞分化、IgE 产生和嗜酸性粒细胞募集中起关键作用。过表达 IL-4 和 IL-13 的小鼠模型可以产生特应性皮炎样表型，包括瘙痒、干燥、炎症以及金黄色葡萄球菌感染增加。IL-13 是促进 Th0 细胞向 Th2 类细胞分化的重要因子，在特应性皮炎患者中无论是急性、慢性期皮损还是未受累皮肤均可见 IL-13 mRNA 水平升高。急性期皮损高于慢性期皮损。

二、IL-31

IL-31 主要是 Th2 细胞分泌，IL-31 与其受体的结合在介导瘙痒中起重要作用，是特应性皮炎中主要引起瘙痒的细胞因子。研究发现，IL-31 转基因小鼠会自发产生瘙痒及皮肤损伤，皮肤中直接注射 IL-31 也会引起炎症细胞的募集。研究已经证实，特应性皮炎患者血清及皮损中均发现 IL-31 表达增加，并且与疾病严重程度呈正相关。

三、IL-22

Th22 细胞介导的炎症反应被认为是特应性皮炎发病的一个重要组成部分。在特应性皮炎中，IL-22 主要由 Th22、Th17 产生，主要发挥促进角质形成细胞增殖、抑制细胞分化和皮肤屏障形成的作用。在特应性皮炎急性期和慢性期，Th22 细胞及 IL-22 水平升高，且与疾病严重程度和对治疗反应相关。

四、IL-17

在特应性皮炎急性期皮损及外周血中，Th17 细胞及 IL-17 明显增加，且与疾病严重程度呈正相关。而在慢性期皮损中 Th17 细胞及 IL-17 减少，因此 Th17 细胞的炎症浸润及 IL-17 的表达水平在疾病不同阶段存在差异。IL-17 在特应性皮炎中的作用机制尚不明确，急性期高表达的 IL-17 参与抑制表皮屏障功能，而慢性期低表达的 IL-17 与抗菌肽生成减少有关。

五、IL-25

IL-25 主要由 Th17 细胞产生。研究发现，在特应性皮炎患者皮损中 IL-25 及其受体表达升高。IL-25 可以促进 Th2 型免疫应答、抑制表皮屏障功能，同时还在瘙痒机制中发挥一定作用。

六、IL-21

IL-21 是新发现的 IL-2 家族成员，主要由 Th17 细胞产生。IL-21 及其受体的表达水平在急性期特应性皮炎患者皮损中表达升高。作为一种免疫调节因子，IL-21 以自分泌的方式可以促进 Th17 细胞分化，同时抑制调节性 T 细胞分化。此外，IL-21 在对其他多种免疫细胞的增殖、成熟方面也有一定作用。

七、IL-9

在 TGF-β 及 IL-4 的作用下，$CD4^+$ 初始 T 淋巴细胞可以直接转化为 Th9 细胞，分泌 IL-9 发挥促炎作用。特应性皮炎患者血清 IL-9 水平升高，且与疾病严重程度呈正相关，而且 IL-9 基因的多态性与特应性皮炎易感性的增加有关。这些均表明，IL-9 可能与特应性皮炎发病机制的遗传基础有关。

八、IL-10

IL-10 系调节 T 细胞分泌的免疫抑制因子，可以抑制炎症反应。与慢性期比较，特应性皮炎患者急性期皮损 IL-10 受体 mRNA 及蛋白质水平明显降低，IFN-γ、FK506、氯雷地定及 UVA 可以促进其表达，提示 IL-10 受体可能参与了特应性皮炎的发病，而 FK506 等药物可使其水平上调，是否通过 IL-10 的免疫抑制作用起治疗作用，值得深入研究。

九、神经肽

对特应性皮炎也有一定调节作用，如 P 物质（substance P，SP）可促进 IFN-γ 及 IL-4 的产生，而血管活性肠肽（vasoactive intestinal peptide，VIP）可抑制 IFN-γ 产生。

十、前列腺素

前列腺素对特应性皮炎的发生也有调控作用。研究表明特应性皮炎患者外周血单核细胞分泌前列腺素 E_2 明显增加，而其外周血淋巴细胞对植物血凝素（phytohaemagglutinin，PHA）刺激的增生指数也明显下降，提示前列腺素 E_2 可能抑制特应性皮炎患者淋巴细胞对 PHA 的反应。IL-4 可以增强其抑制作用，而 IFN-γ 可纠正其抑制作用。

第6节 自身致敏与自身免疫

一、自身致敏

已经证明相当一部分特应性皮炎患者血清中存在针对多种人体自身蛋白成分的自身 IgE 抗体，可以介导类似于 I 型变态反应的反应。

自身 IgE 抗体可以通过 I 型变态反应机制引发或加重特应性皮炎，也可以通过激活自身反应性 T 细胞起作用，树突状细胞携带自身 IgE 抗体及自身抗原可以激活 T 细胞，自身抗原也可以直接激活 T 细胞。动物试验证明，使用人自身抗原致敏小鼠可以诱导速发型超敏反应及慢性特应性皮炎样反应，致敏小鼠呈现 Th2、Th1 混合模式。

临床上很多特应性皮炎患者的病情加重，又找不到相关的外界变应原，即可能与自身致敏有关。在正常人及轻度过敏患者，如过敏性鼻结膜炎的患者不存在这些自身抗体。目前已经证明自身抗体的水平与疾病严重程度相关。病情重的特应性皮炎患者存在自身免疫反应，使得疾病难以控制。使用环孢素A治疗，可以改变症状，同时抗体水平下降。

二、自身免疫

30％特应性皮炎患者血清中存在抗核抗体，但与IgE抗体水平、嗜酸性粒细胞计数、病情严重程度及呼吸道变态反应无关，20％健康人血清中也存在抗核抗体。

第7节　特应性皮炎瘙痒相关因子

一、瘙痒

瘙痒通常指伴有搔抓欲望的不愉快感觉，与温、热、痛等感觉一样，瘙痒是一种自我保护的反应机制。瘙痒常作为患者来就医的最大主诉和最迫切想要解决的问题之一。尤其是特应性皮炎患者通常经历了长久的瘙痒折磨，严重影响日常的生活和工作，甚至会影响患者的心理健康。

瘙痒由无髓C神经纤维（unmyelinated C nerve fibre）及细髓Aδ纤维（thinlymyelinated Aδ fibre）传导，特异性痒觉神经元位于脊髓背根神经节。瘙痒神经具有传导速度慢、末端分支广泛的特点。瘙痒通过感觉神经传导至脊髓背根神经节，经脊髓丘脑束到达丘脑的板层核，再上传至大脑瘙痒感受区诱发痒觉。除了神经的传导外，多种瘙痒介质也通过与游离神经末梢上的特异性受体结合而产生痒感。瘙痒介质主要分为两大类，一是直接刺激神经末梢引起瘙痒的神经介质，如组胺、乙酰胆碱、缓激肽等；二是改变痒觉敏感性的介质，如前列腺素、白介素、神经营养素和神经生长因子等。

二、特应性皮炎的瘙痒

Th2 细胞、嗜酸性粒细胞、中性粒细胞、肥大细胞分泌的细胞因子及炎症介质均可以介导特应性皮炎的瘙痒。IL-31 与瘙痒神经元的受体结合，激活辣椒素受体 1［瞬时电位香草酸受体 1（transient receptor potential vanilloid 1，TRPV1）］及瞬时受体电位锚蛋白（transient receptor potential ankyrin 1，TRPA1），介导瘙痒，还会促进神经纤维的生长，加重瘙痒。IL-4 及 IL-13 也通过与神经元上的受体结合诱导瘙痒，IL-4 还可以增加神经对瘙痒刺激的敏感性。角质形成细胞分泌的警报素 TSLP 也可以直接刺激神经元产生瘙痒，激活 Th2 细胞，通过多种机制引发瘙痒。组胺通过 H1 及 H2 受体引起瘙痒，还可以通过肥大细胞等细胞表面受体进一步释放其他炎症介质如前列腺素、白三烯、细胞因子介导瘙痒。

三、神经敏化现象

特应性皮炎患者存在神经敏化现象（neuronal sensitization），对瘙痒刺激的敏感性明显增强。其中由周围神经元引起者称为外周敏化（peripheral sensitization），由中枢神经元引起者称为中枢敏化（central sensitization）。特应性皮炎患者皮损处神经纤维增粗、增多，神经递质水平增高。这就是为什么有些患者皮损很轻，但是瘙痒却非常剧烈的原因之一。

四、痒觉异化

特应性皮炎的瘙痒有自己独特的表现，瘙痒程度较强，存在痒觉异化（allokinesis）。痒觉异化是指对健康人而言不会感觉到瘙痒的轻微刺激，如温热、压力、摩擦等，在特应性皮炎患者身上却会诱发瘙痒的现象。温热、出汗等刺激对于正常健康人一般不会导致瘙痒，属于一个非瘙痒刺激因子。但在特应性皮炎患者身上，却可以触发异常的瘙痒反应。有实验研究显示，在健康人，组胺诱导的瘙痒可以被疼痛性的寒冷和高温刺激所抑制。但对特应性皮炎患者来说，虽然疼痛性的寒冷刺激也可以抑制瘙痒，但疼痛性的高温刺激反而加重了组胺诱导的瘙痒。

五、瘙痒过度

特应性皮炎患者存在瘙痒过度（hyperkinesis）。一方面对健康人而言十分微弱的瘙痒刺激，在特应性皮炎患者身上会产生强烈的瘙痒；而当瘙痒刺激已经去除很长时间后，特应性皮炎患者依然感觉瘙痒，这与瘙痒敏化有关。特应性皮炎患者存在嗜癖性搔抓行为，主要表现在习惯性的搔抓和无意识的搔抓。在日常工作生活中，一旦手处于空闲状态，即便当时并无痒感，患者也会下意识地对曾经有过瘙痒的部位或全身无定位地进行搔抓。瘙痒常在夜间发作或明显加重，患者通常描述瘙痒位于原有皮损处，甚至全身性发作，无明确定位。最严重的影响是出现入睡困难和睡眠中断的情况，瘙痒患者夜间睡眠时间减少，且夜间通常清醒次数变多，每次醒后需长时间搔抓后才能再次入睡。

推荐阅读　［1］Yosipovitch G，Greaves MW，Schmelz M，Itch. Lancet，2003，361（9358）：690-694.
［2］Sroka-Tomaszewska J，Trzeciak M. Molecular mechanisms of atopic dermatitis pathogenesis. Int J Mol Sci，2021，22（8）：4130.

第 8 节　特应性皮炎的恶性循环

一、皮肤屏障功能障碍-免疫失衡-皮肤屏障功能障碍循环

特应性皮炎患者存在皮肤屏障功能障碍，容易受到环境刺激原、变应原、微生物等的刺激产生前炎症细胞因子及警报素，激活 ILC2、DC 细胞、T 淋巴细胞、B 淋巴细胞等介导 Th2、Th22、Th1、Th17 炎症反应，而 Th2、Th22、Th1、Th17 相关细胞因子均会导致皮肤屏障功能障碍，如 Th2、Th22、Th1 抑制聚丝蛋白（FLG）合成；Th2 细胞因子抑制抗菌肽合成；IL-17 和 IL-22 上调 S100A 导致异常分化增殖；IL-22 诱导表皮过度增生；IL-31、组胺诱导瘙痒；TNF-α 及 IL-33 也抑制角质形成细胞表达 FLG。结果是皮肤屏障功能进一步破坏，外界刺激更多进入，形成恶性循环。

二、免疫失衡-皮肤屏障功能障碍-免疫失衡循环

特应性皮炎存在的免疫失衡可以是先天遗传因素所致，也可以是呼吸道、消化道黏膜病变如过敏原刺激所致。如上所述，免疫失衡的细胞因子可以导致皮肤屏障功能障碍，而皮肤屏障功能障碍又可以导致异常免疫反应，出现 Th2、Th22、Th1、Th17，由此循环往复。皮肤反复发生Ⅳ型变态反应，如变应性接触性皮炎，也可以造成 Th1、Th2 免疫失衡，再进一步导致皮肤屏障功能障碍。

三、干燥-瘙痒-干燥循环

特应性皮炎患者多数存在皮肤干燥的情况，干燥程度有轻有重，个别甚至有鱼鳞病。多数患者未养成涂抹身体乳、润肤油或保湿霜的习惯，干燥问题未得到重视。一旦皮肤干燥缺水，皮肤的刺激阈会降低，低微的刺激也能引起反应。皮肤的刺激反应及过敏原穿透增加，通过刺激及变态反应、超抗原反应等机制产生瘙痒。而患者常自行为清除瘙痒采取过度清洗、热水烫洗、盐水浸泡、外用药清洗等进一步加重皮肤干燥，形成恶性循环。

四、瘙痒-搔抓-瘙痒循环

特应性皮炎具有反复慢性瘙痒的特征，常表现为夜间瘙痒，会引发患者本能搔抓反应。且在夜间睡眠时产生的瘙痒，会导致无意识地频繁抓挠。惊醒后的瘙痒更是让人心情烦躁，搔抓行为更为强烈。反复搔抓行为后，神经和免疫系统通过皮肤神经和免疫细胞释放的神经介质、炎症因子进一步加重痒感。

搔抓还可以造成皮肤的损伤，从而继发感染，加重瘙痒。长久的搔抓史会导致皮肤苔藓化增厚，出现痒疹，形成恶性循环。

五、微生物失衡-炎症-微生物失衡循环

特应性皮炎皮肤屏障功能破坏、天然保湿因子的含量降低、皮肤表面pH 增加，使皮肤抗菌能力下降，引起皮肤微生物失衡，容易产生定植增加

或感染。且特应性皮炎的皮损是细菌、真菌、病毒等生长良好的培养基，特应性皮炎的皮损及正常皮肤均可检出金黄色葡萄球菌。金黄色葡萄球菌可以通过直接毒性作用，超抗原激活淋巴细胞或Ⅰ型变态反应加重或维持湿疹皮损。湿疹皮损会加重皮肤屏障功能障碍、增加皮肤微生物失衡，由此循环往复。

六、忌口-皮炎加重-忌口循环

特应性皮炎患者来就诊时常询问饮食注意事项，为了能更快治愈疾病，而过于担心饮食上的诱发原因和致敏原因，对饮食方面过分重视，进行了不恰当的忌口。这会造成体内的营养失衡，缺少基础代谢消耗的营养物质，会进一步加剧原有的免疫紊乱和功能障碍，使原有的异常免疫反应如免疫力低下、变态反应及自身免疫反应加剧，形成恶性循环。

七、过度医治-皮炎加重-过度医治循环

湿疹皮损的治疗过度也是不可忽视的一点。特应性皮炎患者往往是多方求医，接受多位医生的各式治疗方案，经历各种花样的治疗，有时会发生过度医疗，造成皮肤屏障功能进一步受损，从而加重湿疹。如过度使用洗涤剂，可以加重皮肤干燥；长时间封包会影响皮肤表面菌群导致金黄色葡萄球菌感染；过度消毒刺激，会加重皮肤屏障的破坏等。这些过度医疗的行为都会加重特应性皮炎的皮损，形成恶性循环。

八、瘙痒-心理障碍-瘙痒循环

特应性皮炎患者的慢性瘙痒多会导致睡眠障碍、焦虑、抑郁、兴趣丧失等多种负性情绪和心理障碍。久而久之，患者甚至会产生自杀的心理。这对患者日常生活休息、工作产生的消极影响极大。此外，患者长期承受着巨大的精神压力或者患有焦虑、抑郁等精神疾病，也容易诱发或加重各种皮肤病，如特应性皮炎、白癜风等。有文献实验证明这种负面情绪可以加剧 Th1、Th2 调节失衡，导致免疫应答失调，进一步加重特应性皮炎，加重瘙痒，形成恶性循环。

推荐阅读　［1］Ständer S. Atopic dermatitis. N Engl J Med，2021，384（12）：1136-1143.

［2］Yang X，Kambe N，Takimoto-Ito R，et al. Advances in the pathophysiology of atopic dermatitis revealed by novel therapeutics and clinical trials. Pharmacol Ther，2021，224：107830.

［3］Yosipovitch G，Greaves MW，Schmelz M. Itch. Lancet，2003，361（9358）：690-694.

第5章
特应性皮炎与过敏

第1节　过敏在特应性皮炎发病中的重要性

一、I型变态反应

根据 Gell 及 Cooms 对变态反应的分型，特应性皮炎曾经被归类于 I 型变态反应，主要依据是多数患者血清中可以检测到环境中多种食入或吸入变应原特异性 IgE；用这些食入或吸入变应原浸出液做皮试呈速发型超敏反应；某些患者变应原口服或吸入激发试验呈阳性。如特应性皮炎患者鼻腔吸入变应原激发试验，可引起瘙痒及荨麻疹样反应。对猫毛过敏的特应性皮炎患者在进入猫房后，10 min 内就感觉到身痒，皮疹发红。国外观察研究发现，对吸入变应原过敏的患者特应性进程中更易发生哮喘。治疗学研究发现特异性变应原脱敏治疗对特应性皮炎有肯定疗效。Mastrandrea 等人研究舌下含服特异性变应原脱敏治疗对特应性皮炎的疗效，观察 6 年，其中脱敏期 2～3 年，随访 3 年。结果发现脱敏 2 年后 68.8％的单纯特应性皮炎患者及 73.3％的特应性皮炎合并呼吸道变态反应患者获得痊愈，未发现严重副作用。

目前不认为特应性皮炎是变态反应性疾病，变态反应可能是原发反应，也可能是继发反应。但是，对于真正过敏的患者，及时正确地诊断及回避过敏原相当重要。

推荐阅读 Mastrandrea F，Serio G，Minelli M，et al. Specific sublingual immunotherapy in atopic dermatitis. Results of a 6-year follow-up of 35 consecutive patients. Allergol Immunopathol（Madr），2000，28（2）：54-62.

二、Ⅳ型变态反应

既往认为特应性皮炎存在 Th2 优势反应，Th1 反应受抑制，因此不容易发生Ⅳ型变态反应。目前发现并非如此。特应性皮炎患者斑贴试验阳性率与普通人群没有差别，某些过敏原如香精、防腐剂、金属镍等的阳性率甚至高于普通人群，因此，不要忽视Ⅳ型变态反应。如 2003 年，国外报告 1 例 35 岁女性难治性特应性皮炎患者，斑贴试验示对菊属植物混合物过敏，该患者在平常饮食中会有大量菊属植物，她的皮炎一直也无法改善，停止食用这些食物后，皮炎痊愈。

特应性皮炎患者常见的接触变应原同一般人群的一致，包括香料、橡胶、添加剂、羊毛脂、甲醛、镍等。

推荐阅读 Wintzen M，Donker AS， van Zuuren EJ. Recalcitrant atopic dermatitis due to allergy to compositae. contact dermatitis，2003，48（2）：87-88.

第2节　尘螨过敏

一、尘螨概述

螨虫包括屋尘螨 (dermatophagoides pteronyssinus) 及粉尘螨 (dermatophagoides farina)、热带无爪螨和梅氏嗜霉螨等。尘螨属于节肢动物门、蛛形纲，体长近 0.3 mm。取微量室内尘土加 1 滴蒸馏水混合均匀，在 5×8 倍显微镜下观察即可见到螨体。尘螨最适生长温度为 18～26℃，相对湿度＞70%。温度低于 0℃或相对湿度低于 50% 均可致螨死亡。尘螨主要靠皮屑生活，因此在床铺、被褥、衣物、床单、床垫、枕头等物品上较易找到尘螨，而墙角桌下等处则不容易检出。尘螨粪球颗粒是主要变应原，内含尘螨消化过的食物和消化酶。次要变应原包括活螨虫体、虫体分泌物及螨虫尸体分解产物。粉尘螨主要生长于粮食、棉絮及毛皮之中，与屋尘螨有交叉抗原。尘螨是室内环境的第一大变应原。目前，已明确的尘螨变应原有 30余个，与临床密切相关的是屋尘螨的 Der p1 和 Der p2 以及粉尘螨的 Der f1 和 Der f2。

1921 年，国际上首先报告了哮喘患者对尘螨过敏。1932 年，Rost 首先报告了特应性皮炎患者在无螨环境中，皮损会改善，提示尘螨过敏与特应性皮炎有关系。1982 年，有人在特应性皮炎患者用尘螨做斑贴试验获得阳性反应。随后研究表明，特应性皮炎患者尘螨斑贴试验的阳性率在 16%～100%，平均为 61%。斑贴试验阳性仅见于特应性皮炎患者，而不见于非特应性体质者。

推荐阅读　　［1］钟建敏，温廷桓. 尘螨变应原的免疫学研究进展. 国外医学（寄生虫病分册），1992，19（5）：193-196.
　　　　　　　［2］Mitchell EB，Crow J，Chapman MD，et al. Basophils in allergen-induced patch test sites in atopic dermatitis. Lancet，1982，1（8264）：127-130.

二、发病情况

在湿疹皮炎患者中尘螨的过敏率在 50% 以上。

三、发病机制

主要通过呼吸道吸入致敏机体，引发呼吸道过敏反应，但也可以接触皮肤导致气源性接触性皮炎。对于敏感个体，吸入或皮肤接触此类变应原可引起 IgE 介导的 I 型变态反应或 T 淋巴细胞介导的 IV 型变态反应。个体接触吸入变应原后是否产生临床症状，主要取决于个体和变应原两个方面：一方面是个体是否在短期内大量接触变应原或长期中低量接触变应原；另一方面是个体自身敏感性的高低。

四、I 型变态反应

有下列证据支持尘螨变应原 I 型变态反应参与了特应性皮炎的发病：

1. 尘螨过敏原皮肤试验多呈阳性结果　比如 Leung 等用屋尘螨浸液皮肤点刺试验发现，87.3% 的特应性皮炎患者在 20 min 内出现水肿性红斑、风团等局部速发型 I 型变态反应。

2. 特异性 IgE 抗体检测　比如 Scalabrin 等发现特应性皮炎患者血清中屋尘螨特异性 IgE 的阳性率高达 95%。Tanaka 证实患者血清尘螨特异性

IgE 水平明显高于正常对照组。Lindgren 等的研究进一步表明特应性皮炎患者血清中吸入变应原特异性 IgE 升高的水平与其皮损和瘙痒的严重程度以及病程持续时间成正相关。Ricci G 的研究则证实，屋内尘螨的浓度与患者的过敏状态包括血清尘螨特异性 IgE 水平及皮试阳性率明显相关。

3. 激发试验　尘螨过敏者吸入尘螨变应原可以诱发特应性皮炎皮损。

4. 避免接触对皮损的影响　研究发现，对尘螨变应原敏感的特应性皮炎患者在远离尘螨变应原或降低变应原浓度后，特应性皮炎皮损可以明显改善。

5. 免疫（减敏）治疗　特异性尘螨变应原减敏治疗目前已有成功治疗特应性皮炎的报告。

推荐阅读　［1］Leung R，Jenkins M. Asthma，allergy and atopy in southern Chinese school students. Clin Exp Allergy，1994，24（4）：353-358.

［2］Scalabrin DM，Bavbek S，Perzanowski MS，et al. Use of specific IgE in assessing the relevance of fungal and dust mite allergens to atopic dermatitis：a comparison with asthmatic and nonasthmatic control subjects. J Allergy Clin Immunol，1999，104（6）：1273-1279.

［3］Tanaka Y，Anan S，Yoshida H. Immunohistochemical studies in mite antigen-induced patch test sites in atopic dermatitis. J Dermatol Sci，1990，1（5）：361-368.

［4］Lindgren L，Wahlgren CF，Johansson SG，et al. Occurrence and clinical features of sensitization to Pityrosporum orbiculare and other allergens in children with atopic dermatitis. Acta Derm Venereol，1995，75（4）：300-304.

［5］Ricci G，Patrizi A，Specchia F，et al. Mite allergen（Der p 1）levels in houses of children with atopic dermatitis：the relationship with allergometric tests. Br J Dermatol，1999，140（4）：651-655.

五、Ⅳ型变态反应

多数特应性皮炎患者在用尘螨吸入变应原斑贴 48 h 后，局部出现湿疹样皮损。斑贴试验阳性患者局部皮肤活检发现有变应原特异性 Th1 淋巴细胞浸润，证明 Th1 淋巴细胞介导的Ⅳ型变态反应参与了特应性皮炎发病和加重过程。Van 等研究发现特应性皮炎患者尘螨浸液皮肤点刺试验阳性反应局部同时存在尘螨特异性 Th1 和 Th2 淋巴细胞。另一项研究进一步证实对尘螨浸液皮内试验呈双相反应的特应性皮炎患者，局部 Th2 淋巴细胞在一定条件下可转化为 Th1 淋巴细胞。

推荐阅读 [1] Van Neerven RJ, Van de Pol MM, Van der Zee JS, et al. Requirement of CD28-CD86 co-stimulation for allergen-specific T cell proliferation and cytokine expression. Clin Exp Allergy, 1998, 28（7）: 808-816.

[2] Thepen T, Langeveld-Wildschut EG, Bihari IC, et al. Biphasic response against aeroallergen in atopic dermatitis showing a switch from an initial TH2 response to a TH1 response in situ: an immunocytochemical study. J Allergy Clin Immunol, 1996, 97（3）: 828-837.

六、临床表现

尘螨是吸入变应原。吸入变应原可以引起枯草热、过敏性鼻炎、过敏性哮喘、特应性皮炎、某些湿疹和荨麻疹等多种疾病。单纯临床表现没有特异性，但是皮肤病患者多伴有呼吸道或眼部过敏症状，如鼻、眼痒，流涕、喷嚏、流泪等。患者可能出现阵发性的红斑、瘙痒表现，但是不留意很难发现与吸入变应原的关系。红斑、风团和瘙痒反应通常在接触敏感变应原后数分钟内迅速发生，并在数小时（多数在 24 h）内消退。湿疹样反应则发生时间和消退时间均晚。

季节性面部皮炎是一种特殊的面部皮炎，呈季节性发作，多见于春秋季。研究发现尘螨及花粉等过敏原与季节性面部皮炎有一定关系，可能存在对这些变应原的 I 型变态反应及Ⅳ型变态反应。

其他湿疹皮炎类疾病与吸入变应原也可能有关。如我们曾经发现手部皮炎患者吸入变应原皮肤皮内试验阳性率明显高于其他患者，但吸入变应原后变态反应是否会加重手部皮炎尚待进一步研究。

七、诊断

根据病史、体检及吸入变应原检测试验进行诊断。

1.病史 对吸入变应原存在变态反应的患者往往在吸入敏感变应原后发生反应。比如在收拾房间、衣物或被褥床铺时发生反应提示为对屋尘或尘螨过敏。

2.皮肤检查 吸入变应原可以引起荨麻疹、特应性皮炎以及外暴露部位皮肤，如面部、颈部及双手的湿疹皮炎，临床特点可以提示诊断。

3.过敏原检测试验 检测试验包括吸入变应原皮内试验、皮肤划痕试验、皮肤点刺试验、斑贴试验、异位性斑贴试验及体外试验、激发试验等。详见本书第九章。

八、治疗

对于现症的皮疹对症治疗，根据病因进行回避治疗。

回避尘螨可能会改善特应性皮炎。使用木地板，经常做地板清洁，使用防螨床单，真空清洁床上用品，在阳光下晾晒床上用品，以及移除布艺沙发和毛绒玩具等措施可以降低室内尘螨水平。

需要注意的是，特应性皮炎的发病是多因素的，回避吸入变应原只是药物治疗和皮肤护理的辅助疗法，不能指望通过回避尘螨达到症状的完全缓解。

此外，尘螨过敏的特应性皮炎患者对常规治疗无效时，可将尘螨变应原免疫治疗作为辅助治疗。

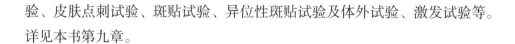

第3节 花粉过敏

一、定义和分类

常见的花粉包括豚草、艾蒿、柳树、雪松、柏树、白桦、赤杨、春茅和鸭茅等花草树木的花粉。根据开花季节可分为春季花粉、夏季花粉和秋季花粉。

二、发病机制

花粉是室外环境中重要的吸入变应原。用花粉变应原提取物对特应性皮炎患者进行特应性斑贴试验，可出现湿疹样皮损，皮损部位组织学检查可见淋巴细胞和嗜酸性粒细胞浸润。在草花粉暴露的受试者中，血清CCL17、CCL22和IL-4水平显著升高，提示花粉暴露引起了Th2介导的免疫应答。

三、临床表现

花粉是吸入变应原，主要引起过敏性鼻结膜炎，表现为鼻痒、眼痒、喷嚏、流涕、流泪等症状，甚至哮喘。花粉暴露可以加重特应性皮炎的瘙痒及皮损。对于常规治疗效果不好的患者，尤其要考虑花粉或尘螨过敏的可能性。

四、诊断

根据病史在花粉期皮肤症状是否加重、体检及花粉变应原检测试验（皮肤点刺试验、血清特异性 IgE 抗体水平和异位斑贴试验）进行诊断。

五、治疗

对于现症的皮疹和症状进行对症治疗，如口服抗组胺药、眼药水和鼻腔喷雾剂。根据病因进行回避治疗，如佩戴护目镜和口罩来防止花粉暴露，回家后洗脸、清洗或掸掉衣物上的花粉，在室内环境使用带有花粉过滤器的空调。另外，在高海拔山区中花粉数量通常低于平均海拔生活区。需要注意的是，回避花粉只是药物治疗和皮肤护理的辅助疗法，不能指望通过回避花粉达到症状的完全缓解。

第 4 节　食物过敏

一、定义

食物过敏（food allergy）是指接触特定食物后通过抗原特异性免疫机制引起的过敏反应，可累及皮肤黏膜、呼吸系统、消化道系统、神经系统和循环系统，严重者可表现为过敏性休克。

二、发病情况

食物过敏并不少见，在过去的 10 ～ 15 年里，食物过敏的患病率呈逐年上升趋势。国外报告学龄前儿童食物过敏的发生率高达 10%，成人则为 6%。2018 年 Wang 等在我国内蒙古地区进行了一项横断面流行病学调查（$n=4441$），儿童自我报告的食物过敏患病率为 38.7%，高于成人的 11.9%；城市地区的食物过敏患病率为 21.4%，高于农村地区的14.6%。

特应性皮炎患者的食物过敏率显著增加。美国有湿疹和无湿疹儿童的食物过敏患病率分别为 15.1% 和 3.6%。我国小于 2 岁中重度特应性皮炎患儿的食物过敏患病率高达 49.7%。特应性皮炎越严重，病程越长，发生食物过敏的风险越高。重度特应性皮炎患者发生一种食物过敏的风险是中度特应性皮炎患者的 3.42 倍，发生多种食物过敏的风险为 11.67 倍。而食物过敏会使特应性皮炎的患病风险增加。

三、常见过敏原

牛奶、鸡蛋、花生、小麦和大豆是 5 岁以下儿童常见的食入变应原。鱼、贝壳类和坚果是 5 岁以上儿童常见的食入变应原；青少年、成年食物过敏少见，需要考虑到与花粉相关的食物过敏，如桦树花粉相关的食物如苹果、胡萝卜、榛果和芹菜。

四、发病机制

食物可以通过Ⅰ型变态反应或Ⅳ型变态反应引发皮肤反应。

1. IgE 介导的Ⅰ型变态反应（速发型超敏反应） 一般在食入过敏食物后数分钟至数小时内发生，并多在 24 h 内消退。除直接食入过敏食物导致变态反应外，还可通过吸入花粉造成食物过敏，如花粉相关食物过敏即指由于某些水果与花粉有相同变应原，因此对花粉过敏的患者可以对与该花粉有类似变应原的食物产生过敏反应。某些食物还可通过皮肤接触引发速发型接触性反应。比如厨师接触土豆，可以引发局部红斑、风团，甚至湿疹样皮疹，但多在去除变应原后 24 h 内消退。引起此型反应的变应原多是水溶性糖蛋白，分子量 10 ～ 70 kd，耐热，不容易被蛋白酶分解。进入机体后刺激机体产生变应原特异性 IgE 分子，诱导变态反应。

2. T 淋巴细胞介导的Ⅳ型变态反应（迟发型超敏反应）　多在进食后 24 ～ 48 h（在 2 天或 3 天内）发生，表现为红斑发疹、湿疹样皮疹及瘙痒。特应性皮炎患者在食入过敏食物后的皮炎加重应该与此有关。

五、分型

根据临床表现出现的间隔时间规律，食物过敏反应可以分为以下几型：

1. 偶发型　又称间歇型。指患者对不经常食用的食物产生过敏反应。由于过敏的食物不经常食用，因此变态反应偶然发生，仅在食用敏感食物后发作。比如有些人不常食用腰果，因此对腰果致敏可以在食用腰果后发生反应。速发型超敏反应包括阵发性潮红、瘙痒、水肿性红斑、风团、血管性水肿、过敏性休克以及湿疹等。一般在食入后数分钟至数小时内出现反应。本型诊断相对比较容易，反复发作后许多患者自己可以诊断。

2. 季节型　指患者对季节性明显的食物敏感，食用后出现变态反应。临床表现与偶发型相同，只是呈明显季节性。这种情况也比较容易诊断。由于目前食物季节性越来越不明显，本型已经不多见。

3. 周期型　指食物敏感者在食入大量过敏食物后，变态反应暂时耗竭了食物特异性 IgE 分子，出现了暂时性的间歇期，此时再食入敏感食物则不出现反应。这种情况诊断较难，似乎患者有时可以食用某一食物，有时又不能食用。

4. 常年型　又称长期型。指患者对长期食用的食物过敏，结果变态反应常年持续发作，临床上很难考虑到出现的皮肤反应与食用的食物有关。这种情况在临床上并不少见，不做变应原检测试验则很难诊断。

六、临床表现

依据症状出现时间和临床表现，食物过敏表现可分为三种：

1. 非湿疹样表现　多发生在食入变应原暴露后 2 h 内，为 IgE 介导的过敏反应，皮肤表现为荨麻疹、血管性水肿、潮红和瘙痒，亦可出现胃肠道、呼吸道和心血管系统的过敏反应，如恶心、呕吐、腹痛、腹泻、咽喉发痒、声音嘶哑、咳嗽、胸闷、呼吸困难、心动过速、心动过缓、四肢发冷、面色苍白等。74%的患者会出现皮肤表现，但特应性皮炎的皮损不会加重。40%～60%特应性皮炎合并食物过敏的患者会出现非湿疹样表现。另外，儿童可能出现 IgE 介导的"迟发型"过敏反应：在速发型超敏反应发生后 6～10 h 出现麻疹样皮疹，并在数小时内自行消退。

2. 湿疹样表现　多发生在食入变应原暴露后 6～48 h，表现为特应性皮炎的好发部位出现湿疹样皮损，或原湿疹样皮疹加重。

3. 混合型表现　约有 40%的儿童表现为以上二者的混合模式，即先出现速发型的非湿疹样表现，随后出现迟发型的湿疹样表现。

七、诊断

主要根据病史、临床表现和诊断试验进行诊断。食物引起的 I 型变态反应多在食入敏感食物后数分钟至数小时内发生，并多在 24 h 内消退。其他型过敏反应也多在食用后 3 天以内发生。食用某种食物后超过 3 天以后发生的反应可以不考虑该食物过敏反应。询问病史时要特别注意食用后发生反应的时间，注意临床表现是否符合过敏反应。鼓励患者做食物日记，以明确食物（包括调味品）与临床表现的关系。

八、诊断试验

食物过敏的诊断试验很多，一般包括以下几种：

1. 血清中食入变应原特异性 IgE 的检测　本方法特异性高，但由于食物变态反应的变应原非常复杂，体外检测结果经常与临床不符。这可能有很多原因。比如食物反应的机制可能是假变态反应。

2. 食入变应原皮肤划痕试验　适用于标准及非标准食入变态原检测。

3. 食入变应原皮肤点刺试验　适用于标准及非标准食入变态原检测。

4. 食入变应原皮内注射试验　是最常用的食入变应原检测试验之一。

临床上经常发现患者对多种食物呈阳性反应，但与临床患者症状符合率仅30%左右。

5. 回避试验　即忌口。一般不主张盲目忌口，应该在临床高度怀疑，且有一定试验依据的基础上有选择地忌口。如果怀疑是 I 型变态反应，忌口时间为 2 周即可。如果忌口没有任何症状改善，再食用也无反应，可以排除该食物过敏。如果忌口后症状减轻或消失，再食用复发，则不要再食用该食物。

6. 激发试验　是诊断食物变态反应的金标准；一般情况下可以采用开放性食物激发试验（open food challenge），即患者和医生均知道在进行激发试验，因此主观性较大。由于症状受心理因素影响较大，因此临床上多用双盲安慰剂对照的口服食物激发试验（double-blind，placebo controlled，oral food challenge，DBPCFC），但操作复杂，临床难以实施，只针对经常规治疗无效的湿疹皮炎患者，怀疑食物变态反应时采用。具体步骤如下：

（1）试验前 7 ～ 10 天，停止食用可疑过敏食物及抗组胺药。

（2）试验前 12 h，停止食用 β 受体激动剂。

（3）试验前 1 个月内，停止使用系统糖皮质激素。

（4）试验当天，做食物变应原皮肤划痕试验，并结合病史决定激发试验测试食物。

（5）给患者食用可疑致敏食物，一般阳性反应在激发后 10 ～ 120 min 内出现，如 3 天内未发生任何反应，可以认为无反应，继续测试另一种食物。

（6）阳性反应表现为皮肤瘙痒、红斑或发疹样皮疹，也可出现消化道反应如恶心、呕吐、腹痛、腹泻，还可表现为呼吸道反应（如喷嚏）；有些人还可表现发热或嗜睡。试验中要注意有可疑过敏性休克反应的食物不应测试；皮肤划痕试验阴性的食物可排除变态反应，不必再行激发试验。

7. 斑贴试验　虽然目前临床还未广泛应用，但研究发现敏感性高。

8. 特应性斑贴试验　与迟发型超敏反应相关，可以提高皮肤试验在诊断特应性皮炎患者对牛奶、鸡蛋、谷物和花生过敏方面的准确性。

九、我国诊断试验共识

根据我国儿童特应性皮炎相关食物过敏诊断与管理专家共识，以下情况需要对患者食物过敏情况进行筛查：①患者存在对一种或多种食物的速发型超敏反应史；②持续的中重度特应性皮炎；③患者或患儿家长确信食物因素加重特应性皮炎表现（即使无明显速发型超敏反应史）。对于特应性皮炎患者，过敏的诊断需进行综合判断，需详细询问过敏史及喂养史，完善相关辅助检查，包括皮肤点刺试验、血清变应原特异性 IgE 检测、斑贴试验及口服食物激发试验等，同时需结合其相应临床表现。

十、饮食干预

尽早明确自己过敏的食物，有针对性地忌食。注意避免交叉过敏。可能的交叉变应原包括：鸡蛋与鸡肉、牛奶与牛肉、牛奶与羊奶、各种鱼之间、花生与荚豆类和大豆、小麦与其他谷物、坚果类之间等。还须注意食入变应原也可以通过皮肤接触或吸入引发反应，因此不光是不食用过敏食物，还要做到不接触、不吸入该变应原。

在未明确某种食物会诱发或加重皮炎的情况下，不推荐盲目忌口。尤其需要注意儿童大量忌口会出现生长发育障碍相关的营养问题。如果确实要限制某些食物的摄入，需要进行饮食监督，即定期监测评估患儿营养状况和生长发育状态。

特应性皮炎的发病是多因素的，饮食回避只是药物治疗的辅助疗法。即使在明确食入变应原的情况下，也不能期望仅通过饮食回避使疾病达到完全缓解。

推荐阅读 中国医师协会皮肤科医师分会儿童皮肤病专业委员会，中华医学会皮肤性病学分会儿童学组，中华医学会儿科学分会皮肤性病学组. 儿童特应性皮炎相关食物过敏诊断与管理专家共识. 中华皮肤科杂志，2019，52（10）：711-716.

第5节 宠物相关过敏

一、变应原

动物的皮屑以及兽毛、羽毛等是重要的吸入变应原，虽然在室内及室外均有，但主要是室内的吸入变应原，包括狗、猫、仓鼠等哺乳动物以及鸟类等。动物的唾液、排泄物也可以成为变应原。

二、发病机制

猫是室内吸入变应原的第二大常见来源，仅次于尘螨。目前已鉴定出10种猫变应原，引起症状的主要变应原是 Fel d1。Fel d1 由抗原提呈细胞（树突状细胞或巨噬细胞）的甘露糖受体识别，被呈递给 T 细胞，产生 2 型炎症反应。

虽然猫上皮暴露是特应性皮炎的危险因素，但是狗上皮暴露不会增加特应性皮炎的患病风险。并且有研究表明，接触狗是特应性皮炎的保护因素，这可能是由暴露于非致病性微生物引起免疫调节所致。然而一旦患者已经出现特应性皮炎，大量定植在皮损区域的金黄色葡萄球菌会产生细胞外蛋白酶，导致皮肤屏障受损，增加皮肤对变应原的吸收和致敏作用的风险，此时皮肤与狗密切接触后可能再出现源于狗的金黄色葡萄球菌的感染，使皮损加重。

三、临床表现

接触宠物后出现瘙痒或皮损加重或表现为特应性皮炎皮损持续不消退。

四、诊断

根据病史（接触宠物后皮疹是否加重）、体检及宠物变应原检测试验（皮肤点刺试验、血清特异性 IgE 抗体水平和异位斑贴试验）进行诊断。

五、治疗

根据现症皮疹对症治疗，同时依据病因进行治疗。放弃宠物或清洗宠物、禁止宠物在卧室活动。需要注意的是，特应性皮炎的发病是多因素的，回避宠物变应原只是药物治疗和皮肤护理的辅助疗法，不能指望通过回避宠物变应原达到症状的完全缓解。

推荐阅读　［1］Pelucchi C，Galeone C，Bach J-F，et al. Pet exposure and risk of atopic dermatitis at the pediatric age：a meta-analysis of birth cohort studies. Allergy Clin Immunol，2013，132（3）：616-622.
［2］Thorsteinsdottir S，Thyssen JP，Stokholm J，et al. Domestic dog exposure at birth reduces the incidence of atopic dermatitis. Allergy，2016，71（12）：1736-1744.

第6节　微生物相关过敏

一、概况

环境中的微生物有细菌、真菌、病毒等。研究已经证明，他们在特应性皮炎发病中起一定作用。在特应性皮炎患者血清中可以检测到相关变应原特异性 IgE 抗体，而其他湿疹，如脂溢性皮炎患者血清中则检测不到。

二、金黄色葡萄球菌

Nissen 等使用免疫印迹法分析发现 96％临床上有金黄色葡萄球菌感染的特应性皮炎患者血清中有特异性的金黄色葡萄球菌肠毒素 A、B 及中毒性休克综合征毒素 IgE 抗体，而且金黄色葡萄球菌特异性 IgE 抗体的产生与特应性皮炎患者皮肤上金黄色葡萄球菌的检出率及密度严重程度相一致。在含有该菌浸出物的培养基上培养外周血单核细胞，特应性皮炎患者的外周血单核细胞较健康对照组增生更明显，同时 Th2 细胞相关的细胞因子合成增多。

推荐阅读　Nissen D，Pedersen LJ，Skov PS，et al. IgE-binding components of staphylococcal enterotoxins in patients with atopic dermatitis. Ann Allergy Asthma Immunol，1997，79（5）：403-408.

三、马拉色菌

特应性皮炎患者血清中马拉色菌特异性 IgE 抗体阳性率为 49％。而没有皮肤受累的其他特应性疾病患者血清中该抗体阳性率很低。皮肤点刺试验表明该菌抗原点刺试验阳性率与头颈部皮损有关，而其他特应性体质但无皮损的患者阴性。

四、白念珠菌

特应性皮炎患者血清中白念珠菌抗原成分的特异性 IgE 较正常对照高，且与疾病严重程度及携带的白念珠菌有关。

五、皮肤癣菌

过敏可以表现为 I 型变态反应，如足癣感染的患者可以出现荨麻疹或远心性环状红斑。也可表现为 IV 型变态反应，即湿疹样损害，如癣菌疹、盘型湿疹等。皮肤癣菌病也可引起特应性皮炎皮损。如国外 Hurlimann 等报告 1 例呈慢性面颈部皮炎的特应性皮炎患者伴有红色毛癣菌引发的甲癣，在用口服特比萘芬治疗期间，皮疹明显消退，但停药甲癣复发后，皮疹复发。

> **推荐阅读** Hürlimann A，Fäh J. Asthma，rhinitis and dermatitis triggered by fungal infection：therapeutic effects of terbinafine. Dermatology，2001，202（4）：330-332.

六、气源性霉菌

常见气源性霉菌包括交链孢霉、分枝孢霉、点青霉、烟曲霉、镰刀霉、产黄青霉、黑曲霉及黑根霉等。Fujisawa 等研究了气源性霉菌与夏季复发或加重的湿疹的关系。方法为用交链孢霉、杂色曲霉、枸橼青霉等气源性霉菌的浸出液为抗原，在夏季复发或加重的湿疹皮炎患者中做斑贴试验、皮内试验及激发试验。结果显示皮内试验速发型反应阳性率在湿疹样皮炎、特应性皮炎患者均高于正常人，且以特应性皮炎患者为最高，为 68.2％。而皮内试验迟发型反应（72 h 观察）阳性率在湿疹皮炎及特应性皮炎患者中均高于正常人，以湿疹皮炎为最高，为 40％。斑贴试验和激发试验也在一部分患者之中为阳性。结果说明湿疹皮炎与气源性霉菌有关；霉菌局部接触可以致皮炎；吸入霉菌也可致皮炎。

推荐阅读　Fujisawa S. Studies on the pathogenetic relation of fungi in the air to several skin diseases-especially their relation to eczema aggravated in the summer. Hifuka Kiyo，1966，61（4）：281-309.

第 7 节　衣物过敏

一、接触性皮炎

衣物变应性接触性皮炎可由衣物中的染料、润饰剂、柔软剂，松紧带和弹力衣物中的橡胶以及金属饰物中的镍等变应原引起。皮革中的铬及对苯二胺也是常见变应原。金属皮带扣及乳罩金属搭扣引起的接触性皮炎非常常见。临床多表现为湿疹皮炎样损害，但也可表现为其他类型损害。皮损部位及分布与接触部位一致。如帽子所致的皮炎多分布在额部；内裤所致的皮炎多分布于臀部、大腿部；橡胶松紧带所致接触性皮炎可以分布于腰周；裤子所致的接触性皮炎多分布于大腿伸侧及小腿；睡衣所致的接触性皮炎可以分布于全身大部分。

二、常见变应原

衣物材料如纯棉、化纤、羊毛衣物和衣料本身无致敏性，丝织品是弱变应原。衣物接触性过敏主要是其中的染料、润饰剂（如甲醛，可用于衣物防皱、防缩水及易洗涤）及橡胶、杀虫剂或防火物质等所致。如内衣松紧带中的橡胶可以在橡胶过敏者中产生接触性皮炎。衣服上的金属饰物也可以在金属过敏者中引发接触性皮炎。衣物中残留的清洁剂，如洗衣粉等也可造成皮肤反应。另外，羊毛衣物及化纤衣物可以通过摩擦刺激造成刺激性皮炎。鞋中的接触变应原有皮鞋中的铬、染料、润饰剂、橡胶、粘鞋用的胶等。鞋面中的金属扣眼及鞋中的金属有时也可引发皮炎。

第8节 化妆品过敏

一、发病机制

特应性皮炎患者由于存在皮肤屏障功能障碍及免疫失衡，化妆品和护肤品中变应原非常容易穿透表皮导致过敏反应，包括Ⅰ型变态反应及Ⅳ型变态反应。前者临床表现为红斑、瘙痒、荨麻疹甚至全身严重过敏反应，后者主要表现为变应性接触性皮炎，与特应性皮炎加重不好鉴别。

二、常见变应原

Ⅰ型变态反应的常见变应原为大分子蛋白质类物质，因此化妆品（护肤品）中最好不含有牛奶、花生等蛋白质类物质。

引起变应性接触性皮炎的常见变应原有羊毛脂、甲醛、香精、倍半帖烯内脂混合物（sesquiterpene lactone mix）、菊属混合物（compositae mix）、椰树油甜菜碱（cocamidopropyl betaine）等。

推荐阅读　[1] Jacob SE，McGowan M，Silverberg NB，et al. Pediatric Contact Dermatitis Registry Data on Contact Allergy in Children With Atopic Dermatitis. JAMA Dermatol，2017，153（8）：765-770.

[2] Owen JL，Vakharia PP，Silverberg JI. The Role and Diagnosis of Allergic Contact Dermatitis in Patients with Atopic Dermatitis. Am J Clin Dermatol，2018，19（3）：293-302.

第6章
微生物与特应性皮炎

第1节 皮肤正常微生物群

一、皮肤微生物群

人类皮肤上的正常微生物群包括细菌、真菌、病毒和蠕虫螨等，对维持皮肤正常生理功能至关重要。正常皮肤不是一个无菌环境，在人的皮肤表面、表皮细胞间或毛囊中可以找到多种细菌，如葡萄球菌、八叠球菌、棒状杆菌、绿脓杆菌、痤疮丙酸杆菌、厌氧革兰氏阳性球菌、青霉菌属等。细菌在我们的生活环境中广泛存在，有关细菌与特应性皮炎的关系研究最多的是金黄色葡萄球菌，其他细菌如溶血性链球菌在特应性皮炎的发病中可能也有一定意义，但是研究不多。

二、定植

定植（colonization）指细菌在宿主细胞上定居、生长、繁殖的现象。无论是皮肤正常菌群，还是暂时非常驻菌，在皮肤上生长繁殖的现象均为定植。定植需要两个条件：

1.细菌黏附力 细菌需具有黏附到人类皮肤表面的能力。

2.宿主（即人）的因素 宿主细胞有接受细菌黏附的受体以及对微生物的清除能力。每平方厘米皮肤表面超过 100 个金黄色葡萄球菌为定植。

推荐阅读 徐文娇，方钰文，朱奎.细菌"定植"还是"定殖"？微生物学通报，2021，48（6）：2170-2175.

三、菌群失调

如果皮肤正常菌群的种类或数量发生变化，出现菌群失调（microflora dysbiosis）则会导致疾病。特应性皮炎由于皮肤屏障功能障碍和免疫失衡，无论是成人还是儿童，皮肤微生态多样性均受到破坏，这种菌群失调可能是特应性皮炎诱发或加重的原因。

四、皮肤抵抗力

皮肤是否会感染致病微生物，与皮肤的抵抗力有关。正常皮肤的抵抗力包括下列因素：首先是完整表皮。多数细菌，尤其真菌不能穿透正常表皮，但是，金黄色葡萄球菌可以经角质形成细胞间穿透表皮。其次，相对干燥的皮肤表面。一般干燥皮肤环境不利于细菌生长，相反皮损渗出时细菌增多。此外，正常皮肤脂膜含有脂肪酸，具有抑制细菌生长作用。还有，正常皮肤 pH 为 4.5～5.5，也不利于金黄色葡萄球菌生长。天然抗细菌免疫包括皮肤抗菌肽、分泌型 IgA 和 IgG、吞噬细胞、自然杀伤细胞等都可以有效清除致病菌。最后，感染以后机体获得性免疫（包括细胞免疫及体液免疫）会作为主力清除微生物。

五、特应性皮炎感染风险

特应性皮炎患者罹患多种皮肤感染性疾病的风险更高，包括细菌、病毒、真菌感染和性传播感染，如生殖器疣和生殖器疱疹。特应性皮炎严重程度与皮损和非皮损处皮肤的细菌定植和感染增加有关，尤其是金黄色葡萄球菌和链球菌。有研究显示，特应性皮炎患者几乎所有常见皮肤感染的风险均增加。此外，特应性皮炎患者的皮肤外感染风险也较正常人增加，包括耳部感染、链球菌性咽喉炎、尿路感染、心内膜炎、脑膜炎、脑炎、骨和关节感染以及脓毒症等。总之，特应性皮炎增加了患者皮肤和皮肤外感染的风险。为更好地防治特应性皮炎，必须了解微生物与特应性皮炎的关系。

第 2 节　金黄色葡萄球菌

一、细菌特点

金黄色葡萄球菌为革兰氏阳性（G＋）需氧菌兼性厌氧，最适生存温度为 35～40℃，最适 pH 7.0～7.5，干燥环境下可以存活数周。该菌是皮肤暂住菌。正常皮肤可以抵抗其生长繁殖，因此金黄色葡萄球菌在正常人光滑皮肤的检出率仅为 0～10％，多数检测不到，但在成年人鼻前庭部位持续检出率可达 20％～30％，在会阴部及趾间等皮肤皱褶部位也可以检出。挖鼻孔或搔抓皮肤皱褶部位可以将金黄色葡萄球菌传至手部，然后感染到其他部位。Hanssen 等针对 39 名健康志愿者（金黄色葡萄球菌携带者、非携带者和间断性携带者）的鼻前庭进行皮肤活检，将特异性金黄色葡萄球菌抗体作用于组织标本的冷冻切片，然后用共聚焦激光扫描显微镜进行评估。结果显示，金黄色葡萄球菌定植于健康个体的鼻上皮内表皮的上层和下层。

推荐阅读　Hanssen AM，Kindlund B，Stenklev NC，et al. Localization of Staphylococcus aureus in tissue from the nasal vestibule in healthy carriers. BMC Microbiol，2017，17（1）：89.

二、特应性皮炎患者皮肤检出情况

国内外研究均证明，金黄色葡萄球菌是皮肤感染的常见主要细菌，如我们研究发现在临床诊断为湿疹继发感染的患者中，92.9％皮损经细菌培养可检出金黄色葡萄球菌。临床湿疹继发感染容易识别，但在临床上没有明显可见感染的湿疹皮炎皮损中有无金黄色葡萄球菌生长，一直是人们广泛关注的课题。研究发现，特应性皮炎患者的皮损及外观正常皮肤的金黄色葡萄球菌检出率均高于正常人。一项研究显示，特应性皮炎患者皮损的金黄色葡萄球菌检出率为 78％～100％，外观正常皮肤金黄色葡萄球菌检出率为 51％～100％，均高于正常人，且金黄色葡萄球菌的检出率随病情轻重程度不同而不同。Aly 及 Maibach（Arch Dermatol 1977）的研究发现，特应性皮炎患者皮损的金黄色葡萄球菌检出率＞ 90％，外观正常皮肤的检出率为 80％，而正常人皮肤仅仅为 10％。Masenga J 等（Int J Dermatol 1990）的研究发现，特应性皮炎皮损的金黄色葡萄球菌检出率为 80％，外观正常皮肤为 63％，鼻前庭部为 56％，而正常人光滑皮肤为 3％，鼻部为 11％。

金黄色葡萄球菌普遍存在于特应性皮炎患者的炎症皮肤中。金黄色葡萄球菌的皮损检出率为 30％～ 100％不等，这取决于疾病状态、样本量、采样方法和检测细菌的方法（培养、检测细菌产物，或使用 PCR 和 16S rRNA 测序）。最近一项纳入 95 项观察性研究的 Meta 分析显示：特应性皮炎患者皮损处的金黄色葡萄球菌定植率为 70％，而非皮损处金黄色葡萄球菌定植率为 39％；皮损处定植率与疾病严重程度平行。针对不同地理区域人群携带菌株，使用多位点序列分型（multi-locus sequence typing，MLST）的多项研究表明，CC30 菌株在正常人群中最常见。相反，针对从儿童和成人特应性皮炎皮损中分离出的金黄色葡萄球菌菌株的研究表明，与健康对照组相比，CC30 菌株表达较少，而 CC1 菌株表达增多。CC1 菌株在特应性皮炎皮损中增殖的原因尚不清楚。CC1 菌株在 *FLG* 基因突变的患者皮损处比无 *FLG* 基因突变的患者更多见；而且，在 CC1 菌株定植的患者中，特应性皮炎的严重程度更高。

特应性皮炎的皮损虽然无临床可见感染，但金黄色葡萄球菌的密度可达每平方厘米皮损 10^7 个菌落形成单位。研究发现，急性渗出性皮损金黄色葡萄球菌的密度可达每平方厘米 14×10^6 个菌落形成单位；慢性苔藓化皮肤金黄色葡萄球菌的密度可达每平方厘米皮损 5×10^6 个菌落形成单位；而正常皮肤金黄色葡萄球菌的密度可达每平方厘米 1.3×10^3 个菌落形成单位。金黄色葡萄球菌可以存在于特应性皮炎患者皮肤表面或角质形成细胞间，在真皮内可见到金黄色葡萄球菌毒素。

推荐阅读　［1］Edslev SM, Agner T, Andersen PS. Skin microbiome in atopic dermatitis. Acta Derm Venereol, 2020, 100（12）：adv00164.

［2］Monti G, Tonetto P, Mostert M, et al. Staphylococcus aureus skin colonization in infants with atopic dermatitis. Dermatology, 1996, 193（2）：83-87.

［3］Aly R, Maibach HI, Shinefield HR. Microbial flora of atopic dermatitis. Arch Dermatol, 1977, 113（6）：780-782.

[4] Masenga J，Garbe C，Wagner J，et al. Staphylococcus aureus in atopic dermatitis and in nonatopic dermatitis. Int J Dermatol，1990，29（8）：579-582.

[5] Totté JE，van der Feltz WT，Hennekam M，et al. Prevalence and odds of Staphylococcus aureus carriage in atopic dermatitis：a systematic review and meta-analysis. Br J Dermatol，2016，175（4）：687-695.

三、非特应性湿疹皮肤检出情况

非特应性湿疹皮炎在临床更多见，人们对金黄色葡萄球菌在这些患者皮肤的检出率也进行了研究。J. Masenga（Int J Dermatol，1990）等研究发现，非特应性湿疹患者的皮损金黄色葡萄球菌检出率为52％，外观正常皮肤为24％，而对照正常人仅仅为3％。我们研究也发现，急性湿疹患者皮损金黄色葡萄球菌检出率为46.2％，亚急性为18.0％，慢性为24.5％，盘状湿疹为52.9％，接触性皮炎为40％，而正常人对照组为0，说明金黄色葡萄球菌异常生长在湿疹皮炎患者中是比较常见的现象，其来源主要是鼻部，可以通过自身传染及互相接触传染导致细菌播散。

推荐阅读 Masenga J，Garbe C，Wagner J，et al. Staphylococcus aureus in atopic dermatitis and in nonatopic dermatitis. Int J Dermatol，1990，29（8）：579-582.

四、风险因素

皮肤屏障广义包括物理屏障、色素屏障、神经屏障、免疫屏障等。目前认为，表皮的正常微生态结构也参与了皮肤屏障的一部分。在特应性皮炎患者中容易出现金黄色葡萄球菌生长的因素包括：

1. 皮肤免疫屏障被破坏　特应性皮炎患者存在天然抗菌功能障碍，包括皮肤抗菌肽水平低、NK细胞活性低。研究发现特应性皮炎皮损（包括急性与慢性皮损）中的天然抗菌肽 Cathelicidins 及 β - 防御素的蛋白水平和 mRNA 水平均低于银屑病皮损。这些抗微生物因子由角质形成细胞产生，可以破坏微生物生物膜合成或穿透细胞膜干扰细胞内功能。特应性皮炎急性发作期，过敏原或其他刺激物穿过表皮诱导皮肤发生 Th2 型为主的炎症反应，产生大量炎症因子，诱发和加重皮肤屏障的破坏，进一步降低局部对病原微生物的抵抗力。

2. 皮肤物理屏障被破坏 皮损处表皮结构遭到破坏，皮肤经表皮失水量增加，有利于细菌的定植和入侵。皮肤的 pH 是抵御病原体的重要防御，健康皮肤的 pH 在 4 ～ 6 之间。皮肤 pH 升高更有利于金黄色葡萄球菌生长。皮肤 pH 的维系依靠汗液、皮脂中的脂肪酸、磷脂水解的产物以及角质细胞分化过程中形成的电解质交换。聚丝蛋白分解产物尿刊酸（urocanic acid，UCA）和吡咯烷酮羧酸（pyrolidone carboxylic acid，PCA）有助于维持酸性 pH，并作为天然保湿因子（natural moisturizing factor，NMF）参与皮肤水合作用。在特应性皮炎中，汗液分泌减少和游离脂肪酸水平下降等因素导致皮肤的 pH 向碱性转移。*FLG* 基因突变导致 UCA 和 PCA 水平降低。Th2 细胞因子 IL-4 和 IL-13 也可协同降低 FLG 的表达，从而降低特应性皮炎皮损中 UCA 和 PCA 的水平。此外，具有抗菌作用的脂肪酸、神经酰胺代谢物和鞘氨醇水平的降低，也使皮肤更容易被金黄色葡萄球菌定植。

最近来自特应性皮炎研究网络（Atopic Dermatitis Research Network，ADRN）的全基因组测序显示，金黄色葡萄球菌在特应性皮炎中的定植与皮肤屏障基因突变无关，其中包括 *FLG* 基因和表皮分化复合体（epidermal differentiation complex，EDC）中的关键皮肤屏障基因。在高加索美国人中，金黄色葡萄球菌定植与五种最常见的 *FLG* 突变（2282del4、R501X、R2447X、3702delG、S3247X）之间仅存在较弱的关联。

3. 表皮微生态结构发生变化 正常人皮肤微生态结构呈现多样化，其他微生物对金黄色葡萄球菌的定植和入侵存在一定的竞争抑制作用。而特应性皮炎患者皮肤菌群结构发生改变，皮损处金黄色葡萄球菌比例明显增加。Grice 等利用 16S rRNA 基因研究了 5 例健康个体肘窝处微生物多样性，发现假单胞菌和紫色杆菌占优势，而不是葡萄球菌。特应性皮炎患者皮肤屏障完整性的改变可能会使皮肤微生物的多样性发生变化，从而诱发和加重特应性皮炎。在一项后续研究中，他们通过 Shannon 多样性指数分析了 12 名中度至重度特应性皮炎患儿肘窝处的微生物群，发现特应性皮炎严重程度与微生物多样性呈负相关。在皮损爆发前未使用任何治疗的特应性皮炎患者中也观察到微生物多样性的减少。此外，在皮损发作期间使用局部皮质类固醇治疗的特应性皮炎患者有更高的微生物多样性。葡萄球菌属是特应性皮炎爆发期间的优势种属。在未接受任何治疗的特应性皮炎患者皮损区域，金黄色葡萄球菌含量最丰富。

4. 适应性免疫异常　在适应性免疫层面，特应性皮炎患者淋巴细胞在金黄色葡萄球菌肠毒素作用后呈现 Th2 占优势的反应，而不是正常人的 Th1 优势抗菌反应。

推荐阅读　袁小英，李林峰. 非特应湿疹皮炎患者皮肤菌群的测定与分析. 临床皮肤科杂志，2003，32：74-75.

五、黏附机制

金黄色葡萄球菌通过金黄色葡萄球菌黏附素黏附于宿主细胞，这些黏附素包括：纤连蛋白结合蛋白 A 和 B（fibronectin binding proteins A and B）、纤维蛋白原结合蛋白（fibrinogen binding protein）和胶原黏附素（collagen adhesin）。在特应性皮炎皮损部位，血浆渗出，纤连蛋白、纤维蛋白原在皮肤内及皮肤表面表达增加，因此金黄色葡萄球菌的黏附也增加。

六、致病证据

临床现象支持金黄色葡萄球菌的致病性：首先，金黄色葡萄球菌的数量与特应性皮炎疾病严重程度相关，金黄色葡萄球菌密度越高，特应性皮炎越重，减少金黄色葡萄球菌则皮损减轻；再者，金黄色葡萄球菌毒素可以在正常人中引发皮炎；最后，抗菌治疗与外用糖皮质激素合用对临床上无明显感染的湿疹疗效优于单纯激素治疗。因此，临床现象支持金黄色葡萄球菌致病。

七、致病机制

金黄色葡萄球菌通过以下机制诱发或加重皮炎：

1. 毒素直接作用　主要是 α- 毒素，它可以直接引起角质形成细胞坏死，同时使炎症前分子 TNF-α 表达增加，引发炎症。金黄色葡萄球菌肠毒素（Staphylococcus aureus enterotoxin，SE）也可以直接作用于肥大细胞。

有报道，在猕猴皮肤上使用极低浓度的金黄色葡萄球菌 B 型肠毒素（SEB）便会立即引发与皮肤肥大细胞脱颗粒相关的过敏反应，而这些猴子并没有检测到 SEB 抗体。

2. 变态反应 如特应性皮炎患者血清中金黄色葡萄球菌毒素特异性 IgE 升高，且与疾病严重程度有关。特应性皮炎患者外周血嗜碱性粒细胞在体外经金黄色葡萄球菌肠毒素 A、B、D、E 及中毒性休克综合征毒素（toxic shock syndrome toxin，TSST）刺激可以分泌较正常人更高水平的组胺及白三烯，说明这些毒素可以促进特应性皮炎患者嗜碱性粒细胞释放炎症介质，介导炎症反应。

3. 超抗原反应 金黄色葡萄球菌产生多种毒素，如金黄色葡萄球菌肠毒素 A、B、C、D、E、G 型及中毒性休克综合征毒素，这些毒素有超抗原的特性，具有强大的免疫激活能力，能够直接作用于 T 淋巴细胞、抗原提呈细胞和 MHC-Ⅱ类分子阳性细胞，刺激 T、B 淋巴细胞活化，分泌细胞因子和特异性 IgE，引发皮肤炎症。金黄色葡萄球菌超抗原还可以损伤 $CD4^+CD25^+T$ 细胞的免疫抑制功能，造成免疫反应异常。在特应性皮炎患者中，肠毒素激活的 T 淋巴细胞产生的 IL-31 水平明显高于对照组。IL-31 是诱发特应性皮炎患者炎症和瘙痒的介质之一。

4. 其他 如金黄色葡萄球菌蛋白 A 可以刺激角质形成细胞过度表达 IL-18，后者可以介导自然型特应性皮炎。金黄色葡萄球菌表面蛋白可以减少表皮脂肪酸的产生，增加神经酰胺酶，进一步破坏皮肤屏障。

此外，金黄色葡萄球菌超抗原还可以使糖皮质激素的敏感性降低，降低糖皮质激素的疗效。有研究发现，超抗原通过阻碍糖皮质激素受体 α 的核转位诱导单核细胞产生糖皮质激素抵抗，其发生机制可能与胞外信号调节激酶（extracellular signal-regulated kinase，ERK）信号通路持续活化有关。金黄色葡萄球菌肠毒素还会增加糖皮质激素诱导的蛋白配体的表达，从而抑制调节细胞的活性，并在单核细胞中激发糖皮质激素 β 受体产生异构，有利于糖皮质激素抵抗的形成。

大约 50% 的特应性皮炎皮损中检测到的金黄色葡萄球菌菌株能够产生金黄色葡萄球菌超抗原，但是其他菌株可以产生 α-毒素。在健康人群中可以发现产生金黄色葡萄球菌超抗原的菌株。在 Zollner 等的研究中，从特应性皮炎患者中分离的金黄色葡萄球菌有 57％产生具有超抗原特性的外毒素。在正常对照组中，该比例为 33％。研究发现，金黄色葡萄球菌超抗原与特应性皮炎发作的急性程度和更高的严重程度评分相关。

总之，合理的抗菌治疗在特应性皮炎治疗中有重要意义。

推荐阅读 Zollner TM，Wichelhaus TA，Hartung A，et al. Colonization with superantigen-producing Staphylococcus aureus is associated with increased severity of atopic dermatitis. Clin Exp Allergy，2000，30（7）：994-1000.

八、临床表现

金黄色葡萄球菌可以引起脓疱疮、毛囊炎、疖等原发感染及湿疹等继发感染。以下征象提示有可能存在金黄色葡萄球菌过度增殖：皮损突然加重，红肿增加，出现明显渗出，脓液、黄痂，脓疱；严重时可伴有发热等系统症状。

九、治疗与预防

控制金黄色葡萄球菌生长有许多方法，但哪一种治疗方法最佳，目前还无定论。

1. 外用消毒剂 如国外报告在洗澡水中加入漂白粉洗浴可以起到杀菌效果，但也有不支持的研究报告。还有很多其他消毒剂，可以酌情使用。

2. 抗炎药物 有研究发现内用或外用抗炎药物，如外用糖皮质激素可以通过抑制炎症反应减少金黄色葡萄球菌的数量，但也有出现明显继发感染的风险。

3. 光学治疗 紫外线有直接杀菌作用，文献报告光疗有效，但临床应用不方便。

4. 外用抗生素制剂 某些药物如喹诺酮类、大环内酯类等有效，要注意耐药问题。常用药物如莫匹罗星、夫西地酸、新霉素等。

5. 抗菌制剂与糖皮质激素联合应用 临床研究表明，抗菌制剂与糖皮质激素联合应用明显优于单纯使用糖皮质激素。

抗菌制剂除了直接消除金黄色葡萄球菌的致病作用外，研究还发现金黄色葡萄球菌超抗原可以诱导 T 细胞糖皮质激素 β 型受体表达增加，导致 T 细胞对激素不敏感，造成临床激素治疗效果差或无效果。而低剂量抗菌制剂即可抑制超抗原的产生，从而增加激素的敏感性。局部湿疹皮炎在最初 2 周内，可以联合使用糖皮质激素与抗菌制剂。对于急性广泛渗出的皮炎湿疹，存在明显感染征象时，建议短期系统应用抗菌药物。

国外研究发现，含银离子纺织品具有显著抗菌活性，并可改善局部皮损的严重程度评分。在未合并感染的特应性皮炎患者中，使用含银纺织品与棉质内衣相比并不能降低疾病的严重程度。婴幼儿使用含银纺织品的安全性仍需进一步研究。在日常生活中，患者或照护者应注意手部卫生及皮肤接触物的消毒和保存。

2018 年的特应性皮炎防治欧洲指南建议护肤品的使用和存放要做到以下几点：

（1）已打开的保湿剂在冰箱中保存；

（2）使用按压式或倾倒式的瓶子而不是罐子；

（3）避免手和瓶口直接接触；

（4）避免共用个人卫生用品。

推荐阅读 Blicharz L，Rudnicka L，Czuwara J，et al. The influence of microbiome dysbiosis and bacterial biofilms on epidermal barrier function in atopic dermatitis-an update. Int J Mol Sci，2021，22（16）：8403.

第 3 节　单纯疱疹病毒

一、病毒特点

单纯疱疹病毒（herpes simplex virus，HSV）分为 I 型（HSV- I ）和 II 型（HSV- II ）两类。单纯疱疹病毒是 DNA 病毒，人是单纯疱疹病毒的唯一天然宿主，病毒经皮肤黏膜破损处进入机体后，潜伏于局部感觉神经节。原发感染多为隐性感染，每当抵抗力下降时，病毒活跃即发病，并排出病毒。平时不发病时，也可能经皮肤排毒，成为传染源。HSV- I 型主要引起生殖器以外的皮肤黏膜、器官的感染，通常发生于腰部以上；HSV-Ⅱ型主要引起生殖器部位的皮肤黏膜和新生儿的感染，皮损通常发生于腰部以下，但二者之间常有交叉。

二、疱疹性湿疹

疱疹性湿疹又名 Kaposi 水痘样疹，由 Kaposi 于 1887 年最早报告。指在原有皮肤病的基础上发生单纯疱疹病毒感染，严重者可以危及生命，属于皮肤科急症。

特应性皮炎患儿对 HSV-Ⅰ更易感。HSV-Ⅰ更容易在特应性皮炎患儿的皮肤上复制。其复制的速度、测定到的滴度均较健康人高。重度特应性皮炎、婴幼儿期特应性皮炎、血清总 IgE 较高和（或）外周嗜酸性粒细胞较高以及合并其他过敏性疾病，如食物过敏和哮喘，是特应性皮炎患者易患疱疹性湿疹的重要危险因素。

皮肤屏障功能障碍是所有特应性皮炎患者的普遍特征，但是只有部分特应性皮炎患者的皮肤感染风险增加。在普通人群中，20％的儿童和60％以上的成人单纯疱疹病毒血清检查呈阳性，但只有约3％的特应性皮炎患者发展为疱疹性湿疹，这表明特应性皮炎中的单纯疱疹病毒皮肤感染是宿主免疫反应的一种功能缺陷。寻常型鱼鳞病和银屑病都是具有皮肤屏障功能缺陷的慢性皮肤病，但这些疾病患者是否比一般人群更容易发生皮肤感染还没有足够的证据。

特应性皮炎继发疱疹性湿疹的患者皮损中抗菌肽 LL-37 的含量降低。TSLP 基因的 rs1898671 和 rs2416259 变异与特应性皮炎继发疱疹性湿疹的发生率显著相关。STAT6 是 IL-4 表达的重要转录因子。STAT6 基因的 rs167769、rs841718、rs3024975 和 rs703817 变异与特应性皮炎继发疱疹性湿疹显著相关。干扰素（interferon，IFN）可以通过细胞介导的免疫应答以及直接抗病毒作用抵御病毒，是抵抗 HSV 的重要细胞因子。研究发现，有疱疹性湿疹病史的患者Ⅰ型 IFN（α、β、ω）和Ⅱ型 IFN（γ）受体与没有疱疹性湿疹的患者相比显著下调。此外，IFN-γ 基因表达在有疱疹性湿疹病史的特应性皮炎患者中也显著下调。疱疹性湿疹患者 PBMC 产生的

IFN-γ 蛋白也明显减少。基因分析显示 IFN-γ、IFN-γ 受体、干扰素调节因子 2 的基因变异均与特应性皮炎继发疱疹性湿疹病史相关。有疱疹性湿疹病史的特应性皮炎患者的 IFN-γ 通路存在潜在缺陷。

此外，金黄色葡萄球菌皮肤感染史也是特应性皮炎患者发生疱疹性湿疹的主要危险因素。金黄色葡萄球菌的 α- 毒素可增加角质形成细胞中单纯疱疹病毒的数量，促进单纯疱疹病毒进入角质形成细胞。

三、临床表现

在原有皮肤病皮损的基础上突然出现簇集扁平水疱，水疱可扩大，变为血疱或脓疱，或中央糜烂呈脐凹状，1 ～ 2 周后水疱干燥，形成密集的打孔样结痂。全身症状有发热及全身不适。眼周皮肤感染可累及眼睛，导致角膜结膜炎，病情进一步发展可引起脑炎和感染性休克，甚至死亡。

四、诊断

根据有接触单纯疱疹患者史和典型临床表现进行诊断。诊断困难时可以进行实验室检查：

1. Tzanck 涂片 用 15 号手术刀片挑开疱顶，于疱底刮出疱基底物，涂于载玻片上，热固定后用甲苯胺蓝（toluidine）染色，阳性者见棘层松解性气球样变及锯齿状核多核巨细胞。

2. 免疫荧光标记 荧光抗体标记的单纯疱疹病毒直接免疫荧光阳性，数小时可以获得结果。

3. 疱疹病毒培养 阳性可以确证，但需时间较长，至少 48 h。

4. PCR 检测

五、鉴别诊断

本病须与种痘性湿疹相鉴别，两病临床表现不易区分，但后者有种痘或接触种痘的历史，组织病理检查基底层细胞的胞浆内有 Guarnier 小体（牛痘病毒包涵体）。

特应性皮炎是最容易继发本病的皮肤病之一。除此之外，下述皮肤病也有引起疱疹性湿疹的报告，应注意鉴别：①天疱疮；② Darier 病；③毛发红糠疹；④ Hailey-Hailey 病；⑤接触性皮炎；⑥皮肤淋巴瘤；⑦脂溢性皮炎；⑧ Wiskott-Aldrich 综合征；⑨先天性鱼鳞病性红皮病；⑩皮肤烧伤；⑪自体皮肤移植；⑫皮肤磨削术后。

六、治疗

成人使用阿昔洛韦（无环鸟苷）每次 5 ～ 10 mg/kg，每 8 h 1 次静滴；口服 200 ～ 400 mg/ 次，每日 5 次，疗程均为 7 ～ 14 天。≥ 2 岁儿童患者口服阿昔洛韦每次 20 mg/kg，每日 4 次（最高剂量每次 800 kg），连用 7 ～ 14 天。

推荐阅读 Wang V，Boguniewicz J，Boguniewicz M，et al. The infectious complications of atopic dermatitis. Ann Allergy Asthma Immunol，2021，126（1）：3-12.

七、预防

危险人群（有疱疹史者或接触者）预防性抗病毒治疗，可以使用阿昔洛韦 400 mg，每日 2 次或泛昔洛韦 500 ～ 1000 mg/d。

八、预后

不治疗可能引起病毒性脑炎、病毒性角膜炎、继发细菌感染及瘢痕等。

第 4 节　其他病毒

一、种痘性湿疹

种痘性湿疹又名痘疮样湿疹（eczema vaccinatum），由接种牛痘疫苗或接触近期种痘者引发。系原有皮肤病的基础上发生动物痘病毒的感染，临床表现同疱疹性湿疹，但水疱或脓疱体积更大，疱壁厚。病史及病毒检查可以鉴别。特应性皮炎患者是牛痘接种的绝对禁忌证。聚丝蛋白缺乏、过敏性炎症和 IL-17A 在种痘性湿疹中发挥重要作用。

二、软疣性湿疹

软疣性湿疹系在原有皮肤病的基础上感染传染性软疣病毒，发生传染性软疣，临床表现在软疣周围出现湿疹样损害。患者通常会有传染性软疣病人接触史，如家庭成员患有此病。成人还可以通过性传播。传染性软疣病毒亦可以在洗浴、游泳等潮湿的公共环境通过间接接触传播。

三、柯萨奇湿疹

柯萨奇湿疹系在原有皮肤病的基础上感染柯萨奇病毒所致。患者可能出现与手足口病相似的手掌和足底的溃疡和丘疹。四肢屈侧的特应性皮炎皮损处感染可出现水疱。此外，这些病变也可能出现在臀部区域，这不是特应性皮炎的典型分布，而与部分手足口病皮损分布特点相符。本病的治疗方法与特应性皮炎的治疗方法相同，包括皮肤补水、使用保湿剂和外用糖皮质激素。本病易与疱疹性湿疹相混淆。如果临床症状不典型，可以考虑对皮损进行肠道病毒 PCR 检测。成人病例也偶尔可见报道。

四、其他

特应性皮炎患者是否对人类乳头瘤病毒（如各种疣病毒）及其他病毒更易感还无定论。偶可见到手部湿疹皮损处发生寻常疣，可能与皮肤屏障被破坏有关。

第5节　皮肤真菌多样性

一、真菌分类

与本病有关系的真菌可以分为三类：①可以在正常人体上生长，属于定植，仅在一定条件下致病；②致病菌，引起皮肤或系统真菌病；③环境中的霉菌，主要引起过敏反应。

二、特应性皮炎皮肤真菌增多

早期皮肤微生物多样性的研究主要采用分离培养来识别微生物群落的结构特征，而大量微生物因生长条件限制而难于分离培养，因此不能全面认识皮肤微生物的多样性和群落结构。随着测序技术的发展，在皮肤原位取样进行高通量测序，基于序列分析的分子水平研究方法成为皮肤微生态多样性和结构特征的主流研究方法。国内有学者使用该方法研究特应性皮炎患者面部、上肢、背部皮损区的真菌结构，发现这些患者皮损区域的真菌群落多样性明显高于健康对照组人群的相应区域。

特应性皮炎患者真菌群落多样性高于健康对照组人群可能的原因包括：

1. 特应性皮炎患者皮肤屏障功能障碍，包括角质层含水量、皮肤表面pH、皮脂含量等异常，这些指标的异常可能与真菌的异常定植或感染有关。

2. 特应性皮炎患者皮肤兜甲蛋白（LOR）、聚丝蛋白（FLG）、内披蛋白（IVL）等角化包膜成分表达减少，而 FLG、LOR 和 IVL 表达下降与真菌感染有一定相关性。

3. 特应性皮炎患者皮肤抗菌肽表达下降，也有利于真菌的感染和定植。

4. 特应性皮炎患者普遍存在 Th1/Th2 细胞因子失衡，IL-4、IL-13、IL-6等水平明显升高，IL-4、IL-13 可抑制人皮肤角质形成细胞 FLG、LOR、IVL及人 β-防御素 2 的表达，IL-4、IL-6 可下调皮肤角质层细胞神经酰胺的表达，而神经酰胺、人 β-防御素 2 参与皮肤的固有免疫，防御病原体的入侵。总之，皮肤物理屏障功能障碍、皮肤抗菌肽表达异常、Th1/Th2 细胞因子失衡均有利于真菌的感染和定植，可能是导致特应性皮炎患者面部、上肢、背部皮损区真菌群落多样性明显高于健康对照组人群皮肤相应区域的原因。

第 6 节　马拉色菌

一、生存特点

马拉色菌曾称为糠秕孢子菌，属双相菌，在体内外营养条件不同的情况下，表现为酵母相或菌丝相。马拉色菌是人和恒温动物体表的常驻菌群之一，是条件致病菌。97％正常人的皮肤能培养到该菌，5％正常人的皮肤取材在显微镜下能观察到该菌的菌丝。

马拉色菌属具有亲脂性。大多数马拉色菌缺乏脂肪酸合成酶基因，因此依赖外源脂肪酸来满足其营养需求。从狗和其他动物中分离出来的厚皮马拉色菌是唯一已知的在没有外源性脂质的情况下生长的马拉色菌。对外源性脂质的依赖使马拉色菌倾向于定植在脂溢部位（如头部和颈部）。1996年，根据形态学、超微结构、生理学和分子生物学等方面对马拉色菌进行了分类。目前已经从人类和动物皮肤分离出 14 个种，其中球形马拉色菌和限制性马拉色菌在美国和欧洲的健康人皮肤上均可发现，几乎定植于全身各个部位。流行病学研究发现，可能是由于气候因素，特定的马拉色菌种分布具有地理差异。例如，在加拿大、俄罗斯和瑞典的研究中，合轴马拉色菌最常见，而在日本糠秕马拉色菌最常见。

推荐阅读 Glatz M，Bosshard P，Schmid-Grendelmeier P. The Role of Fungi in Atopic Dermatitis. Immunol Allergy Clin North Am，2017，37（1）：63-74.

二、致病性

马拉色菌可以引发花斑糠疹、马拉色菌毛囊炎，也与脂溢性皮炎、银屑病、马拉色菌间擦疹、特应性皮炎、头屑过多以及免疫功能下降导致的马拉色菌的系统感染等有关。

马拉色菌与特应性皮炎的关系还不明确，不同研究报告的结论并不一致。有马拉色菌定量培养未发现特应性皮炎患者皮肤与健康对照组有差异性，但也有研究显示特应性皮炎患者皮肤的带菌率高于健康对照组，它可能与局部皮肤免疫反应和屏障功能发生相互作用，同时与特应性皮炎的严重程度有关。2005 年国外研究发现特应性皮炎患者皮肤马拉色菌携带率为 56％，而脂溢性皮炎患者为 88％，健康正常人为 84％，有显著性差异。特应性皮炎皮损的携带率为 28％，低于正常皮肤的携带率 44％。阳性菌多为厚皮马拉色菌。有人认为由于特应性皮炎皮肤干燥，因此马拉色菌检出率低；头颈部由于油脂相对多或应用油性药物治疗后马拉色菌繁殖增多。但也有应用油剂治疗后马拉色菌反而减少的例子。在健康人群中经常可以检测到马拉色菌特异性 IgG 和 IgM 抗体，但 IgE 介导的马拉色菌过敏发生率非常低，甚至为 0。然而，大部分特应性皮炎患者对马拉色菌过敏，高达 80% 的成年特应性皮炎患者的皮肤点刺试验呈阳性。用马拉色菌抗原浸出液做点刺试验或斑贴试验可以在头颈部特应性皮炎的患者激发出阳性反应；而脂溢性皮炎患者及非头颈部特应性皮炎患者结果为阴性。

用敏感性高的试剂盒检测发现，在多达 1/3 的儿童特应性皮炎和 2/3 的成人特应性皮炎血清中发现了马拉色菌特异性 IgE。此外，与中度特应性皮炎患者相比，重度特应性皮炎患者中 IgE 介导的马拉色菌的致敏发生率更高。成人特应性皮炎患者中马拉色菌特异性 IgE 的高检出率与该人群中马拉色菌皮肤点刺试验的阳性检出率一致。有趣的是，头颈部特应性皮炎患者对马拉色菌过敏的发生率尤其高，这可能归因于马拉色菌的亲脂性，易于定植在脂溢部位，如头部和颈部。因此，一些作者认为马拉色菌在头颈型特应性皮炎中起着重要的致病作用。

三、对皮肤免疫影响

马拉色菌可与皮肤多种免疫细胞相互作用，诱发免疫细胞的炎症反应。目前尚不清楚马拉色菌和宿主细胞之间是如何相互作用的，但已经有人提出了一些假设。首先，马拉色菌穿过特应性皮炎患者受损的皮肤屏障，在表皮和真皮内，马拉色菌被角质形成细胞、免疫细胞（如朗格汉斯细胞、真皮树突状细胞、自然杀伤细胞）、成纤维细胞等识别。马拉色菌成分通过树突状细胞和 T 细胞介导的 B 细胞活化诱导马拉色菌特异性 IgE 抗体的产生。这些 IgE 抗体可能通过肥大细胞导致特应性皮肤的炎症。

马拉色菌与人细胞相互作用的第二种机制可能是由马拉色菌蛋白质介导的，这些蛋白质被合成并释放在纳米囊泡中。这些纳米囊泡刺激树突状细胞和肥大细胞释放 TNF-α、IL-6、IL-8、IL-10 和 IL-12p70。这些细胞因子可能参与特应性皮炎的皮肤炎症。还有一些学者认为 TLR2 等 Toll 样受体（Toll-like receptor，TLR）可以识别马拉色菌。TLR 是模式识别受体家族的成员，可识别多种病原体的共有分子，在固有免疫系统中发挥关键作用。最近的一些发现证实了 TLR 在人细胞对马拉色菌的免疫应答中的相关性。例如，马拉色菌诱导人角质形成细胞和树突状细胞上 TLR2 和 TLR4 的表达，诱导生产人 β - 防御素 2 和 IL-8。另一种机制可能是马拉色菌激活皮肤树突状细胞中的 NOD 样受体热蛋白结构域相关蛋白 3（NOD-like receptor thermal protein domain associated protein 3，NLRP3）炎症小体，从而释放促炎细胞因子，如在特应性皮炎发病机制中起关键作用的 IL-1β、IL-4、IL-5 和 IL-13。

马拉色菌除了可以引发 IgE 介导的过敏反应，其所含变应原也可以直接刺激人体发生非 IgE 介导的免疫反应。例如，一种真菌硫氧还原蛋白与人类硫氧还原蛋白非常相似。当人类 CD4$^+$T 细胞识别真菌硫氧还原蛋白时，可能会与人类角质形成细胞表达的人类硫氧还原蛋白发生交叉反应，引起 T 细胞介导的皮肤炎症。另一种马拉色菌硫氧蛋白，是一种锰依赖的超氧化物歧化酶，也可以促进自体反应性 T 细胞形成和诱发 T 细胞介导的炎症反应。

四、治疗

抗真菌治疗特应性皮炎的有效性多年来一直存在争论。唑类抗真菌药物是特应性皮炎最常用的一类抗真菌药物。体外实验证实，唑类抗真菌药物对马拉色菌有效。临床发现，抗真菌治疗似乎对头颈部分布的特应性皮炎和 IgE 介导的马拉色菌致敏患者显示有改善效果。特应性皮炎治疗中最常用的抗真菌药物是酮康唑、伊曲康唑等唑类药物。咪唑衍生物（氟康唑或伊曲康唑）可代替酮康唑进行系统治疗。总之，对于头颈部皮炎患者，特别是对马拉色菌具有明显 IgE 致敏特征的患者，可考虑外用酮康唑、环吡酮胺或系统应用伊曲康唑或氟康唑进行抗真菌治疗。酮康唑或伊曲康唑本身具有抗炎特性，可抑制 T 细胞产生 IL-4 和 IL-5，这也可能是唑类抗真菌药物对特应性皮炎有治疗作用的原因之一。

第7节　白念珠菌

一、特点及皮肤分布

白假丝酵母菌属于念珠菌属，又称为白念珠菌。念珠菌属有270余种，其中的10个种有致病性。白念珠菌是本属中最常见的致病菌，可引起皮肤、口腔、黏膜和内脏的急、慢性感染。白念珠菌也是人体正常菌群之一，88％的正常人口咽、胃肠道、阴道有该菌寄生。除某些擦烂的皮肤区域外，正常皮肤上很少能分离出白念珠菌。研究发现，39％的特应性皮炎患者皮损能够检出酵母样菌，其中念珠菌属占53％，而且重度患者带菌率是轻度患者的2.5 ～ 5倍。

二、致病性

特应性皮炎患者的白念珠菌皮试阳性率较正常人高，血清中白念珠菌抗原成分的特异性IgE较正常人高，与严重程度及携带的白念珠菌有关。

正常人对白念珠菌抗原斑贴试验呈阳性反应情况是评价个体免疫功能的指标之一。特应性皮炎患者、自身免疫病患者及恶性肿瘤患者对白念珠菌抗原斑贴试验反应性下降而皮内试验反应性增强，提示存在Th1向Th2优势转化。正常人在1 ～ 5岁时已有4/5的人对白念珠菌有阳性迟发性变态反应。特应性皮炎患者随年龄增加，对白念珠菌抗原的皮试反应阳性率逐年增高，而斑贴试验反应的阳性率逐年降低。

第8节　皮肤癣菌

一、感染率

研究表明，特应性皮炎患者红色毛癣菌的感染率是非特应性过敏者的3倍。

二、致病性

特应性皮炎患者血清中皮肤癣菌特异性 IgE 的阳性率远高于皮肤癣菌病患者及正常人。正常人对皮肤癣菌呈迟发型反应，即 Th1 占优势的反应，可以促进对皮肤癣菌的清除，但对于特应性皮炎患者，Th2 占优势。特应性皮炎患者对皮肤癣菌抗原的斑贴试验阳性率降低，容易继发慢性皮肤癣菌感染。由于环境中皮肤癣菌很多，正常人可以通过 Th1 占优势的反应清除皮肤表面的真菌，而特应性皮炎患者则不能，如此反复接触后发生 I 型变态反应。

第 9 节　气源性霉菌

一、分布

常见气源性霉菌包括交链孢霉、分枝孢霉、点青霉、烟曲霉、镰刀霉、产黄青霉、黑曲霉及黑根霉等。广泛分布在环境之中，是常见吸入性过敏原。

二、致病性

环境中的气源性霉菌主要在潮湿、温暖的气候中大量增殖，因此环境中的气源性霉菌浓度以夏季温暖地区为高，其对夏季复发或加重的皮炎有影响。结果说明：①特应性皮炎与气源性霉菌有关；②霉菌局部接触也可以致皮炎；③吸入霉菌也可致皮炎。（详见第 5 章第 6 节。）

推荐阅读　［1］Bjerre RD，Holm JB，Palleja A，et al. Skin dysbiosis in the microbiome in atopic dermatitis is site-specific and involves bacteria, fungus and virus. BMC Microbiol, 2021, 21（1）: 256.

［2］Glatz M，Bosshard P，Schmid-Grendelmeier P. The role of fungi in atopic dermatitis. Immunol Allergy Clin North Am，2017，37（1）：63-74.

第7章
特应性皮炎的临床表现

第1节 总体特征

一、瘙痒性

瘙痒是特应性皮炎的基本特征，也是患者就诊的主要原因。虽然究竟是先有瘙痒后有皮损，还是先有皮损后有瘙痒还有争论，但是诊断特应性皮炎时瘙痒都是必要条件。

二、慢性和复发性

慢性和复发性是特应性皮炎的重要特征，也是必备诊断标准之一。如没有皮炎病史，急性发作的皮炎不要急于诊断为特应性皮炎。

三、年龄阶段性

在婴幼儿期面、颈和肢体伸侧以及儿童期肢体屈侧易发生急性、亚急性、慢性湿疹；其他年龄屈侧可见皮炎或有屈侧皮炎病史；成年多见泛发性神经性皮炎；老年人容易出现红皮病。

四、特应性

特应性原本是特应性皮炎名称的由来，但是由于最早 Hanifin 和 Rajka 诊断标准中没有将其作为必要条件，造成了相当一部分患者没有特应性，即非特应性湿疹（non-atopic eczema），这一概念不清楚到底是没有特应性的特应性皮炎还是没有特应性的非特异性皮炎（unspecific dermatitis），给临床造成了很大困扰。

五、综合征性

除了皮肤湿疹表现外，还可以有其他非湿疹性皮肤表现，如荨麻疹、斑秃、白癜风等；其他器官脏器受累表现更多，如锥形角膜、前囊下白内障等，以及合并过敏性鼻炎和哮喘等其他特应性疾病。目前报告的共病更多，如抑郁、心血管疾病、炎症性肠病等。

第2节　自觉症状

一、瘙痒

可发生于身体的任何部位，瘙痒程度多较剧烈，存在痒觉异化、痒觉敏化及痒觉亢进现象。痒觉异化是指对健康人而言不会感觉到瘙痒的轻微刺激，如温热、压力、摩擦等，在特应性皮炎患者身上却会诱发瘙痒的现象。痒觉亢进是指对健康人而言十分微弱的瘙痒刺激，在特应性皮炎患者身上会产生强烈的瘙痒。而当瘙痒刺激已经去除很长时间后，特应性皮炎患者依然感觉瘙痒，这与瘙痒敏化有关。

温热、出汗等刺激对于正常健康人一般不会导致瘙痒，属于一个非瘙痒刺激因子。但在特应性皮炎患者身上，却可以触发异常的瘙痒反应。有实验研究表示，在健康人，组胺诱导的瘙痒可以被疼痛性的寒冷和高温刺激所抑制。但对特应性皮炎患者来说，虽然疼痛性的寒冷刺激也可以抑制瘙痒，但疼痛性的高温刺激反而加重了组胺诱导的瘙痒。

瘙痒常在夜间发作或明显加重，患者通常描述瘙痒位于原有皮损处，甚至全身性发作，无明确定位。最严重的影响是出现入睡困难和睡眠中断的情况，瘙痒患者夜间睡眠时间减少，夜间清醒次数变多，每次醒后需长时间搔抓后才能再次入睡。

嗜癖性搔抓行为主要表现患者习惯性的搔抓和无意识的搔抓，在日常工作生活中，一旦手处于空闲状态，即便当时并无痒感，患者也会下意识地对曾经有过瘙痒的部位或全身无定位地进行搔抓。

瘙痒会使患者感到沮丧、烦躁、易激动和难以专心工作。

瘙痒的可能诱因包括热的环境，出汗，精神压力（工作劳累、紧张、考试等），刺激物（如肥皂、洗涤剂、消毒剂，肉、水果和蔬菜等的汁液，以及职业性的化学物质等），接触变应原（如羊毛制品、金属附件、饰物等），吸入变应原（如屋尘螨、宠物、花粉、人的皮屑），微生物（如金黄色葡萄球菌、呼吸道病毒、糠秕孢子菌、念珠菌、皮肤癣菌等），以及食物（刺激性食物、有血管扩张作用的食物以及过敏性食物）。

二、其他感觉

如果使用外用药治疗时皮肤出现紧绷感，此时意味着皮肤已经出现轻度刺激、皮肤水分丢失的状态，应该及时去除刺激因素并使用保湿剂。任其发展会出现烧灼感或者刺痛。皮损继发细菌感染时也会出现疼痛。继发病毒感染疼痛更明显。

第3节　损害分期

一、缓解期

皮肤外观正常或有不同程度皮肤干燥。

二、急性期

受累部位皮肤出现红斑、丘疹、丘疱疹、水疱、渗液、糜烂，继发细菌感染可以出现脓疱、脓性渗出及脓痂。因瘙痒搔抓出现抓痕、血痂、渗液。

三、亚急性期

受累部位皮肤表现为红斑、丘疹、轻度渗液、结痂、抓痕、血痂。

四、慢性期

受累部位皮肤主要表现为苔藓化，皮肤增厚、皮纹加深、色素沉着或色素减退。可以出现结节。

第4节 不同年龄阶段的皮肤表现

一、婴幼儿期

婴幼儿期指出生至2岁。皮损多于出生后2～3个月内发生。多初发于面部，包括双侧面颊、额部，但是面中部，鼻子周围没有皮损，区别于婴儿脂溢性皮炎。头部甚至躯干、四肢均可以出皮疹。四肢伸侧常见，可能与摩擦接触刺激有关。尿布区很少累及。轻者表现为红斑、干燥、鳞屑；重者呈急性渗出性湿疹，表现为红斑和水肿性丘疹，可散在分布或融合成大片，广泛性渗出和结痂，还可出现丘疱疹、水疱。搔抓后出现糜烂、渗液和结痂。继发细菌感染可出现脓疱、脓痂、发热和局部淋巴结肿大。少数患儿因处理不当会扩展至全身，表现为红皮病，并伴有腹泻、营养不良等。

干燥性皮疹常见于瘦弱的婴儿，为淡红色或暗红色斑片，出现密集的小丘疹而无水疱。皮肤干燥无渗出，表面附着灰白色糠状鳞屑。慢性时出现轻度浸润肥厚、皲裂、抓痕或结血痂。

大部分患儿总体趋势是随年龄增长而病情减轻，一部分患儿会于2岁内痊愈。另一部分则病情持续更久，由婴儿期继续发展至儿童期。在2岁左右患儿的皮疹好发部位常常会从面颈部转变到四肢屈侧。

二、儿童期

儿童期指年龄在2～12岁。大多数患儿在5岁前发病。可以为婴幼儿期的延续，也可以没有婴幼儿期病史。湿疹皮疹多位于四肢屈侧，尤其是肘窝和腘窝，可见于小腿伸侧，也可有颈外侧及四肢其他部位发疹。

皮损表现为急性、亚急性或慢性湿疹。痒疹型者皮损表现为全身散发痒性丘疹，多发生于四肢伸侧和背部。颈侧可以出现网状色素沉着，称为"特应性脏颈"（atopic dirty neck）。四肢屈侧皮疹倾向于慢性苔藓样变，手部皮疹则更倾向于渗出性。经常吮拇指者有拇指皮炎。经常玩水的儿童可出现手部湿疹。注射疫苗及感冒等常可诱使病情再发或加重。剧烈瘙痒。病程为慢性，可暂时痊愈，经数年后再发，亦可迁延不愈至青少年至成人期。

三、青少年及成人期

青少年及成人期指年龄在 12 ～ 60 岁。皮疹表现类似于儿童期，多为局限性干燥性损害。表现为对称性红斑或丘疹，融合后皮肤浸润肥厚而呈苔藓化改变，覆有灰白色鳞屑或伴有色素沉着。摩擦后可出现渗出和结痂。皮疹多见于面颈、躯干上部、肘窝和腘窝等屈侧、腕踝关节周围，范围可更广泛。痒疹样损害也较常见于四肢伸侧，苔藓化明显。黑种人和日本人常可见毛囊苔藓样丘疹。患者通常全身皮肤明显干燥。此外，瘙痒明显，可因冷热刺激、出汗、情绪变化、毛织品接触等激发。

四、老年期

老年期指年龄＞ 60 岁。男性多于女性。多表现为泛发性神经性皮炎样、泛发性湿疹或结节性痒疹，容易发展为红皮病。基本分为 3 型，①老年晚发型即老年期首次发病；②经典儿童复发型者有儿童特应性皮炎病史，到老年期病情复发；③成人或青少年持续、复发型，指青少年期或成人期首发，慢性复发性病程直至老年期。以上分型虽有明确的时间及病史界定，但在临床实践中前两型很难区分，因为即使患者在儿童期有特应性皮炎病史，多数在间隔半世纪后已无法明确当时的状态，而第三型的诊断相对可靠。不同类型其临床表现不同，青少年持续型或经典儿童复发型以面颈部皮肤病变为主，而老年晚发型头颈部受累较少。

第 5 节　不同部位的皮肤表现

一、头皮

头皮易受累，可以表现为红斑、丘疹、糜烂、血痂、糠样鳞屑、头发变细以及双侧颞部头发稀疏等表现。

二、眼睑

尤其是女性患者，常见复发性眼睑皮炎，表现为对称出现的瘙痒性鳞屑性红斑，可出现色素沉着和苔藓化改变。常初发于眼睑的上中部，随后的搔抓使眶周亦出现皮疹。一些年龄大的特应性皮炎患者，常可出现局部过敏性接触性皮炎。由于摩擦和搔抓，可引起睫毛部分脱落。

三、眶周皮肤

眶周皮肤表现包括眶下皱褶、眶周黑晕、鼻部皱褶和 Hertoghe 征。

1. 眶下皱褶（Dennie-Morgan 征）　80％左右对称发生，是指在下眼睑边缘，从下眼睑的中部延伸开来的一条横向线状褶皱。当其为单侧时，常伴有同侧眼睑皮炎。儿童患者尤其常见，且经常不止一个皱褶。有报道称 60％～ 80％特应性皮炎患儿（国内报告特应性皮炎患者中大约 73％）出现此征。但眶下皱褶在正常儿童特别是黑种人儿童中出现率也较高。成人相对少见。

2. 眶周黑晕　是发生在眶周尤其是眼眶下方的无症状对称性的暗灰色色素沉着晕。可能继发于水肿、炎症后色素沉着。眶周黑晕在特应性体质者中发生率为 60％，而在无特应性体质人群中发生率为 38％。国内报告特应性皮炎患者眶周黑晕的发生率为 23％，且儿童期、青少年及成人期发生率显著高于婴幼儿期。出现眶周黑晕可能与慢性鼻充血有关。

眶周黑晕是特应性皮炎诊断标准次要症状之一，存在于高达 84％的特应性皮炎患者中，敏感性为 78％，特异性为 76％。

3. 鼻部皱褶（Saluter 征） 可能是由于过敏性鼻炎患者经常擦鼻子而引起鼻部出现皱褶。

4. Hertoghe 征 外侧部分的眉毛缺失或稀疏，可能是由于经常摩擦所致。

四、唇周皮肤

特应性皮炎患者，尤其是儿童患者（国内报告为大约 78％）常患有唇炎，表现为唇部干燥和鳞屑，多发生于冬季。在下唇中央有时可见深的皲裂。唇周皮肤尤其口角部位亦常受累。可能由舔唇引起。婴幼儿和儿童有时吸吮下唇，出现 U 型的炎症性皮损。如果让患儿用牙齿咬下唇，就会发现这种 U 型形状与患儿口腔上面的前牙咬合范围一致。另外，吸吮手指以及食物或牙膏等的刺激也是唇周皮肤炎症的常见原因。长期外用糖皮质激素制剂还可引发口周皮炎。

五、耳周皮肤

耳周湿疹样皮疹在特应性皮炎患者中常见，表现为耳与面部皮肤连接处（上部、后部和下部），以及耳后或耳上的皮肤出现红斑、裂隙和痂皮。其中，耳下裂隙（耳垂与面部皮肤连接处的裂隙等湿疹样改变）尤为常见。有研究对 137 例特应性皮炎患者进行观察发现，81％患者存在或既往曾有耳下裂隙，在严重特应性皮炎患者发生率达 98％。出现上述情况的原因还不清楚，可能与局部洗涤剂的残留和金黄色葡萄球菌感染有关。

六、乳部皮肤

乳部湿疹在特应性皮炎患者中的发生率超过 10％，尤其是见于青少年及成人期女性，多为双侧湿疹，常由搔抓和衣物的摩擦引起，表现为乳头和乳晕鳞屑性或渗出性的红斑和丘疱疹，可扩散到周围皮肤。

七、外阴部皮肤

外阴部苔藓样皮炎在成年女性特应性皮炎患者中并不少见。皮疹表现为大阴唇肥厚苔藓化、小阴唇外翻而可能失去黏膜的性状。因为患者常自行外用多种制剂，外阴部过敏性或刺激性接触性皮炎也较常见。对于病情顽固、存在治疗抵抗的患者，要充分考虑外用制剂引起接触性皮炎的可能性。

八、手足皮肤

1. 手足部湿疹　较为常见，发生率为 40％～70％（国内报告为约 40％）。但该表现特异性不高，是特应性皮炎的次要表现。手足部湿疹大部分是刺激因素引起。50％的手足部湿疹起病于 3～5 岁。30％患者于春冬季皮疹加重。表现为红斑、鳞屑、苔藓化、角化过度、皲裂和剥脱性角质松解。在手足部湿疹患者中，手足均受累者占 44％，仅有手或足受累者分别为 13％和 42％。掌跖侧受累比背侧稍多。跟趾发病比其他足趾常见，而拇指受累较其他手指少见。

2. 掌纹症　发生率超过 50％，为双掌掌纹粗乱，呈交叉状深沟。与鱼鳞病患者手部皮疹类似。患者手掌出现较深较多的皮纹，可以出现皲裂和细小鳞屑。

3. 手掌和足跖多汗症　见于 15％～20％的患者。

九、项背部皮肤

项背部皮疹易形成慢性皮疹。一些患者其他部位皮疹均已消退，但是项背部仍持续存在苔藓化皮疹。如果皮疹局限，诊断多为慢性单纯性苔藓。但如果皮疹较广泛，诊断为特应性皮炎更准确。有些学者认为在特应性头皮和项背部皮炎中，卵圆形糠秕孢子菌感染可能起一定作用，抗真菌治疗常对这些皮疹有效，支持上述观点。

十、甲

特应性皮炎病程较长者，常可见到甲损害，多类似于一般湿疹皮炎的甲改变。甲可见萎缩性改变，甲表面有不规则横嵴，粗的凹陷点，部分甲板可有脱落。

十一、干皮症

干皮症见于半数以上的特应性皮炎患者。皮肤干燥并缺乏光泽，出现细小鳞屑，严重者出现裂隙或皲裂，踝跖等摩擦部位的病变较重，冬重夏轻。寒冷、湿度降低和接触脱脂物质更容易诱发。青少年、成人期特应性皮炎患者干皮症的发生率显著高于儿童期患者，而儿童期患者干皮症的发生率又显著高于婴幼儿期患者。干皮症是由皮肤屏障功能障碍，经表皮水分丢失增多所引起。皮肤屏障功能破坏同时也造成皮肤对外界环境的敏感性升高和防御能力下降，刺激性和过敏性接触性皮炎发生率以及各种细菌、病毒和真菌感染率都明显增高。特应性皮炎患者的表皮可能缺乏皮脂腺源性脂质，如蜡脂、甘油三酯和角鲨烯，患者的病变皮肤和外观正常的皮肤均出现经表皮水分丧失异常增多。因为干皮症不是由皮肤角化异常引起，所以其表现与鱼鳞病患者鱼鳞样皮疹不一样，鳞屑为糠秕状细鳞屑，以四肢伸侧明显，冬季加重。干皮症常持续终身。单纯性的干皮症通常没有明显皮肤炎症。

洗浴后皮肤水分蒸发会使皮肤干燥更明显，有些患者因为皮肤干燥、瘙痒泡热水澡来止痒，皮肤干燥和瘙痒只能会越来越重。正确方法是洗浴后包括洗手洗脸后马上使用保湿剂。

第6节 相关皮肤表现

一、鱼鳞病

特应性皮炎常表现为寻常型鱼鳞病，为常染色体显性遗传，与一般鱼鳞病所见相同，表现为过多的鳞屑，常累及胫前部，屈侧不受累。国内报告大约见于 42% 的特应性皮炎患者，在从小到大的三个年龄阶段，发病率逐渐增高。

二、异常的皮肤血管反应

患者常伴有鼻周和眶周苍白，称为照明灯征（headlight sign），也可表现为全身苍白。其中最显著的异常是白色皮肤划痕症（white dermographism），指用钝棒摩擦皮肤后，正常人在摩擦部位出现发红反应，而特应性皮炎患者则在摩擦部位呈苍白色。此外还可见延缓苍白现象，即皮内注射 1：10 000 的乙酰胆碱 1 ml 后间隔 3 ～ 5 min 在注射部位形成风团周围的苍白色区域，持续 15 ～ 30 min 消退。正常个体中注射 15 s 后会出现潮红多汗反应，4 ～ 5 min 可消退。报道称在特应性皮炎患者中，有 50% ～ 60% 出现苍白面容（国内报告为 13%），60% 有白色皮肤划痕症。外用烟酸酯时正常人出现皮肤发红，而许多患者则出现皮肤苍白反应。这些现象是由于在上述情况下正常人是血管扩张反应，而患者则相反，是血管收缩。异常血管反应可能继发于皮肤炎症。另外，特应性患者的手暴露于冷环境中，会出现明显的血管收缩，手指温度降低。

三、掌纹症

掌纹症与寻常型鱼鳞病和聚丝蛋白基因突变相关，发生率超过 50%（国内报告）。本病表现为掌部纹理粗乱，纹理深，可以出现皲裂和细小鳞屑。由于特应性皮炎常常伴发寻常型鱼鳞病，故患者的掌纹症是特应性皮炎所特有，或者寻常型鱼鳞病的表现尚不明显。

鱼鳞病、掌纹症和毛周角化症被称为鱼鳞病三联征。鱼鳞病和掌纹症均与聚丝蛋白基因突变有明确的相关性。研究发现，鱼鳞病在轻、中、重度特应性皮炎组中伴发比例依次为 9.13%、15.52%、25.22%，掌纹症依次为 8.26%、11.68%、25.02%，均呈递增的趋势。汪洋等研究发现，特应性皮炎患儿伴发症状以干皮症和面部皮炎最为常见，其次为掌纹症。伴有掌纹症的特应性皮炎患儿以中重度多见，推测掌纹症可能是一种与特应性皮炎严重程度密切相关的临床表型，需要早期加强管理。伴有掌纹症的特应性皮炎患者发病与聚丝蛋白高频基因突变强相关，且与鱼鳞病、食物过敏和非特异性手足皮炎临床表型相关。伴有掌纹症的特应性皮炎患者携带聚丝蛋白基因高频突变的个体发病年龄较小，提示掌纹症可能是特应性皮炎早年发病的一个危险因素。

推荐阅读　［1］吴媛媛，郑洁，肖风丽.儿童特应性皮炎2620例疾病严重程度相关因素分析.中华皮肤科杂志，2019，52（12）：915-919.
　　　　　　［2］汪洋.特应性皮炎掌纹症与丝聚蛋白基因突变研究［D］.北京：首都医科大学，2017.

四、细菌定植增加

特应性皮炎患者皮肤容易合并多种细菌感染。最常见的是金黄色葡萄球菌。特应性皮炎患者皮损中金黄色葡萄球菌检出率高达78%～100%，其检出率高低与病情的严重程度成正比。非皮损处也较正常人有较高的检出率，尤其是急性渗出性皮损，其检出率几乎为100%。仅2%～35%正常人皮肤表面可分离出金黄色葡萄球菌。原皮疹出现脓性分泌物和脓痂要考虑感染的可能。如果皮疹出现恶化，表现为泛发加重、出现较多渗液、瘙痒明显等可能是由于金黄色葡萄球菌感染所致。金黄色葡萄球菌释放多种毒素作为超抗原而激发皮肤明显的炎症反应，使皮损加重。有研究显示，金黄色葡萄球菌在皮肤上的密度与皮损某些表现（红斑、渗液、结痂、表皮剥脱）的轻重程度有关，而与脱屑、苔藓化无关。在明确皮疹处有细菌感染时加用抗菌治疗后，患者皮疹可明显好转。有时金黄色葡萄球菌感染引起的患者皮疹恶化，可以在皮损外观上没有明显感染迹象的情况下发生。因此，在常规疗法对特应性皮炎患者治疗效果差或无效时，应考虑细菌定植或感染的存在，进而采取相应的检测和治疗措施。

推荐阅读　［1］Akiyama H，Ueda M，Toi Y，et al. Comparison of the severity of atopic dermatitis lesions and the density of Staphylococcus aureus on the lesions after antistaphylococcal treatment. J Infect Chemother，1996，2（2）：70-74.
　　　　　　［2］Hon KL，Tsang YC，Pong NH，et al. Clinical features and Staphylococcus aureus colonization/infection in childhood atopic dermatitis. J Dermatolog Treat，2016，27（3）：235-240.

五、病毒感染

特应性皮炎患者，在进展期和静止期，都有可能感染单纯疱疹病毒或牛痘病毒而引起 Kaposi 水痘样疹，是特应性皮炎的一种严重的并发症。这种情况多见于 5 岁内的婴幼儿或儿童。在接种牛痘或接触种痘和单纯疱疹的患者后，经过 5～19 天（平均为 10 天）的潜伏期，突然出现密集成群发亮的扁平水疱，以后很快转变为脓疱。疱中央有脐凹，周围有红晕，脓疱破溃后出现较多脓性分泌物和脓性痂皮。皮疹常局限于原发皮疹部位，但也可超越原有范围。多于 1～2 周后皮疹干燥结痂而脱落，部分残留浅表瘢痕和色素沉着。皮疹发出 2～3 天后可有高热、全身不适、食欲缺乏等症状。局部浅表淋巴结可肿大。

艾滋病患者可出现原有特应性皮炎皮疹加重，或皮疹再发。有调查发现，29％的 HIV 感染患者会出现包括慢性瘙痒性皮疹在内的特应性表现。这种皮疹酷似特应性皮炎，有学者称之为特应性样皮炎。虽然这些患者中的一部分人有个人或家族特应性病史，如哮喘或季节性过敏性鼻炎等，但是绝大部分都没有儿童期湿疹史。患者常有明显的干皮症，四肢和颈部的屈侧或伸侧苔藓化皮疹范围也较广泛，常出现泛发的表皮剥脱，继发感染和结节性痒疹皮损亦多见。

特应性皮炎患者感染乳头瘤病毒引起病毒疣的发病率目前还不统一。有报告称升高，也有认为为降低。传染性软疣病毒感染在特应性皮炎患者中似乎比一般人群更常见。

推荐阅读 Lin RY，Lazarus TS. Asthma and related atopic disorders in outpatients attending an urban HIV clinic. Ann Allergy Asthma Immunol，1995，74（6）：510-515.

六、真菌感染

皮疹主要位于头面部、颈部和躯干上部的特应性皮炎患者发病可能与马拉色菌感染有关。57％特应性皮炎患者对马拉色菌提取物或重组抗原的针刺反应试验呈阳性，阳性率明显高于健康正常人。头颈部患者阳性率高于非头颈部患者。成人患者阳性率不仅高于儿童，而且针刺反应试验阳性患者的临床症状比阴性患者更严重。成人患者马拉色菌特异性 IgE 阳性率高于儿童患者，血清马拉色菌特异性 IgE 阳性患者的临床症状较 IgE 阴性患者更严重。有马拉色菌感染的患者经过抗真菌治疗后，皮损明显好转，瘙痒明显缓解。

尽管特应性皮炎患者白念珠菌抗原针刺反应试验阳性率要高于正常人，但目前还没有患者白念珠菌感染率升高或感染更严重的报告。特应性皮炎患者由于存在相对的 Th1 功能下降，皮肤癣菌感染率可能升高。皮疹处长期外用糖皮质激素治疗，也使皮肤癣菌感染可能性增大。仅有很少研究报告提示皮肤癣菌的定植可作为特应性皮炎患者皮疹加重的激发因素。注意不要将皮疹合并真菌感染误诊为皮疹的加重，否则相反的治疗可能使皮疹更严重。

七、出汗异常

特应性皮炎患者皮肤存在出汗异常。Eishi 等通过汗液运动神经轴突反射试验方法来定量研究皮损和非皮损区出汗情况，发现患者皮损和非皮损区汗液分泌潜伏期明显延长，轴突反射介导的间接出汗量明显减少，而皮损区更显著。乙酰胆碱直接刺激引起的出汗量仅轻微减少；外用糖皮质激素后出汗量恢复正常。作者推测特应性皮炎患者的汗腺功能正常，出汗异常是由自主神经功能紊乱造成的；这种紊乱可以通过外用激素而得到纠正。

推荐阅读　Eishi K，Lee JB，Bae SJ，et al. Impaired sweating function in adult atopic dermatitis：results of the quantitative sudomotor axon reflex test.Br J Dermatol，2002，147（4）：683-688.

八、白色糠疹

白色糠疹表现为面颊、上臂及肩部境界欠清晰的细小鳞屑性色素减退斑。在特应性儿童中发生率为 20％～ 44％。常发生于面部、颈部和躯干上部。起初皮疹可有轻度炎症表现。在紫外线照射后，皮疹可更明显。尤其是慢性期。患者发生炎症后色素沉着或色素减退，一般可在病情缓解后数月消退。

九、毛发角化症

毛发角化症又称为毛发苔藓，是一种慢性毛囊角化性皮肤病，有一定遗传倾向。国外报告本病影响超过 40％的特应性皮炎患者和约 75％的寻常型鱼鳞病患者。国内报告本病见于 55％的特应性体质者，非特应性体质人群发病率仅 15％。轻型患者于儿童期发病，青少年期发病率最高，皮疹加重，以后随年龄增长皮疹逐渐减轻。本病好发于上臂外侧、大腿伸侧及面颊的侧面。典型表现为毛囊角质栓或与毛孔一致的角化性丘疹，伴有不同程度的毛囊周围红斑，皮肤呈砂纸样或鸡皮样外观。国内报告特应性皮炎患者中毛发角化病发生率为 23％。

十、毛周隆起

毛周隆起在特应性皮炎患者中有一定的特征性，表现为发生在毛囊口的针头大小的正常肤色的丘疹，国内报告特应性皮炎患者中毛周隆起发生率大约为 14％。

十一、荨麻疹

荨麻疹在特应性皮炎中的意义还不确定。国内报告特应性皮炎患者的荨麻疹发生率约为 6％。胆碱能性荨麻疹在特应性体质患者中的发生率明显高于非特应性体质人群。

十二、颈前皱褶

颈前皱褶表现为位于颈前中部的无症状的明显的水平皱褶，无重要临床意义。国内资料表明特应性皮炎患者颈前皱褶发生率为 5％。

十三、光敏感

有部分患者，尤其是成年女性患者可以出现光敏性皮疹，通常更倾向于渗出，皮疹多位于手背、面中部以及项背部。出现光敏感的机制还不清楚，有人认为红外线和紫外线可能都起作用。

十四、红皮症

1%特应性皮炎患者可能发展为红皮症，有继发性感染或服用糖皮质激素治疗后撤药时易发生。

十五、其他

斑秃以及眶周粟丘疹等与特应性皮炎也有一定的关系。

第7节　皮肤外表现

一、变应性鼻炎

特应性皮炎患者常主诉伴有鼻部瘙痒、阵发性喷嚏、鼻塞、流涕等，为变应性鼻炎的典型表现。有些皮肤表现可提示患者患有变应性鼻炎，比如用手反复向上摩擦和推挤鼻尖所致的鼻部横向皱痕导致的"过敏性敬礼征"。婴幼儿通常不会擤鼻涕，而有可能反复地喷鼻息、吸鼻子、咳嗽及清喉。一些儿童用舌头刮擦瘙痒的腭部，产生弹响声（腭部咔嗒音）。季节性变应性鼻炎通常由树木、牧草和野草的花粉引起。持续性 / 常年性症状较单纯的间歇性或季节性症状更常见，但很多患者具有常年性症状伴季节性加重。常年性变应性鼻炎往往反映的是对室内变应原（如尘螨、蟑螂、霉菌孢子或动物垢屑）的变态反应。变应性鼻炎通常需要数年的变应原暴露才会发生。因此，本病在 2 岁以下的儿童中少见。

二、哮喘

特应性皮炎患者发生哮喘的风险显著增高。多表现为咳嗽和哮鸣。咳嗽通常为猛烈干咳。如果有夜间咳嗽、季节性反复咳嗽、特定暴露（如冷空气、运动、大笑、大哭或变应原暴露）所致咳嗽或持续 3 周以上的咳嗽，则应怀疑是哮喘。哮鸣是空气被迫通过狭窄气道时产生的高调音。当气流受限变得严重时，吸气和呼气时均可闻及哮鸣音。哮喘发作时出现沉默胸提示气流极度受限以致不能产生可闻及的哮鸣，这是一种医疗急症。哮喘发作的诱发因素包括：感染（上呼吸道感染，尤其病毒感染）、运动、天气（冷空气、高温潮湿、气压变化等）、香烟烟雾（尤其二手烟暴露）、变应原（尘螨、蟑螂、宠物、花粉等）、刺激物（煤气炉或煤油燃烧产生的气体和烟雾、香水、发胶、除臭剂、油漆等）等。此外，虽然尚未完全明确遗传因素对哮喘发生的影响，但父母双方或其中一方患有哮喘，后代患有哮喘的风险明显增加。

三、食物过敏

特应性皮炎患者发生食物诱发型荨麻疹 / 全身性过敏反应的风险也增加。其发生可能与受损的皮肤屏障功能减退，使得机体暴露在充斥于食入变应原的环境中有关。有研究表明，特应性皮炎病史的婴幼儿（小于 15 个月）中，暴露于家居灰尘中的花生抗原可导致花生致敏，使花生过敏的风险翻倍。虽然过敏原检测提示婴幼儿中食物致敏的发生率高，但确定的食物过敏的实际发生率低得多。因此，如果摄入某种食物后并没有临床反应，则不应使用血清特异性 IgE 来诊断食物过敏。

四、特应性角膜结膜炎

特应性皮炎患者伴有眼部瘙痒的比例较高，往往被诊断为特应性角膜结膜炎。特应性角膜结膜炎是一种慢性变态反应性眼部疾病，常发生于成人。研究报道称，在特应性皮炎患者中，合并特应性角膜结膜炎患者的比例范围为 20%～77%。约 5% 的特应性角膜结膜炎患者不存在特应性皮炎。该疾病主要为Ⅳ型（迟发型）超敏反应，部分涉及Ⅰ型超敏反应。本病主要表现为流泪、烧灼感、透明的黏液性分泌物和眼红。其他症状包括视物模糊、畏光和异物感。大多数患者会不停地揉眼睛。慢性眼表炎症可以导致视力丧失。有一些皮肤表现被认为与特应性角膜结膜炎相关，比如患者双侧下眼睑下皮纹或褶皱加重，可提示患者伴有特应性角膜结膜炎。此外患者常有皮下静脉扩张所致的眶下水肿和发黑，有时被称作"过敏性黑眼圈"。

五、春季角膜结膜炎

春季角膜结膜炎最常发生于生活在温暖干燥的亚热带地区的儿童，发病高峰在 7 ～ 12 岁。因为严重症状最常在春季出现，故称"春季性"。研究显示，超过 3/4 的患者季节性症状在三月 / 四月份开始，在九月份缓解。主要表现为眼部瘙痒、畏光、稠厚的黏液分泌物、流泪、烧灼感、异物感、疼痛、视物模糊等。主要累及上睑板（眼睑），在上睑结膜出现巨乳头是其典型特征。也可累及角膜和威胁视力。

六、圆锥形角膜

在特应性皮炎患者中，圆锥形角膜发生率显著提高，有研究称其发生率 10 倍于非特应性皮炎者。

七、白内障

特应性皮炎患者中 3% ～ 10% 可发生前后囊性白内障，多发生于青少年及成人早期，即 15 ～ 20 岁高发，在严重特应性皮炎患者中多见。

八、其他

其他如外耳软骨假性囊肿、肘突和胫前滑囊炎等与特应性皮炎也有一定的关系。特应性皮炎患者并发其他系统疾病如精神神经系统疾病、炎症性肠病、类风湿关节炎、心血管疾病和淋巴瘤的风险均明显升高。

参考文献　[1] Silverwood RJ, Forbes HJ, Abuabara K, et al. Severe and predominantly active atopic eczema in adulthood and long term risk of cardiovascular disease: population based cohort study. BMJ, 2018, 361: k1786.

[2] Yaghmaie P, Koudelka CW, Simpson EL. Mental health comorbidity in patients with atopic dermatitis. J Allergy Clin Immunol, 2013, 131 (2): 428-433.

[3] Thyssen JP, Halling-Overgaard AS, Andersen YMF, et al. The association with cardiovascular disease and type 2 diabetes in adults with atopic dermatitis: a systematic review and meta-analysis. Br J Dermatol, 2018, 178 (6): 1272-1279.

第8章
特应性皮炎病情严重程度评价

第1节　常用评估方法概述

一、概况

正确评估特应性皮炎病情的严重程度，把患者合理地分类分层，确定最合适的治疗方法是医生们的追求。这就要求临床医生必须对病情进展有所把握，对疗效的判断有一定的准确性，有时依赖疾病的表观和患者自诉来进行临床评估，可能得到的是主观的评价，很难做到完全标准化。因此，我们也急于找到标准化措施来有效地量化临床疾病严重程度以判断制订的治疗方案是否有效。但是查阅中外文献，发现对于特应性皮炎病情评估使用的量表各式各样，至今没有出现一个金标准，也没有可靠的实验室检测或生物标志物来评估特应性皮炎的严重程度。

二、评估方法要求

可靠的临床病情评估方法应符合下列条件：

1.简便易行；

2.应既有医生的客观评价，也要有患者的主观评价；

3.记录的体征要典型；

4.能作为随访的可靠观察指标，指导病情变化；

5.重复性好，被同一或不同观察者所验证。

三、常用方法

现有评价方法包括医师评分和患者自我评分，其中特应性皮炎严重程度评分（SCORAD）中包括医师对皮损范围和严重程度的客观评价以及患者对瘙痒和睡眠影响的主观评估；另外医师评价的评分表包括：湿疹面积和严重程度指数（EASI）、研究者整体评价法（IGA）、六区六征特应性皮炎评分（SASSAD）、三项严重程度量表（TISS）、积分分级法（Rajka-Langeland）等；患者自身评价的评分表包括：源自患者的湿疹评价（POEM）、视觉模拟评分法（VAS）、数字评定量表（NRS）、皮肤病生活质量评价（DLQI）、医院焦虑抑郁量表（HADS）、欧洲五维健康量表（EQ-5D）等。具体方法详见下文。以上量表用来评估瘙痒、对患者情绪、生活质量、睡眠的影响等。

第2节　特应性皮炎严重程度评分（SCORAD）

一、总论

特应性皮炎严重程度评分（Scoring Atopic Dermatitis Index，SCORAD）系 1993 年由欧洲特应性皮炎特别工作组提出，是特应性皮炎随机对照临床试验 RCT 中最常用的工具。SCORAD 结合了临床医生对疾病范围、严重程度的客观评估以及患者对瘙痒和睡眠不足的主观评估三者综合进行评分。

二、皮损面积

使用"九分法则"来评估疾病的表面积（A），成人的头颈部、上肢各9%，躯干前、躯干后各13.5%，下肢各22.5%，生殖器1%。14岁以下儿童中，头颈部、上肢各9%，躯干前、躯干后及下肢各18%。2岁以下儿童头颈部为17%，上肢各占9%，躯干前后各18%，下肢各12%。以1%的面积为1分。

三、皮损严重程度

评估 6 个临床特征来确定疾病的严重程度（B）：红斑、丘疹 / 水肿、渗出 / 结痂、表皮剥脱、苔藓化、皮肤干燥。前五个指标评价有代表性部位，干燥指标是评价未受累皮肤。评分标准是 0 ～ 3 分四级评分法：0 分（不存在），1 分（几乎无法察觉），2 分（清晰可见），3 分（非常明显）。

四、瘙痒和睡眠影响程度评估

过去 3 天的瘙痒和睡眠不足症状用视觉模拟评分法（visual analogue scales，VAS）进行评估（C）。瘙痒的 VAS 是以患者主观感受作为瘙痒程度判断基础，通过患者自己判断瘙痒程度自我打分。瘙痒的 VAS 采用 0 ～ 10 分代表不同瘙痒程度，随着数字的增加，瘙痒程度越严重。瘙痒程度：0 分＝无瘙痒，10 分＝患者所能想象最厉害的瘙痒；睡眠情况的打分方法也同瘙痒，0 分＝无影响，10 分＝无法入眠。

五、总评分

将疾病三个方面的评估结果皮损面积（A）、皮损严重程度（B）和主观症状（C）结合，计算公式为 $A/5 + 7B/2 + C$，分数范围是 0 ～ 103 分。

六、说明

虽然最后得出的是一个组合分数，但这三个方面也可以分开，必要时可以单独使用。当使用 SCORAD 时，也应该报道体征和症状成分，以便区分评分中的主观和客观成分。在所有特应性皮炎的严重程度量表中，SCORAD 是非常有效、可靠的、可以验证的疾病严重程度的量表。

七、客观 SCORAD（oSCORAD）

SCORAD 也存在一些问题，假如患者或家长的主观评分不可靠且差异很大，会大大影响 SCORAD 指数的最终结果。因此也就出现了客观

SCORAD（objective SCORAO，oSCORAD）。oSCORAD 包括对病灶严重程度的评估，但不包括主观症状评分。它的范围为 0 ~ 83 分，对于严重可见毁损病变的病例给予 10 分的额外分数。它规避了患者的主观评分影响太大的问题，但是也同时忽略了主观症状对严重程度的重要性。

第 3 节　湿疹面积和严重程度指数（EASI）

一、总论

湿疹面积和严重程度指数（Eczema Area and Severity Index，EASI）也是非常常用的量表之一。它始于 1998 年，是通过银屑病面积和严重程度指数（psoriasis area and severity index，PASI）修订而来的，PASI 是一种被广泛接受和标准化的银屑病评分系统。EASI 评分与其他"九分法"、"六分法"不同，它是将身体按解剖部位分为 4 个部分，即头颈部、躯干、上肢和下肢，相比起来使得评估区分更为清晰可见。

二、皮损范围

先估计这四个身体部位（头颈、上肢、躯干和下肢）的皮损面积占各个部位面积的百分比，其中躯干包括生殖器区，下肢包括臀部。皮损面积占各部位面积的比例分值为 0 ~ 6 分：0 分＝ 0%，1 分＝ 1% ~ 9%，2 分＝ 10% ~ 29%，3 分＝ 30% ~ 49%，4 分＝ 50% ~ 69%，5 分＝ 70% ~ 89%，6 分＝ 90% ~ 100%。

三、严重程度评估

通过评估 4 个临床特征来确定疾病的严重程度：红斑（E）、硬结／丘疹／水肿（I）、表皮剥脱（Ex）、苔藓样变（L）。每一种也以 0 ~ 3 四级评分法来表示：0 分＝不存在；1 分＝几乎无法察觉，需仔细观察才能见到；2 分＝清晰可见；3 分＝非常明显。

四、总评分

最后涉及的表面积对应的分数乘以每个区域的四种临床特征分数相加之和再乘以该区域的系数，并对各身体区域评分进行求和，即得到最后的总评分。EASI 评分的总分范围是 0 ~ 72 分（表 8-1）。

表 8-1　EASI 评分公式

8 岁以上	0 ~ 7 岁
头颈：（E ＋ I ＋ Ex ＋ L）× 面积评分 ×0.1	（E ＋ I ＋ Ex ＋ L）× 面积评分 ×0.2
上肢：（E ＋ I ＋ Ex ＋ L）× 面积评分 ×0.2	（E ＋ I ＋ Ex ＋ L）× 面积评分 ×0.2
躯干：（E ＋ I ＋ Ex ＋ L）× 面积评分 ×0.3	（E ＋ I ＋ Ex ＋ L）× 面积评分 ×0.3
下肢：（E ＋ I ＋ Ex ＋ L）× 面积评分 ×0.4	（E ＋ I ＋ Ex ＋ L）× 面积评分 ×0.3
总 EASI 评分＝头颈＋上肢＋躯干＋下肢	

五、说明

由于临床特征分数判断有一定的主观性，建议由同一名临床医生进行基线和随访评估，减少因为医生的主观判断差异造成每次评估的变动太大。EASI 评估特应性皮炎的两个方面：疾病范围和临床体征。与 SCORAD 不同，它不考虑渗出、结痂以及干燥，也不评估瘙痒和睡眠不足等症状，在避免将主观症状和客观参数混淆的同时，却也忽略了主观症状对评估患者疾病严重程度的良好反应。所以在使用 EASI 评分时可以带上单独的 VAS 评分，用于测量患者的主观症状。当然也可以直接使用改良的 EASI（modified EASI，mEASI），它是 EASI 的一个变体，评估方式与 EASI 相同，但包含了对患者瘙痒的评估。mEASI 的总分范围为 0 ~ 90 分。但 mEASI 从未在大量文献中得到验证，还需要进一步探讨。

六、不适用范围

EASI 评分在评估轻度疾病时反应较差，在最低的范围分数内包含的表面积太广。也就是说，对于 1 cm 的一个病变属于 1%～ 9% 范围得 1 分，而多块病变总病损占 9% 范围的也是 1 分，最后得到的都是相同的分数。

由于潜在的反应性不足，EASI 评分可能不适用于评估轻度特应性皮炎患者。

第4节　研究者整体评价（IGA）

一、总论

研究者整体评价（Investigator's Global Assessment，IGA），即医师整体评价法（Physician Global Assessment，PGA），是一种对疾病严重程度的快速而简单的评估方法，是临床医生全面评估特应性皮炎整体严重程度的方法。评估可以是一个固定时间点的严重程度，即静态的；也可以是当前严重程度与基线的比较，即动态的。但是静态评价比较可取，因为它们被认为比较准确，不那么主观。IGA 以红斑、丘疹、浸润、水肿、渗液、结痂等临床特征作为总体严重程度评估的指导原则。

二、严重程度分类

从无到非常严重分成以下 6 个程度：

0 ＝清除，无湿疹炎症体征；

1 ＝几乎清除，只有刚可察觉的红斑，只有刚可察觉的丘疹／浸润或水肿；

2 ＝轻度皮损，轻度红斑，轻度丘疹／浸润或水肿；

3 ＝中度皮损，中度红斑，中度丘疹／浸润或水肿；

4 ＝重度皮损，重度红斑，重度丘疹／浸润或水肿；

5 ＝非常严重的皮损，重度红斑，重度丘疹／浸润或水肿伴渗出、结痂。

三、说明

这种方法虽然简便快速，却有自己的缺点，它不仅会受到临床医生的临床经验和曾接触过的最严重病例的影响，每位医生的主观评分差异较大，且各个程度之间的评估节点难以明确，使得可区分性和准确性欠佳。而且缺乏患者对于自我的主观症状的评估。所以与 EASI 评分类似，IGA 也应该由同一名临床医生进行基线和每次的随访评估。对比其他评估方法，此评估在不同患者之间比较的可靠性更低，不适合用于不同患者之间严重程度的比较。但对于同一患者，可用于评价治疗效果及病情变化。

第5节 六区六征特应性皮炎评分（SASSAD）

一、方法

六区六征特应性皮炎评分（six area，six sign atopic dermatitis，SASSAD）量表始于 1996 年，这个评分系统通过避免体表面积的估计来简化疾病严重程度的评估。SASSAD 评估了 6 个身体部位（头 / 颈、躯干、手臂、手、腿和脚）的 6 种临床体征（红斑、渗出、干燥、皲裂、抓破和苔藓化）。每个身体部位的 6 种临床体征都按照 0 ～ 3 分四级评分法，总分范围为 0 ～ 108 分。此方法对比其他评分方法，特意划分了 6 个大小各异的身体区域来进行分别评分，体现了这些区域对患者的重要性是相似的，分区评分能更好地展示疾病的严重程度。

二、说明

SASSAD 评分简单、快速且全面，但缺乏瘙痒和睡眠不足等主观症状的评估。

第6节 三项严重程度量表（TISS）

方法

三项严重程度量表（three-item severity scale，TISS）评分是一个简单的评分系统，它使用了 SCORAD 评分的 3 个临床体征。TISS 评估了红斑、水肿 / 丘疹和抓痕 / 表皮剥脱的强度，每项使用 0 ～ 3 分四级评分法。可记为 R-O-S（R 代表红斑 redness，O 代表水肿 edema，S 代表搔抓

scratches），如 2-0-1，共 3 分。类似于 SCORAD 评分，TISS 中的 3 个项目都可以在不同的身体区域得分。也有文献统计发现，TISS 得分与 SCORAD 得分之间存在高度显著相关性。这并不奇怪，因为 TISS 评分是 SCORAD 指数的一个组成部分，它们必然是相关的。它的简便性质让它在未来临床实践中有进一步使用的希望，但是否能推广使用仍需要进一步测试。

第 7 节　源自患者的湿疹评价（POEM）

一、方法

源自患者的湿疹评价（patient oriented eczema measure，POEM）与上述的评分方法不一样，它是从患者的角度自我评估疾病的方法，通常不到 2 min 就可以完成。问卷询问了过去 7 天内 7 种症状和体征（瘙痒、睡眠障碍、干燥、表皮剥脱、渗出、出血和皲裂）的频率，每种症状和体征分 0 ～ 4 分五级评分，总分范围是 0 ～ 28 分。或许有人会注意到红斑这个常见的临床体征没有出现在 POEM 中，是因为深色皮肤的人群很难检测到红斑，所以被剔除了。

二、说明

此评估方法患者参与度高，很大程度反映了其主观感受，在日常中患者也可以独自进行评估，适用范围广。但是，POEM 只评估症状和体征的频率，不测量其严重程度，所以还需要联用对皮损和症状严重程度评估的方法。

第 8 节　皮损面积严重指数积分法（ADASIS）

一、方法

皮损面积严重指数积分法（atopic dermatitis area and severity index scoring，ADASIS）始于 1991 年。它将特应性皮炎患者的皮损面积及形态标记于人体模式图方格纸上，按方格数占比计算出各种皮疹占全身面积的百分比。

二、严重程度评估

用绿、蓝、红 3 种颜色表示不同的临床体征严重程度。

绿色表示无浸润性红斑伴少许或无鳞屑，严重度指数为 1。

蓝色表示有浸润性红斑伴有多量或少量鳞屑，严重度指数为 2。

红色表示有显著浸润性红斑、苔藓化、抓痕或感染，严重度指数为 3。

三、瘙痒评估

根据患者的主观感受将瘙痒程度定为 0 ～ 5 分。

四、总评分

根据以下算式得出严重度积分，即：ADASIS ＝（绿色面积％ ×1 ＋蓝色面积％ ×2 ＋红色面积％ ×3）×（瘙痒分数＋1）。该评分方法的范围为 1 ～ 18 分。

五、说明

其既考虑各种皮疹所占的面积，又反映 3 种皮损的不同严重度指数，能较客观地表示皮损的严重程度。并且可以根据图片的颜色直观地呈现病情严重程度，清晰地比较治疗前后皮损和总分的变化。但是临床体征涵盖范围较窄，瘙痒分数影响过大。

第 9 节　其他评估方法

如搔抓、水肿及红斑三项评分法（sSOE），特应性皮炎严重指数（ADSI），皮肤症状略图法和 Costa 评分等评分方法也在临床中有所应用。虽然这些方法使用偏少，但是也对长久以来的特应性皮炎严重程度的评判做出贡献，也有自己一定的优势。

第 10 节　评估方法的选择及注意事项

一、选择原则

　　最近对特应性皮炎评估的系统回顾发现，研究者整体评分（IGA）、EASI 评分、SCORAD 评分和 SASSAD 等是常用的评估方法。但是，针对不同的评估工具，评判的严重程度最小值和最大值的定义有相当大的可变性。例如，对于患有严重、局限性病变的患者，IGA 可能被认为是严重的，而使用 SCORAD 或 EASI 可能只被认为是轻度或中度的。在一项试验的三个组成部分（纳入、基线和疗效结果）中，评估方法的不一致可能导致基线严重程度与目标人群不匹配、研究之间的人群差异以及研究结果的不准确。此外，患者的主观感受等很少被用作纳入标准。仅根据皮损体征招募到的患者可能不能完全代表特应性皮炎患者的严重程度及其心理负担。有许多因素导致了评估皮炎严重程度的复杂性，从不同的内容、量表、一致性到验证的程度，有无数的结果度量。这就阐明了选取合适的评估方式以及对患者病情判断以选择治疗方案的重要性。

　　综合浏览本章提到的全部特应性皮炎严重程度的评估方法，在大部分评估中包括了评估表皮剥脱、红斑和水肿 / 丘疹 3 种核心体征，这是因为它们是患者评估疾病严重程度的独立预测因子。此外，苔藓化也较普遍使用，因为它可以评估疾病的慢性程度。评价较高和使用较多的是 SCORAD 评分和 EASI 评分，这两种评分已在许多多中心临床研究中采用，其有效性和可靠性已得到确认。并有文献指出，在有色人种患者中只有 oSCORAD 和 EASI 被推荐用于临床试验中评估体征，因为它们都包括了四种基本体征。其中，EASI 评分仅评估四个基本体征，较简便，且评估了多个部位的体征程度，而不是只评估一个代表性病变，得出的评分更加具有代表性。所以认为 EASI 评分法较 SCORAD 评分法更适用于特应性皮炎严重程度的评估，国内外研究者使用较多。

二、注意事项

无论选择其中哪个评分方法，对评分的临床医生进行培训都是必不可少的，可以减少不必要的差异过大的主观评判，且无缝地融入日常实践，做到评分快速、准确。

第11节　生活质量评价工具

在当今医学模式下，只考虑患者的临床体征来判断病情是完全不够的，"生物-心理-社会医学模式"的出现，让临床医生更加重视患者的心理和生活质量。仅在技术层面关注和治愈患者的疾病是不够的，重视心理层面治愈，改善患者患病以来的生活质量，也是现代心身医学领域不可或缺的。

因此，为了对皮肤病进行有效管理，除了根据临床体征判断临床疾病严重程度外，也需要评估心理和与健康相关的生活质量。生活质量是指疾病对患者生理、心理、社会功能三个方面的状态评估，即健康质量。最常用的评估方法是焦虑自评量表（SAS）和抑郁自评量表（SDS）、皮肤病生活质量指数（DLQI）、儿童皮肤病生活质量指数（CDLQI）、婴儿皮炎生活质量指数（IDQOL）以及匹兹堡睡眠质量指数（PSQI）等。

一、焦虑自评量表（SAS）和抑郁自评量表（SDS）

SAS和SDS始于1998年，它们分别由20个条目构成，用于评定患者最近1周内的焦虑和抑郁的主观感受，各条目均为四级评分法（本章附录表8-2和表8-3）。可由医生介绍后患者自主填写或者医生协助填写。此量表使用简便，能相当直观地反映抑郁患者的主观感受及其在治疗中的变化。主要适用于具有抑郁症状的成年人，但量表对文化程度有一定的要求。

二、皮肤病生活质量指数（DLQI）

DLQI 始于 1994 年。在常规临床实践中测量 18 岁以上成年人的生活质量。DLQI 是一份包含 10 个项目的问卷，询问皮肤症状、尴尬感以及皮肤病如何影响日常活动、工作和社交。每个问题都按 0 ～ 3 分四级评分，分数越高代表生活质量越差（本章附录表 8-4）。一项 10 年的文献回顾发现，与正常人群相比，DLQI 在评估特应性皮炎患者的生活质量下降方面具有高度特异性。具体来说，特应性皮炎患者的平均得分为 4.2，而正常人群的平均得分为 0.3。DLQI 已在多项研究中得到广泛验证，对于评估特应性皮炎患者具有较高的可重复性、内部一致性和病情变化的敏感性。

第 12 节　特应性皮炎严重程度分级

一、VAS

在 VAS 瘙痒程度评分时，严重等级定义为：0 分为无瘙痒，1 ～ 3 分为轻度瘙痒，4 ～ 6 分为中度瘙痒，7 分以上为重度瘙痒。

二、SCORAD 分级

在 SCORAD 评分时，严重等级定义为：0 ～ 24 分为轻度，25 ～ 50 分为中度，51 ～ 103 分为重度。

在 oSCORAD 评分时，严重等级定义为：0 ～ 14 分为轻度，15 ～ 40 分为中度，41 ～ 83 分为重度。

三、EASI 分级

在 EASI 评分时，严重等级定义为：0.1 ～ 7 分为轻度，7（含）～ 21 分为中度，21（含）～ 72 分为重度。

在 mEASI 评分时，严重等级定义为：0 ～ 0.9 分为无，1 ～ 8.9 分为轻度，9 ～ 29.9 分为中度，30 ～ 90 分为重度。

四、焦虑抑郁分级

在焦虑自评量表（SAS）评分时，严重等级定义为：49 分以下为正常，50 ～ 59 分为轻度焦虑，60 ～ 69 分为中度焦虑，70 分以上为重度焦虑。

在抑郁自评量表（SDS）评分时，严重等级定义为：52 分以下为正常，53 ～ 62 分为轻度抑郁，63 ～ 72 分为中度抑郁，73 分以上为重度抑郁。

五、IGA

在 IGA 评分时，严重等级定义为：轻度＝ 2 分；中度＝ 3 分；重度 ≥ 4 分；基本痊愈＝ 0 或 1 分。

六、DLQI

在 DLQI 评分时，严重等级定义为：中重度 ≥ 10 分。

七、POEM

在 POEM 评分时，严重等级定义为：中重度 ≥ 8 分。

第 13 节　中重度特应性皮炎临床判断方法

一、美国共识

美国中重度特应性皮炎治疗的多学科专家共识关于中重度特应性皮炎的定义（符合以下一项或多项）：

1. ≥ 10％的体表面积（BSA）受累；

2. 中重度特征病变（PGA ≥ 3）；

3. 涉及高度可见的区域或重要功能区域［如颈部、面部、生殖器、手掌和（或）脚底］；

4. 生活质量明显受损（DLQI 评分 ≥ 10）。

二、加拿大共识

加拿大成人特应性皮炎的评估与管理共识关于中重度特应性皮炎的定义：

1. PGA ≥ 3 或 BSA 评分≥ 10%；

2. 在确定中重度疾病时，应考虑疾病的复发或持续以及疾病的部位（如脸、手、生殖器）；

3. POEM 评分≥ 8，DLQI 评分≥ 10，或者瘙痒 NRS ≥ 4。

参考文献 ［1］Chopra R，Silverberg JI. Assessing the severity of atopic dermatitis in clinical trials and practice. Clin Dermatol，2018，36（5）：606-615.

［2］Gooderham MJ，Bissonnette R，Grewal P，et al. Approach to the Assessment and Management of Adult Patients With Atopic Dermatitis：A Consensus Document. Section II：Tools for Assessing the Severity of Atopic Dermatitis. J Cutan Med Surg，2018，22（1_suppl）：10S-16S.

［3］Boguniewicz M，Alexis AF，Beck LA，et al. Expert Perspectives on Management of Moderate-to-Severe Atopic Dermatitis：A Multidisciplinary Consensus Addressing Current and Emerging Therapies. J Allergy Clin Immunol Pract，2017，5（6）：1519-1531.

［4］Rehal B，Armstrong AW. Health outcome measures in atopic dermatitis：a systematic review of trends in disease severity and quality-of-life instruments 1985-2010. PLoS One，2011，6（4）：e17520.

［5］Finlay AY，Khan GK. Dermatology Life Quality Index（DLQI）— a simple practical measure for routine clinical use. Clin Exp Dermatol，1994，19（3）：210-216.

［6］王珊，马琳. 特应性皮炎严重程度的评估. 中国医学文摘（皮肤科学），2016，33（02）：154-159.

附录：

表 8-2　焦虑自评量表（Self-Rating Anxiety Scale，SAS）

序号	题目	没有或很少时间有（分）	有时有（分）	大部分时间有（分）	绝大部分或全部时间都有（分）
1	我觉得比平常容易紧张和着急（焦虑）。	1	2	3	4
2	我无缘无故地感到害怕（害怕）。	1	2	3	4
3	我容易心里烦乱或觉得惊恐（惊恐）。	1	2	3	4
4	我觉得我可能将要发疯（发疯感）。	1	2	3	4

续表

序号	题目	没有或很少时间有（分）	有时有（分）	大部分时间有（分）	绝大部分或全部时间都有（分）
5	我觉得一切都很好，也不会发生什么不幸（不幸预感）。	4	3	2	1
6	我手脚发抖打颤（手足颤抖）。	1	2	3	4
7	我因为头痛、颈痛和背痛而苦恼（躯体疼痛）。	1	2	3	4
8	我感觉容易衰弱和疲乏（乏力）。	1	2	3	4
9	我觉得心平气和，并且容易安静地坐着（静坐不能）。	4	3	2	1
10	我觉得心跳很快（心慌）。	1	2	3	4
11	我因为一阵阵头晕而苦恼（头昏）。	1	2	3	4
12	我有晕倒发作或觉得要晕倒似的（晕厥感）。	1	2	3	4
13	我呼气和吸气都感到很容易（呼吸困难）。	4	3	2	1
14	我手脚麻木和刺痛（手足刺痛）。	1	2	3	4
15	我因为胃痛和消化不良而苦恼（胃痛或消化不良）。	1	2	3	4
16	我常常要小便（尿意频数）。	1	2	3	4
17	我的手常常是干燥温暖的（多汗）。	4	3	2	1
18	我脸红发热（面部潮红）。	1	2	3	4
19	我容易入睡并且一夜睡得很好（睡眠障碍）。	4	3	2	1
20	我做噩梦。	1	2	3	4

总分统计：

注：评定标准为最近 1 周内所定义症状出现的频度，待自评者评定结束后，将 20 个条目得分相加，乘 1.25 后取整数部分得到标准分，正常上限为 50 分。其中 50～59 分为轻度焦虑，60～69 分为中度焦虑，70 分以上为重度焦虑。

表 8-3　抑郁自评量表（Self-rating Depressive Scale，SDS）

序号	项目	没有或者很少时间有（分）	有时有（分）	大部分时间有（分）	绝大部分或全部时间都有（分）
1	我觉得闷闷不乐，情绪低沉。	1	2	3	4
2	我觉得一天之中早晨最好。	4	3	2	1
3	我一阵阵哭出来或觉得想哭。	1	2	3	4
4	我晚上睡眠不好。	1	2	3	4
5	我吃得跟平常一样多。	4	3	2	1
6	我与异性亲密接触时和以往一样感到愉快。	4	3	2	1
7	我发觉我的体重在下降。	1	2	3	4
8	我有便秘的苦恼。	1	2	3	4
9	我心跳比平常快。	1	2	3	4
10	我无缘无故地感到疲乏。	1	2	3	4
11	我的头脑和平常一样清楚。	4	3	2	1
12	我觉得经常做的事情并没有困难。	4	3	2	1
13	我觉得不安而平静不下来。	1	2	3	4
14	我对未来抱有希望。	4	3	2	1
15	我比平常容易生气激动。	1	2	3	4
16	我觉得做出决定是容易的。	4	3	2	1
17	我觉得自己是个有用的人，有人需要我。	4	3	2	1
18	我的生活过得很有意思。	4	3	2	1
19	我认为如果我死了，别人会生活得更好。	1	2	3	4
20	平常感兴趣的事我仍然感兴趣。	4	3	2	1

总分统计：

注：按照症状在最近 1 周内出现频度进行评分，待自评者评定结束后，将 20 个条目得分相加，乘 1.25 后取整数部分得到标准分，正常上限为 53 分，其中 53～62 分为轻度抑郁，63～72 分为中度抑郁，73 分以上为重度抑郁。

表 8-4　皮肤病生活质量指数（Dermatology Life Quality Index，DLQI）

以下问题的目的是确定你的皮肤问题在多大程度上影响了你的生活。请只考虑最近 1 周的情况。	评分
1. 上周内，你的皮肤瘙痒或疼痛（包括酸痛、刺痛等等）的症状重吗？	3 非常严重 2 严重 1 较轻 0 无
2. 上周内，你的皮肤病变有多少次让你觉察到或者让你感到尴尬？	3 非常严重 2 严重 1 较轻 0 无
3. 上周内，你的皮肤病变在多大程度上影响了购物、家务或者园艺活动？	3 非常严重 2 严重 1 较轻 0 无 0 不相关
4. 上周内，你的皮肤病变在多大程度上影响了你的穿着？	3 非常严重 2 严重 1 较轻 0 无 0 不相关
5. 上周内，你的皮肤病变在多大程度上影响了你的社交或休闲活动？	3 非常严重 2 严重 1 较轻 0 无 0 不相关
6. 上周内，你的皮肤病变在多大程度上让体育运动变得困难？	3 非常严重 2 严重 1 较轻 0 无 0 不相关
7. 上周内，你的皮肤病变使你暂停工作或学习？	3 是 　否 0 不相关
如果"否"，上周的工作或学习中，你的皮肤病变对你造成了多大的困扰？如果上题选"是"，这题请选"无"。	2 严重 1 较轻 0 无

以下问题的目的是确定你的皮肤问题在多大程度上影响了你的生活。请只考虑最近 1 周的情况。	评分
8. 上周内，你的皮肤病变在多大程度上给你的同伴、亲密朋友或者家人带来麻烦？	3 非常严重 2 严重 1 较轻 0 无 0 不相关
9. 上周内，你的皮肤病变在多大程度上造成性生活的困难？	3 非常严重 2 严重 1 较轻 0 无 0 不相关
10. 上周内，治疗过程中有多大的困难？例如使家中变得不洁净或者耽误时间。	3 非常严重 2 严重 1 较轻 0 无 0 不相关

注：每个问题都有四个可选的答案："非常严重"、"严重"、"较轻"或"无"，分别对应 3 分、2 分、1 分、0 分。"不相关"为 0 分。其中第 7 题"是"为 3 分；如果"否"，选择"严重"、"较轻"、"无"分别为 2 分、1 分、0 分；"不相关"为 0 分。DLQI 的计算方法是将每个问题的得分相加，结果 0～30 分。得分越高，生活质量受损程度越大。

第9章
特应性皮炎的临床及实验室检查

第1节 概　述

由于病因不明，也没有发现公认的生物学标志物，目前还没有帮助确定特应性皮炎诊断用的实验室检查。

一、常用检查

血常规检查嗜酸性粒细胞水平、嗜酸性粒细胞代谢产物、血清总 IgE 水平和变应原检测试验以及斑贴试验是目前常用的检测试验。

二、可能应用检测

未来有希望应用的检测方法包括：血清胸腺和活化趋化因子（serum thymus and activation-regulated chemokine，TARC）、血清皮肤 T 细胞趋化因子（serum cutaneous T-cell-attracting chemokine，CTACK）、sE-selectin，巨噬细胞源性趋化因子（macrophage-derived chemokine，MDC）、乳酸脱氢酶（lactate dehydrogenase，LDH）及 IL-18，血清及皮损 Th1、Th2、Th22、Th17 细胞因子，皮肤微生物组分析（microbiome analysis）等。

第2节 血常规检查

一、正常值

白细胞计数：新生儿（15 ～ 22）×10^9/L；婴儿（10 ～ 20）×10^9/L；儿童（5 ～ 12）×10^9/L；成人（3.5 ～ 10）×10^9/L（显微镜计数法）。

分类计数：中性杆状核粒细胞，成人 1% ～ 5%，儿童 3% ～ 8%；中性分叶核粒细胞，成人 50% ～ 70%，儿童 30% ～ 65%；嗜酸性粒细胞，成人 0.5% ～ 5%，儿童 0.5% ～ 5%；嗜碱性粒细胞，成人 0 ～ 1%，儿童 0% ～ 1%；淋巴细胞，成人 20% ～ 40%，儿童 30% ～ 56%；单核细胞，成人 3% ～ 8%，儿童 2% ～ 8%（显微镜计数法）。

二、临床意义

血常规检查主要检测嗜酸性粒细胞水平，其他成分与特应性皮炎的关系尚缺乏研究。嗜酸性粒细胞水平增高除了可见于特应性皮炎外，还可见于其他过敏性疾病，如荨麻疹、湿疹、支气管哮喘、药疹、血清病；寄生虫病，如血吸虫、肺吸虫、丝虫等；某些皮肤病，如银屑病、剥脱性皮炎、泛发性连续性肢端皮炎、变应性血管炎、天疱疮、大疱性类天疱疮、疱疹样皮炎、暂时性棘层松解性皮病、结节病、嗜酸性粒细胞增多症等；某些传染病、风湿性疾病、脑垂体前叶功能减退症、肾上腺皮质功能减退症等；血液病，如霍奇金病、白血病等；上皮系统肿瘤，如肺癌等。

嗜酸性粒细胞减少见于应用肾上腺皮质激素后、某些传染病如伤寒的极期等。

第 3 节　血清总 IgE 检测

IgE 为 B 淋巴细胞活化后分泌的一种免疫球蛋白，半衰期为 2.5 天，11 周后的胎儿即可合成。标准单位为 kU/L，$1U = 2.4 \times 10^{-9}g$。

血清总 IgE 水平升高一般提示可能为 Ⅰ 型变态反应，但并不一定是 Ⅰ 型变态反应。除过敏反应外，血清总 IgE 水平升高还见于以下情况：寄生虫感染、大疱性类天疱疮等皮肤病、霍奇金淋巴瘤等肿瘤、心肌梗死、细菌或病毒感染、吸烟者以及艾滋病患者等。

有些明确过敏的情况下，血清总 IgE 水平也可能不高。这可能是由于该患者仅是变应原特异性 IgE 水平升高而总 IgE 水平未升高，或者由于特异性 IgE 结合在细胞受体而血清中不能测得，或者由于变态反应暂时耗竭了抗体甚至由于自身免疫反应，产生抗 IgE 自身抗体。因此，在解释总 IgE 结果时，要注意血清总 IgE 水平升高只能提示患者可能是 Ⅰ 型变态反应，但也可能是其他原因造成的；血清总 IgE 水平不高，不能排除变态反应，还需进一步检测血清变应原特异性 IgE。

第 4 节　血清变应原特异性 IgE 检测

一、总论

血清变应原特异性 IgE 的检测是变态反应学上的重要检测试验。通过检测血清变应原特异性 IgE 水平，人们可以了解患者过敏的变应原。比如花粉过敏者，其血清中某花粉的特异性 IgE 水平会升高，提示对该花粉过敏。

二、阳性结果意义

血清变应原特异性 IgE 阳性，表示患者对该物质有 Ⅰ 型变态反应致敏状态发生，但不表示一定产生临床症状。是否产生临床症状，还与患者血清变应原特异性 IgE 水平是否达到出现临床反应临界值（水平过低，发生临床反应的机会明显降低）、机体免疫功能状态、共存疾病以及是否服用抗过敏药物有关。因此，血清变应原特异性 IgE 阳性，仅表示有发生临床变态反应的可能性，并不一定出现临床症状。尽管如此，仍应告知患者避免接触血清特异性 IgE 阳性的变应原。

如果患者血清中有多种变应原特异性 IgE 阳性，则说明其为过敏体质或特应性体质。

三、阴性结果意义

血清变应原特异性 IgE 阴性，说明患者对其未发生 I 型变态反应致敏状态，但并不表示以后患者对其不产生反应。这种情况在食入变应原检测时最为常见。许多患者反映在食用某些食物后会发生反应，但血清变应原特异性 IgE 却阴性。这是由于食物的成分相当复杂，用作特异性 IgE 检测的食物抗原与患者真实的食物抗原不符，或者患者发生的食物反应是非变态反应，至少是非 I 型变态反应机制引发的反应。

还有几种情况，敏感者血清变应原特异性 IgE 也可能是阴性，包括：变应原特异性 IgE 与细胞受体结合而在血清中不能够测得，或变应原特异性 IgE 被变态反应暂时耗竭，以及存在抗 IgE 自身抗体。这几种情况重复测定可获得阳性结果。

四、与血清总 IgE 水平关系

有时患者血清总 IgE 水平与变应原特异性 IgE 不相符，这可能是因为虽然变应原特异性 IgE 高于正常水平，但血清总 IgE 仍在正常水平，或总 IgE 水平高于正常是由于检测的变应原特异性 IgE 之外的因素引起。

第 5 节　检测速发型超敏反应的皮肤试验

用于检测食物、动物、植物、吸入物等引起的速发型超敏反应的皮肤试验结果如为阴性，则可以排除速发型超敏反应。

一、皮肤划痕试验（skin scratch test）

（一）方法

对背部或前臂皮肤常规消毒，用 1 枚化验室取血针或三棱针针头划 5 mm 左右划痕，以不出血为度。然后滴加少量液体变应原。粉状变应原可用生理盐水溶解后再滴加。用 10 mg/ml 盐酸组胺做阳性对照，生理盐水做阴性对照。

（二）结果判定

15 ～ 20 min 后观察结果。若红斑或风团直径超过组胺反应则为阳性。

（三）适应证

皮肤划痕试验主要用于检测 IgE 介导的速发型超敏反应，适用于标准化及非标准化变应原。皮肤划痕试验的优点是不易引起全身反应，即使出现反应，也可立即将变应原洗掉。

（四）注意事项

注意有毒及有刺激性的物质。血管扩张剂如烟酸、可待因、普鲁卡因、乙酰胆碱等不能做此试验。

二、皮肤点刺试验（skin prick test，SPT）

（一）方法

点刺试验是改良的皮肤划痕试验。对背部或前臂皮肤常规消毒，在测试部位先滴加 1 滴液态变应原，然后用特制刀片或注射针头针尖刺入皮肤浅层约 1 mm 深。然后退出针头，约 1 min 后拭去浸液，其余操作方法同皮肤划痕试验。用 10 mg/ml 盐酸组胺作为阳性对照；溶解变应原溶剂作为阴性对照。

（二）结果判定

15 ～ 20 min 后观察结果。以反应直径超过 3 mm 或至少为组胺皮肤反应的 1/2 为阳性。

（三）适应证

皮肤点刺试验主要用于检测 IgE 介导的速发型超敏反应，尤其适用于标准化抗原。

三、封闭划痕试验（scratch chamber test）

（一）方法

封闭划痕试验是改良的皮肤划痕试验。在皮肤划痕处滴加变应原后，用斑贴试验小室盖在划痕上。滴加液态抗原后再用斑贴试验小室密闭。其余操作方法及结果观察同皮肤划痕试验。

（二）结果判定

15 ～ 20 min 后观察结果。若红斑或风团直径超过组胺反应面积，则为阳性。

（三）适应证

本试验的用途同皮肤划痕试验，主要用于易挥发的变应原，如植物汁液、果汁、蔬菜汁、肉类等中的成分检测。

四、开放应用试验（open application test）

（一）简介

开放应用试验指将引起皮肤反应的可疑物质直接在皮肤上测试，观察反应。

（二）方法

背部或前臂伸侧皮肤常规消毒，将测试物 0.01 ～ 0.1 ml 涂至 1 cm×1 cm ～ 5 cm×5 cm 大小，15 min 后用棉签或试纸轻轻擦去。固态物可经水浸湿后置于皮肤上。

（三）结果判定

30 min 至 2 h 观察结果。阳性反应为红斑、风团或小水疱。一般在原患处皮肤易出现阳性反应，但为安全起见，应先在无病变的皮肤上进行试验。如果为阴性，再在原患处皮肤做测试。免疫性反应通常在 15 ～ 20 min 内出反应，可持续数小时。而非免疫性反应多在 45 ～ 60 min 内出现反应。

（四）适应证

开放应用试验可用于检测免疫性及非免疫性速发型接触性反应。

五、摩擦试验（rub test）

（一）简介

摩擦试验是一种改良的开放应用试验。

（二）方法

同开放应用试验，在加测试物时轻轻摩擦皮肤，以促进变应原渗透。

（三）适应证

同开放应用试验，但比开放应用试验更敏感。

六、皮内试验（intradermal test 或 intracutaneous test）

（一）方法

上臂外侧皮肤酒精消毒，用一次性 1 ml TB 针抽取皮试药液。用针头刺入表皮浅层，进针 2 ～ 3 mm，推入皮试液 0.01 ～ 0.02 ml，在局部形成皮丘。阴性对照液为变应原溶媒。阳性对照液为 0.1 mg/ml 磷酸组胺溶液。

（二）结果判定

皮试后 15 ～ 20 min 观察结果。阴性结果为注射的皮丘消失，局部皮肤无红斑、水肿。阳性结果判定如下：

1. "－" 阴性　注射部位皮肤无反应或丘疹直径＜ 5 mm，无红斑或仅有轻微红斑；

2. "＋" 阳性　皮肤丘疹直径 5 ～ 10 mm，周围有轻度红斑；

3."＋＋"阳性 皮肤丘疹直径 10 ～ 15 mm，周围直径＞10 mm 红晕；

4."＋＋＋"阳性 皮肤丘疹直径 15 mm，有伪足，周围直径＞10 mm 红晕；

5."＋＋＋＋"阳性 皮肤表现同"＋＋＋"阳性，同时出现周身反应，如皮肤大片潮红、痒，出现风团、憋气、哮喘等。

（三）适应证

皮内试验适用于标准化变应原，包括食入变应原以及花粉变应原、尘螨变应原、真菌变应原、昆虫变应原等吸入或注射变应原等。其变应原皮试液的安全性及可靠性必须经过严格的科学验证。由于变应原已注入体内，因此风险性要比其他皮肤试验大得多。

（四）注意事项

非标准化变应原不应直接做皮内试验，必须做时，应具备过敏性休克抢救设备。门诊应备有异丙肾上腺素、硫酸沙丁胺醇（舒喘灵气雾剂）、注射用肾上腺素等药物。

皮内试验所用针头应采用一次性针头。

皮内试验检测的反应是皮肤最终的炎症反应，其机制可以是免疫机制引起的反应，也可以是非免疫机制引起的反应，不一定绝对是变态反应。

如果观察 12 ～ 24 h 或 72 h，可以观察到速发相反应、迟发相反应或Ⅳ型变态反应（红肿硬结）。

七、斑贴试验

（一）试验目的

斑贴试验用于辅助检测接触的变应原。

（二）测试系统

测试系统分为原始分离系统（separate system）、改良分离系统及现代直接用系统（ready to use system）三类。

1. 原始分离系统　分离系统由斑试器、变应原及胶带三部分组成。

（1）目前市售的斑试器有 Al Test、Finn Chamber 及 Van der Bend patches 三种，均为圆形铝制小室。做斑贴试验以前需由操作者将变应原自盛变应原的容器中挤到斑试器内。

（2）变应原由制造商直接提供，多放在塑料注射器或塑料瓶内。

（3）胶带目前主要用不过敏胶布，即由丙烯酸盐胶布制成。旧式胶布因含有松香，易引发接触性皮炎，目前已不采用。

2. 改良分离系统　改良分离系统系对原始分离系统进行了改良形成的半直接用系统。操作者可以将变应原预先放入斑贴试验小室（IQ 小室）内，将其封好，备用。做斑贴试验时，操作者可以直接将加好变应原的斑试器自冰箱中取出做斑贴试验，不必现加变应原。这种 IQ 小室呈方型，用惰性聚乙烯材料制成，黏附于多孔低过敏性胶布上。

3. 现代直接用系统　现代直接用系统主要为 TRUE Test System，其斑试器、变应原和胶布一体化，变应原已由制造商直接包被于一种聚酯薄膜上，薄膜也呈方型，黏附于外科用胶带上，密封于一薄板金属箔袋中，贮存于 2 ~ 8℃冰箱内。做斑贴试验时，可以将变应原胶带取出，去掉封带，直接贴于患者背部。直接使用，省时省力，非常适用于皮肤科医生自己做斑贴试验。

（三）注意事项

研究发现，铝制斑试器由于会与汞发生化学反应，因此不应使用铝制斑试器测含汞的变应原。

（四）操作步骤

1. 分离系统　使用分离系统时，需先将变应原从注射器或小瓶内挤出，置于斑试器内；液体变应原则须先在斑试器内放置一滤纸片，然后滴加变应原，其用量以能接触到皮肤又不溢出斑试器为度。最后将斑试器贴敷于受试者上背部，用皮肤画笔或其他标记笔做好标记即可。

2. 现代直接用系统　变应原事先已经放好，使用现代直接用系统前，只需把遮盖层揭掉，直接贴敷即可。

3. 贴敷部位 贴敷部位除背部外，也可选上臂外侧。而上臂内侧、股部、腿部由于吸收不良不应做斑贴试验。

（五）结果判断

1. 判断方法 多推荐两次判读法。在贴敷后 48 h，将斑试物去除，做第一次判读，去除后 48 ~ 96 h，做第二次判读。

如果只能判读一次，则应选去除后 1 天，即让患者在贴敷后 48 h 自行去除，然后在去除后 24 h 就诊，判读结果。

2. 注意事项 判读应在去除斑试器 20 ~ 30 min 后进行，以排除因测试系统压迫等因素造成的非特异性刺激反应，并使阳性反应更明显。

3. 结果 阴性反应皮肤无任何改变。根据国际接触性皮炎研究小组（international contact dermatitis research group，ICDRG）的推荐，斑贴试验阳性结果的记录方法见表 9-1。

表 9-1　ICDRG 推荐的斑贴试验结果记录方法

代号	中文名称	皮肤表现
？＋	可疑反应	仅有轻度红斑
＋	弱阳性	红斑、浸润，可有少量丘疹
＋＋	强阳性	红斑、浸润、丘疹、水疱
＋＋＋	极强阳性	红斑、浸润明显，出现水疱、大疱
IR	刺激反应	红斑、大疱、坏死
NT	未试验	

八、特应性斑贴试验

（一）定义

特应性斑贴试验（atopy patch test，APT）系使用可以激发 IgE 介导的速发型超敏反应的变应原，在受试者上用斑贴试验的方法引发湿疹样皮肤反应，评价变应原与湿疹的关系。

最早于 1982 年由 Mitchell E 等人报告，他们使用吸入变应原在特应性皮炎患者获阳性结果，随后有很多研究发现特应性皮炎患者斑贴试验阳性率在 15％～ 100％，与使用不同的变应原制剂及皮肤屏障破坏的方式（如用胶带反复粘贴表皮或用针头擦破表皮等）有关。

特应性斑贴试验浸润 T 细胞在 48 h 前为 Th2 细胞，48 h 后呈 Th1 模式。CD4$^+$T 细胞：CD8$^+$T 细胞为（2 ～ 6）：1。

（二）变应原

变应原为食入或吸入变应原，如尘螨、动物毛、花粉、食物等。其浓度为皮肤划痕试验浓度的 100 倍以上。

（三）测试方法

测试方法同斑贴试验。欧洲标准选上背部、无皮损、无刮破皮肤进行试验。观察 24 h、48 h、72 h，结果判断方法同斑贴试验。

（四）结果意义

目前尚处在研究阶段，尚不能够用于临床。阳性结果要排除刺激反应，阴性结果则可能是变应原浓度不足等因素导致。皮炎表现为气源性皮炎模式即在头、面、颈、双手、前臂皮肤的患者，斑贴试验阳性率高。已经发现在有些特应性皮炎患者中，仅特应性斑贴试验阳性，但相应血清变应原特异性 IgE 却为阴性。

国外研究报告显示，临床符合率为 64％～ 91％，而皮肤划痕试验为50％～ 85％，血清变应原特异性 IgE 为 52％～ 85％。在一项特应性皮炎食物过敏的研究中发现，斑贴试验优于皮肤点刺试验，特别是 2 岁以下儿童，许多点刺试验阴性的患者斑贴试验阳性。

一般认为对吸入变应原过敏的诊断，特应性斑贴试验的价值优于皮内试验。虽然特应性斑贴试验敏感性低于皮内试验，但特异性高于皮内试验。

第6节　组织病理学检查

一、基本病理特点

特应性皮炎组织病理学与湿疹一致，基本病理特点为海绵形成，伴不同程度的棘层肥厚及淋巴细胞浸润。

二、不同阶段特点

特应性皮炎的不同阶段会呈现不同特征：

1.急性期　表皮海绵水肿，淋巴细胞、嗜酸性粒细胞浸润，海绵水肿可进一步发展为表皮内水疱甚至大疱；真皮乳头水肿，浅层血管周围淋巴细胞浸润，可见数量不等的嗜酸性粒细胞。

2.亚急性期　无水疱，棘层肥厚、角化过度和角化不全更明显。

3.慢性期　棘层明显增厚，呈银屑病样增生；角化过度、角化不全；浅层血管周围淋巴细胞浸润；真皮乳头层可见与表皮垂直走行增厚的胶原。

三、免疫组织化学特点

$CD4^+T$ 细胞明显增多，朗格汉斯细胞及肥大细胞增多。

第7节　微生物学检查

怀疑细菌、真菌或病毒感染时，可以进行相应微生物学检查。

第8节　激发试验

激发试验可以提供特定变应原引起反应的确切证据。

一、种类

1. 鼻黏膜激发试验　用于上呼吸道过敏原检查；

2. 气管激发试验　用于支气管、肺过敏诊断检查；

3. 结膜激发试验　用于眼部过敏检查；

4. 皮肤激发试验　用于皮肤过敏检查；

5. 口服激发试验　用于食物或药物反应检查。

二、食物激发试验

食物激发试验仅适用于中重度、经常规治疗无效的患者。首先应用变应原检查试验选择可疑过敏食物，但最终决定哪些食物确实不能食用只能通过激发试验进行。由于食物本身成分及代谢成分复杂，多数食物经常食用，因此病史上往往难以正确提供哪些食物是患者真正不耐受的食物。变应原检测试验虽有一定帮助，但阴性不能完全排除食物过敏。

三、注意事项

1. 激发试验阳性反应不一定是变态反应；

2. 由于再暴露该物质可能引起疾病复发或加重，因此怀疑有重症变态反应病史者不应做激发试验。这些病包括过敏性休克或类过敏性休克样反应、重症药疹及有内脏损害的反应，如血液或心、肾、肝损伤。

推荐阅读　　［1］Muthupalaniappen L，Jamil A. Prick，patch or blood test? A simple guide to allergy testing. Malays Fam Physician，2021，16（2）：19-26.

［2］Vaidyanathan V，Sarda A，De A，et al. Atopy patch test. Indian J Dermatol Venereol Leprol，2019，85（3）：338-341.

第10章
特应性皮炎的诊断标准

第1节 概　述

诊断现状：特应性皮炎的概念不甚清楚，导致诊断也存在很大差异。目前全世界制定了很多诊断标准，虽然大同小异，但是诊断出的疾病并不完全相同。这也是造成特应性皮炎异质性非常强，迄今为止依然找不到公认的生物学标志物，目前还没有确定的客观标准或实验指标的原因之一。现有临床及实验室检查缺乏特异性。不同国家或地区及不同学者采用的标准不同，因此疾病的患病率、表现及研究结果也有很大不同。

第2节　Hanifin 和 Rajka 标准

一、概况

该标准由 Hanifin 和 Rajka 教授在 1980 年制定，是第一个汇总了特应性皮炎几乎所有的临床表现，是目前临床上诊断特应性皮炎的金标准，也是其他诊断标准制定时的重要参考。其灵敏度为 87.9％～96.0％，特异度为 77.6％～93.8％。但由于临床特征条目较多，临床使用不方便；某些次要临床特征的定义不明确或不特异（如病程受环境或者情绪影响、白色糠疹），而诸如圆锥角膜和前囊下白内障这些特应性皮炎的特异性特征，临床上又不常见，而且根据这一标准可以推出很多排列组合，因而诊断出的患者必然有较大差异。因此，该标准临床应用较少，主要用于临床研究。

二、标准内容

（一）基本临床特征

1. 瘙痒；

2. 典型的皮损形态和分布：成人屈侧苔藓化或条状表现，婴儿和儿童面部及伸侧受累；

3. 慢性皮炎或慢性复发性皮炎；

4. 个人或家族遗传过敏史（哮喘、过敏性鼻炎和特应性皮炎）。

（二）次要临床特征

1. 干皮症；

2. 鱼鳞病 / 掌纹症 / 毛周角化症；

3. 即刻型（Ⅰ型）皮试反应；

4. 血清总 IgE 增高；

5. 早年发病；

6. 皮肤感染倾向（特别是金黄色葡萄球菌和单纯疱疹）/ 损伤的细胞中介免疫；

7. 非特异性手足皮炎倾向；

8. 乳头湿疹；

9. 唇炎；

10. 复发性结膜炎；

11. Dennie-Morgan 眶下褶痕；

12. 锥形角膜；

13. 前囊下白内障；

14. 眶周黑晕；

15. 苍白脸 / 面部皮炎；

16. 白色糠疹；

17. 颈前皱褶；

18. 出汗时瘙痒；

19. 对羊毛敏感；

20. 毛周隆起；

21. 对饮食敏感；

22. 病程受环境或情绪因素影响；

23. 白色划痕／延迟发白。

三、诊断要求

当患者符合基本特征中 3 项或 3 项以上加次要特征中任何 3 项或 3 项以上，即可诊断为特应性皮炎。

第 3 节　康-田标准

一、概况

该标准由我国康克非、田润梅教授于 1989 年对 Hanifin 和 Rajka 标准进行修订而成的特应性皮炎诊断标准，是由我国学者提出的首个特应性皮炎诊断标准。本标准将 Hanifin 和 Rajka 标准进行了合并和简化，删除了唇炎、颈前皱褶、乳头湿疹、锥形角膜、前囊下白内障等次要临床特征，增强了实用性、灵敏度和特异度均较高，分别为 95.5％和 100％。但标准的条目仍然较多。

二、标准内容

（一）基本特征

1. 瘙痒性、慢性、复发性皮炎在婴儿、儿童期主要分布于面部及四肢伸屈侧，表现为炎性、渗出性、湿疹样皮损，青少年后主要分布于四肢屈侧及（或）伸侧，表现为苔藓化。

2. 个人或家庭中的遗传过敏史（哮喘、过敏性鼻炎、特应性皮炎）。

（二）次要特征

1. 遗传相关

（1）早年发病；

（2）干皮症 / 鱼鳞病 / 掌纹症。

2. 免疫异常相关

（1）与 Ⅰ 型反应有关：过敏性结膜炎 / 食物敏感 / 外周血嗜酸性粒细胞增高 / 血清总 IgE 增高 / Ⅰ 型皮试反应阳性；

（2）与免疫缺陷有关：皮肤感染倾向（金黄色葡萄球菌和单纯疱疹）/ 细胞免疫损伤。

3. 生理和（或）药理学异常相关

（1）面色苍白 / 白色划痕 / 乙酰胆碱延迟发白；

（2）毛周隆起 / 非特异性手足皮炎倾向 / 眶周黑晕。

三、诊断要求

凡有基本特征者或基本特征中第一项加次要特征中任何 3 项者（每 1 项中任何一点），即可诊断为特应性皮炎。

第 4 节　Williams 诊断标准

一、概况

由英国特应性皮炎协作组于 1994 年制定发表，也称英国标准。该标准简单易行，不涉及任何实验室检测结果，更适用于临床实践。但对于非常年幼的儿童不适用。此标准相关研究最多，不同研究中采用该标准诊断的灵敏度差异较大（10%～100%），特异度则较稳定（89%～99%）。

二、标准内容

1. 必要条件　皮肤瘙痒（或家长叙述患儿有搔抓、摩擦皮肤病史）。

2. 辅助条件

（1）发病年龄小于 2 岁（4 岁以下儿童不适用）；

（2）屈侧皮肤受累史（10 岁以下儿童包括颊部）；

（3）全身皮肤干燥史；

（4）个人有其他特应性疾病史（或 4 岁以下儿童的一级亲属有特应性疾病史）；

（5）屈侧湿疹（或 4 岁以下儿童额 / 面颊部和四肢伸侧湿疹）。

三、诊断要求

要求具备必要条件，同时至少满足 3 个辅助条件。

第 5 节 Lillehammer 诊断标准

一、概述

Lillehammer 诊断标准系 Schultz Larsen、Diepgen 和 Svensson 教授于 1994 年基于婴儿期、儿童期及成人期特应性皮炎皮疹分布特征，从特应性皮炎分期角度来建立的诊断。其诊断标准建立主要依据以下四个方面：

1. 较有特征的受累部位皮炎；

2. 三个时期既往病史分析；

3. 皮肤点刺试验及 IgE 检测；

4. 疾病的病程。

二、标准内容

1. 婴幼儿期（年龄小于 2 岁）

（1）面颈部、躯干湿疹，上肢、下肢湿疹，瘙痒或搔抓（包括苔藓化或脓疱疮）；

（2）反复发作或季节变化病史，皮肤干燥史，出汗或毛衣等诱发瘙痒史，呼吸道特应性病史，或一级亲属中有特应性呼吸道家族史；

（3）血清总 IgE 水平升高或皮肤点刺试验阳性；

（4）病程大于 6 周。

2. 儿童期（年龄 2 ～ 12 岁）

（1）面颈、肘部或膝关节屈侧、腕关节或踝关节、手足湿疹（包括干燥性跖部皮炎）、白色糠疹或反向性湿疹、瘙痒或搔抓（包括苔藓化或脓疱疮）；

（2）反复发作或季节变化病史，皮肤干燥史，出汗、毛衣等诱发瘙痒史，呼吸道特应性疾病史，或一级亲属中有呼吸道特应性疾病史；

（3）血清总 IgE 水平升高或皮肤点刺试验阳性；

（4）病程大于 3 个月。

3. 成人期（年龄大于 12 岁）

（1）面颈部、肘部或膝关节屈侧、腕关节或踝关节、手足湿疹（包括干燥性跖部皮炎）、白色糠疹、钱币样湿疹、躯干上部湿疹或乳头湿疹，瘙痒或搔抓（包括苔藓化或脓疱疮）；

（2）反复发作或季节变化史，皮肤干燥史，出汗、毛衣等诱发瘙痒，本人或一级亲属中有呼吸道特应性疾病史；

（3）血清总 IgE 水平升高或皮肤点刺试验阳性；

（4）病程大于 3 个月。

三、诊断要求

至少以上（1）项中有 1 项（即可见湿疹），（2）和（3）项中 1 项阳性以及（1）～（3）中有 3 项符合特应性皮炎诊断。同时强调病程，即婴幼儿期不少于 6 周，儿童和成人期不少于 3 个月。

第 6 节　儿童哮喘与过敏国际研究协作组标准

一、概况

儿童哮喘与过敏国际研究协作组于 1995 年提出了基于问卷形式的诊断标准。该标准简单方便，容易理解和操作，适合用于儿童大规模流行病学调查。此标准诊断时阳性预测值和阴性预测值分别为 48.8％和 91.1％。由于其过于简单，因此阳性预测值较低。

二、标准内容

1. 持续 6 个月以上的瘙痒性皮疹；
2. 近 12 个月内瘙痒性皮疹史；
3. 瘙痒性皮疹的典型部位。

三、诊断要求

符合上述 3 条可确诊。

第 7 节　Diepgen 标准

一、概况

Diepgen 标准系由 Diepgen 教授于 1995 年提出的诊断标准。与 Hanifin 和 Rajka 的标准相比，该标准未纳入特应性皮炎的基本特征，包括瘙痒史和个人 / 家族特应性疾病史，影响对特异性皮炎的认识与诊断。其诊断的灵敏度和特异度分别为 83％～ 88％和 84％～ 87％。

二、标准内容

13 条标准分为三组，即：①客观特征（白色划痕征、汗疱疹、出汗时瘙痒、毛周角化症、感染性口角炎、白色糠疹、羊毛不耐受和干皮症）；②主观特征（Hertoghe 征、Dennie-Morgan 眶下褶痕和掌纹症）；③实验室检查（血清总 IgE、吸入变应原初筛试验）。

三、诊断要求

每条标准被赋予不同分数，总分满足要求即可诊断，其中出汗时瘙痒权重最大。

第 8 节　Bos 等的千禧年标准

一、概况

该标准由 Bos 等人于 1998 年制定。其中抗原特异性 IgE 检测的存在是必不可少的，是为了回应关于特应性发病机制的新知识。2011 年进行了修订，修订后的标准在符合典型皮疹基础上满足以下 4 条中的 3 条即可：①可见的屈侧皮肤受累；②屈侧皮肤受累史；③ Dennie-Morgan 褶痕；④早年发病。该标准强调了 Dennie-Morgan 褶痕的重要性，但未纳入个人 / 家族特应性疾病史。灵敏度和特异度分别为 81.8％和 98.8％。

二、标准内容

1. 必备条件　存在抗原特异性 IgE。

（1）既往、现患或预期（在年幼儿童中）；

（2）用 RAST 或 ELISA 法检测外周血或在皮肤用皮内注射抗原法证实。

2. 辅助条件　典型的皮损分布和形态：婴儿期、儿童期或成人期。

（1）瘙痒；

（2）如果分布不典型，除外汗疱疹、接触性皮炎、接触性荨麻疹；

（3）慢性或慢性复发性。

三、诊断要求

必须具备变应原特异性 IgE，加辅助条件 3 项中的 2 项或 2 项以上可以诊断。

第9节　日本皮肤病学会标准

一、概况

日本皮肤病学会标准是日本皮肤病协会于 1999 年制定的标准。标准中未说明辅助诊断条例（如家族或个人特应性疾病病史）在诊断中的作用。该标准在临床和研究中均应用较少，诊断效力未进行验证。其实是概念描述比较特异、全面的一个标准。

二、标准内容

（一）特应性皮炎的定义

特应性皮炎是一个瘙痒性、湿疹样皮肤病，缓解与复发慢性波动发生，多数患者有特应性体质。

特应性体质的含义如下：

1. 个人或家族有哮喘、过敏性鼻炎和（或）过敏性结膜炎及特应性皮炎史；

2. 易于产生过量 IgE 抗体。

（二）必要诊断标准

1. 瘙痒；

2. 皮损具有典型形态和分布特征；

（1）皮损为湿疹样皮炎。

1）急性期皮损：红斑、渗出、丘疹、丘疱疹、鳞屑、结痂。

2）慢性期皮损：浸润性红斑、苔藓样变、痒疹、鳞屑、结痂。

（2）皮损分布特征：对称性分布，好发部位包括前额、眶周、口周、唇部、耳周、颈部、四肢关节及躯干。年龄相关性特征包括：婴儿期皮疹始于头皮和面部，经常扩展至躯干和四肢；儿童期皮疹好发于颈部和四肢屈侧；青少年和成人期上半身（面部、颈部、前胸和后背）皮损严重。

3. 慢性或慢性复发性病程（新、旧皮损常同时存在） 婴幼儿病程大于 2 个月；儿童、青少年及成人病程大于 6 个月。

（三）鉴别诊断

本病应与下列皮肤病鉴别：

1. 接触性皮炎；

2. 脂溢性皮炎；

3. 单纯痒疹；

4. 疥疮；

5. 粟丘疹；

6. 鱼鳞病；

7. 干燥性湿疹；

8. 非特应性手部皮炎。

（四）辅助诊断

1. 家族史 支气管哮喘、过敏性鼻炎和（或）结膜炎、特应性皮炎；

2. 并发症 支气管哮喘、过敏性鼻炎和（或）结膜炎；

3. 毛囊性丘疹（鹅皮）；

4. 血清总 IgE 水平升高。

三、诊断要求

具有必要诊断标准中的 3 个特点可以确诊为特应性皮炎。

第 10 节　美国皮肤病学会标准

一、概况

美国皮肤病学会标准系美国皮肤病学会 2003 年牵头制定的标准。对 Hanifin 和 Rajka 标准进行了改进，对于全部年龄范围均适用。内容比较全面，包含了特应性表现、实验室检查、排除诊断等。

二、标准内容

（一）必备指标

1. 瘙痒；

2. 湿疹　具备典型形态及年龄特征，在婴幼儿及儿童的面、颈及肢体屈侧的急性、亚急性、慢性湿疹；其他年龄屈侧可见皮炎或有屈侧皮炎历史；腹股沟及腋部的皮损。

（二）支持诊断的重要特征

1. 早年发病；

2. 特应性（个人或家族特应性病史或有 IgE 抗体）；

3. 干皮症。

（三）相关特征

相关特征特异性差，不用于诊断。

1. 异常血管反应　如面色苍白、白色划痕症、迟发变白反应；

2. 毛周角化症　掌纹症，鱼鳞病；

3. 眼周口周改变；

4. 其他局部发生　如耳周皮疹；

5. 苔藓化或痒疹。

（四）排除诊断

排除疥疮、脂溢性皮炎、变应性接触性皮炎、鱼鳞病、银屑病、淋巴瘤、免疫缺陷等。

第 11 节　丹麦变态反应研究中心标准

一、概况

丹麦变态反应研究中心标准系 Finn Schultz Larsen、Thomas Diepgen 和 Åke Svensson 于 2005 年制定的国际问卷调查。此标准是一种简化的特应性皮炎的诊断方法，基于 Hanifin 和 Rajka 标准的主要临床特征，同时排除了家族史作为危险因素，没有任何次要标准。简便，成本效益良好，主要用于学龄儿童的大样本流行病学调查，其灵敏度和特异度均好，与 Hanifin 和 Rajka 标准的诊断一致率相似。

二、标准内容

符合下述条件可以诊断：

1. 当前或近 3 个月内有瘙痒，或在临床检查时有可见抓痕；

2. 在临床检查时，在以下 4 个部位中至少 2 个部位有湿疹：

（1）面或颈部；

（2）躯干部；

（3）上肢；

（4）下肢。

或近 3 个月中，在以下 5 个部位中至少 2 个部位有限局性湿疹。

（1）肘窝或腘窝；

（2）腕部或踝部；

（3）面部或颈部；

（4）手、上肢或下肢；

（5）躯干。

3. 近 6 周内有持续性瘙痒性湿疹。

第 12 节　中国张氏标准

一、标准内容

1. 病程大于 6 个月的对称性湿疹；

2. 特应性个人史和（或）家族史；

3. 血清总 IgE 水平升高和（或）外周血嗜酸性粒细胞水平升高和（或）变应原阳性（变应原特异性 IgE 检测 2 级或 2 级以上阳性）。

二、诊断要求

第 1 条加上第 2 条或第 3 条中的任何一项即可诊断。

三、标准解读

中国张氏标准系张建中于 2016 年提出的特应性皮炎诊断的"中国标准"（张氏标准）。其中，特应性个人史是指曾经或现在患过敏性鼻炎、哮喘或过敏性结膜炎等特应性疾病；特应性家族史是指三代以内的亲属中有湿疹/特应性皮炎、过敏性鼻炎、过敏性哮喘或过敏性结膜炎等病史；须排除药疹、高 IgE 综合征、Wiskott-Aldrich 综合征、嗜酸性粒细胞增多综合征及皮肤淋巴瘤等疾病。张氏标准的特点是仅有 3 条，简便易记，便于临床应用，此外加入了实验室检查项目，使诊断有了客观评价指标，但仅适用于成人和青少年。此标准在诊断青少年和成人特应性皮炎方面的灵敏度（60.3%）高于 Hanifin 和 Rajka 标准（48.2%）以及 Williams 标准（32.7%），但其灵敏度不如日本皮肤病学会标准（79.4%）。

第 13 节　中国姚氏标准

一、标准内容

（一）中国婴儿特应性皮炎的诊断标准

1. 出生 2 周后发病；

2. 与皮损相当的瘙痒和（或）易激惹、失眠；

3. 上述 2 条加下面 2 条中的 1 条即可诊断婴儿特应性皮炎：

（1）湿疹样皮损分布于面颊和（或）头皮和（或）四肢伸侧；

（2）湿疹样皮损分布于身体其他部位同时伴随干皮症。

（二）中国儿童特应性皮炎的诊断标准

1. 瘙痒；

2. 典型的形态和部位（屈侧皮炎）或非典型的形态和部位，同时伴发干皮症；

（1）典型的形态和部位（屈侧皮炎）包括儿童面部和肢端受累；

（2）非典型的形态和部位包括：

1）典型的湿疹样皮疹，发生在非屈侧部位（头皮皮炎、眼睑湿疹、乳头湿疹、外阴湿疹、钱币状湿疹、指尖湿疹、非特异性手部或足部皮炎/特应性冬季足、甲或甲周湿疹和身体其他部位的湿疹样皮疹）；

2）非典型的湿疹样皮疹，单纯糠疹、唇炎、耳下和耳后/鼻下裂隙、痒疹、汗疱疹、丘疹性苔藓样变异。

3. 慢性或慢性复发性病程。

二、诊断要求

中国儿童特应性皮炎患者的诊断标准中同时具备上述 3 条即可诊断为儿童特应性皮炎。

三、标准解读

本标准系姚志荣于 2019 年提出的《中国婴儿及儿童特应性皮炎诊断标准》。其中婴儿特应性皮炎诊断标准的建立，填补了国际上针对 3 个月以下婴儿特应性皮炎诊断标准的空白。由于小婴儿不能搔抓，因此将与皮损相当的易激惹和失眠作为瘙痒的体现。由于瘙痒是必要的诊断标准，因此需要临床医生对患儿父母进行仔细且详细的问诊以便明确诊断。3 条诊断标准包括特应性皮炎的发病时间、主观和客观的临床表现以及皮损的分布，便于皮肤科医生记忆，使用简便。

第 11 章
特应性皮炎的诊断和鉴别诊断

第 1 节 诊断流程与建议

一、诊断流程

特应性皮炎目前还是一个临床综合征诊断，主要根据病史及临床表现是否符合现有诊断标准进行诊断。需要与特应性皮炎相鉴别的疾病很多，比如其他慢性皮肤病、感染、皮肤恶性肿瘤、代谢性疾病甚至遗传性疾病等。有一些疾病可伴发湿疹样皮疹或伴有特应性表现。因此，在诊断特应性皮炎时，应当充分了解患者的年龄、皮损表现和相关疾病史，综合考虑进行诊断。诊断过程中要遵循首先排除：①类似湿疹的其他皮肤病如疥疮、皮肤癣菌病、淋巴瘤等；②具有湿疹皮损的先天性免疫缺陷或代谢性疾病；③其他类型湿疹性疾病，如盘状湿疹、乏脂性湿疹等。注意具备湿疹样皮损且符合某一诊断标准者，仍然不一定是特应性皮炎。

二、诊断标准建议

公开发表的所有特应性皮炎诊断标准均可以采用。由于每个标准略有不同，建议明确记录所使用的标准，加强患者随访。

推荐阅读 Deschamps T，Nosbaum A，Delcroix F，et al. Long-lasting allergic contact dermatitis to methylisothiazolinone misdiagnosed as atopic dermatitis. Eur J Dermatol，2019，29（1）：100-101.

第 2 节　需要鉴别的常见皮肤病

一、接触性皮炎

刺激性接触性皮炎是指个体接触具有刺激性物质如强酸、强碱等化学物质后出现的炎症反应。刺激性接触性皮炎在任何人均可发生，无一定的潜伏期。皮损多局限于接触部位，边界清楚。停止接触后皮疹可消退。

变应性接触性皮炎是敏感个体接触致敏因子后引起的接触性皮炎，为典型的 IV 型超敏反应。接触物无刺激或毒性，仅少数人接触后，经过一定时间潜伏期，出现与接触位置相一致的皮疹。该反应多为急性起病，如染发皮炎。但也有隐匿起病呈慢性过程者，如手部皮炎、戒指皮炎、眼镜架皮炎等。接触性皮炎的典型表现为边界清晰、形状怪异的皮疹，皮疹与接触物所在位置一致。如及时去除变应原并控制炎症反应，皮疹可在数日内痊愈；如控制不及时，也可逐渐泛发全身，表现为泛发性湿疹。典型的接触性皮炎根据皮疹形态和接触史往往可以明确诊断。但有些接触性皮炎，尤其呈慢性过程者往往表现不典型，与湿疹或特应性皮炎难以区分，须做斑贴试验才能明确诊断。

二、湿疹

湿疹在临床上指病因不明，不符合任何一类分类性湿疹的暂时性诊断，相当于非特异性皮炎，皮肤损害与特应性皮炎没有区别，只是湿疹不符合任何现有特应性皮炎的诊断标准。要密切随访，一旦符合标准，则应该诊断为特应性皮炎。

三、脂溢性皮炎

婴儿脂溢性皮炎多发生于婴儿的头皮、耳后、眉间和鼻唇沟处，须与特应性皮炎婴儿期表现相鉴别。婴儿脂溢性皮炎又称为"乳痂"，一般在生后 1 个月内明显，数周至数月内自发消退，12 月龄以后仍持续者罕见。临床以上述部位出现淡黄色或橙红色油腻性鳞屑为特征表现，可有极轻的瘙痒或不伴瘙痒。该疾病通常无遗传过敏性家族史。另外，脂溢性皮炎可能发生于尿布区或间擦部位。

婴儿期的特应性皮炎常伴有影响进食和睡眠的重度瘙痒。特应性皮炎的红斑性、鳞屑性和结痂性病变通常边界模糊，除累及面颊、头皮外，肢体伸侧常受累，而尿布区不受累。此外，患者常存在湿疹、哮喘及变态反应性鼻炎的阳性家族史。

需要注意的是，脂溢性皮炎和特应性皮炎可以共存。若不易鉴别，须长期随访才能确定诊断。

四、银屑病

银屑病是一种常见的慢性炎症性皮肤病，在成人中，其特征性表现为覆有银白色鳞屑且边界清楚的红色斑块。银屑病在婴儿中少见。

特应性皮炎表现为红斑、色素沉着伴鳞屑，伴有局部皮肤苔藓样变时，须与银屑病相鉴别。

与特应性皮炎不同，在婴幼儿中，银屑病常累及尿布区，表现为边界清晰、有光泽且为亮红色的斑块。银屑病患者在非间擦部位常有银屑病典型的大片银色鳞屑。通过上述典型的皮肤损害，往往不难鉴别。

五、慢性单纯性苔藓

慢性单纯性苔藓是指继发于过度搔抓皮肤的皮肤改变。通常存在瘙痒或抓挠的基础原因，如特应性皮炎、节肢动物叮咬或心理障碍。故慢性单纯性苔藓可与特应性皮炎共存。需鉴别特应性皮炎与其他原因导致的慢性单纯性苔藓。皮肤增厚性斑块是慢性单纯性苔藓的特征性表现，且患者不能触及的部位不会受累。

六、疥疮

疥疮可表现为与特应性皮炎相似的弥漫性皮疹，故需要鉴别。疥疮由疥螨感染引起，表现为手指缝、手腕屈侧、小腹、腋窝等部位小红丘疹，阴部可见绿豆至花生米大小红色瘙痒性结节。该疾病瘙痒剧烈，常常在一家人中或同一集体中多人发病。在婴幼儿中，皮肤褶皱处（如尿布区）受累以及手掌和足底存在脓性水疱提示疥疮的诊断。通过皮肤刮屑镜检，即在手指缝或腕屈侧部位寻找丝线状疥螨隧道，用针挑开隧道，把内容物刮于载玻片上进行镜检，可以明确诊断。镜检以见到疥螨或虫卵为阳性。皮肤镜可以协助诊断。

七、鱼鳞病

鱼鳞病是一组以全身皮肤不同程度脱屑为特征的异质性疾病，临床主要表现为皮肤干燥，故须与特应性皮炎相鉴别。绝大多数鱼鳞病为遗传性疾病，在少数情况下由自身免疫性、感染性疾病或营养缺乏导致，故家族史是询问病史的要点之一。其典型皮损为腹部、四肢伸侧为著的鱼鳞状细碎鳞屑，可伴有毛周角化病。与特应性皮炎不同，鱼鳞病患者的皮肤褶皱部位和面部多不受累。需要注意的是，鱼鳞病与特应性疾病风险增加有关，比如哮喘、过敏等。鱼鳞病与特应性皮炎亦可共存。

八、发疹性药疹

发疹性药疹可表现为红斑、丘疹，偶有脓疱或大疱，主要累及躯干和四肢近端，也可累及面部和掌跖。其少见类型为狒狒综合征，表现为臀周、肛周或腹股沟周围界限清楚的 V 形红斑，累及间擦部位。该疾病多为急性反应，多有明确用药史，停用疑似致敏药物后，皮疹通常快速消退。

九、皮肤 T 细胞淋巴瘤

如蕈样肉芽肿、Sézary 综合征、霍奇金病可以过度分泌 IL-5，导致高血清总 IgE 水平及难治性皮炎。在早期表现为湿疹，也可以有特应性体质者血清总 IgE 水平高，故需要与特应性皮炎相鉴别。往往通过血液学检查及皮肤的组织病理检查协助明确诊断。

第3节　需要鉴别的少见皮肤病

类似特应性皮炎表现的少见皮肤病非常多，多数是先天性免疫缺陷性疾病，血常规及血清免疫球蛋白检查会有所帮助。还有许多代谢性疾病，需要警惕，不要误诊为特应性皮炎而盲目治疗。

一、肠病性肢端皮炎

（一）概述

肠病性肢端皮炎是一种少见的遗传性锌缺乏症，临床以肢端和腔口周围皮炎、秃发和腹泻三联征为主要特征。

（二）发病机制

本病多被认为是锌的肠道吸收存在部分缺陷所致。此病 *SLC39A4* 基因突变，该基因编码的蛋白质参与锌的转运。

（三）临床表现

本病最早在出生后数天至数周起病，最迟 10 岁，尤其断奶前后发病率最高。表现为皮炎、脱发、腹泻三联征，但三者常不同时存在，可先后发生。其典型表现为：

1.皮炎　发生较早，具有特异性。表现为腔口周围（口、鼻、眼、肛周）、四肢末端和骨突处皮炎。早起为干燥脱屑或湿疹样斑块，或者在炎症基础上出现群集小水疱或脓疱，可融合成尼氏征阴性的大疱，周围红晕，破溃后形成糜烂结痂，或呈银屑病样鳞屑。

2.脱发　累及头发、眉毛、睫毛，呈全秃或弥漫性稀少，毛发细软无光泽。

3.胃肠道表现　表现为乳糖和果糖不耐受，有厌食、腹胀、呕吐、腹泻表现，大便次数增多，呈水样或泡沫样。

（四）诊断

依据其临床表现、实验室检测、补锌治疗有效等进行诊断。

（五）治疗

1. 对症治疗 清洁皮肤，控制感染，补充水、电解质、氨基酸等，必要时输血治疗；

2. 母乳喂养 母乳中含有低分子量锌结合因子配体（zinc-binding ligand, ZBL），可增加锌的吸收；

3. 补锌 可选用各种锌元素制剂，如硫酸锌、醋酸锌、葡萄糖酸锌等。

二、Wiskott-Aldrich 综合征

（一）发病机制

Wiskott-Aldrich 综 合 征（Wiskott-Aldrich syndrome，WAS）又 名 湿 疹–血小板减少–免疫缺陷综合征。WAS 是一种罕见的 X 连锁隐性遗传性免疫缺陷病，由编码湿疹血小板减少伴免疫缺陷综合征蛋白（Wiskott-Aldrich syndrome protein，WASp）的基因突变导致。WASp 是独特胞质蛋白质家族的成员。缺乏 WASp 的人体中主要为 T 细胞功能异常，但也存在 B 细胞免疫耐受固有缺失、自身反应性 B 细胞扩增、产生自身抗体等。血小板减少的原因在于血小板清除增加、无效血小板生成、血小板固有异常导致血小板寿命缩短等。WASp 仅在造血系统表达，在造血细胞分化、迁移、细胞信号传导、免疫突触形成及淋巴细胞凋亡中发挥重要作用，可导致多种免疫细胞功能异常。本病罕见，几乎仅见于男性。表现为反复化脓性感染、血小板减少和顽固性湿疹。

WAS 最初由 Alfred Wiskott 博士于 1937 年和 Robert Aldrich 博士于 1954 年描述为一种以感染、出血倾向和湿疹为特征的家族性疾病。这类疾病一般女性携带致病基因但不发病，男性易发病且死亡率极高。发达国家流行病学研究显示新生儿中 WAS 发病率为 1/100 万～10/100 万。

（二）临床特征

临床以血小板减少伴小血小板、湿疹、免疫缺陷为主要表现，可并发危及生命的出血、自身免疫性疾病和恶性肿瘤。

1. 出血 几乎90％的患儿会有血小板减少症状，初期症状通常在生后6个月内出现，皮肤淤斑或出血、血小板明显减少、血小板体积变小为该病的特点。患者出生时即存在血小板减少症，在出生后最初几日可能表现为淤点和（或）脐带残端持续出血。其他临床表现还包括紫癜、呕血、黑便、鼻出血、血尿甚至消化道和颅内出血等危及生命的症状。

2. 反复感染 严重WAS表型的患者在婴儿期早期可能出现反复感染，但多数WAS患者感染的频率随年龄的增加而增加。因免疫功能缺陷，患儿常出现化脓性外耳道炎、鼻窦炎、肺炎。严重感染如败血症、脑膜炎、肠道感染等发生率明显增高。患儿也可发生严重的病毒感染，如巨细胞病毒、水痘病毒、单纯疱疹病毒等。

3. 湿疹 80％～100％的患儿发生湿疹，程度可轻可重，也可为首发症状。发生于出生后2～3个月，约一半患者于1岁内发生。其表现与特异性皮炎相同。

4. 自身免疫性疾病的临床表现 血清IgA及IgE水平升高。还可能发生包括溶血性贫血、中性粒细胞减少、累及大血管和小血管的血管炎、炎症性肠病及肾病等。

5. 恶性肿瘤 发生率可高达10％，可发生在儿童期，但最常见于经典WAS表型的青春期和年轻成年男性。最常见的为淋巴瘤、网状细胞肉瘤、网状淋巴细胞肉瘤及恶性组织细胞增生症等。

（三）诊断

根据反复感染、湿疹、血小板减少的临床表现，典型WAS病例诊断并不困难。对于非典型WAS，WAS蛋白缺乏或表达水平降低、WAS基因检测可协助诊断。

（四）治疗

WAS一旦确诊，治疗是非常困难的，支持治疗和抗生素的预防治疗是必需的。必要时可予静脉滴注丙种球蛋白、血小板输注和脾切除术。严重的湿疹可使用糖皮质激素治疗。造血干细胞移植是目前根治WAS最有效的方法，若不进行造血干细胞移植，终将因感染、出血和恶性肿瘤等并发症而死亡。在婴儿期或儿童期进行移植，成功率可高达 85%～90%。基因治疗目前仍处于临床试验阶段，是最具潜力的新的根治手段，但由于存在插入突变活化原癌基因风险，其治疗的安全性还有待进一步提高。根本预防方法是对于 WAS 的高危儿进行产前诊断，以避免缺陷儿出生。

推荐阅读 Rivers E，Worth A，Thrasher AJ，et al. How I manage patients with Wiskott Aldrich syndrome. Br J Haematol，2019，185（4）：647-655.

三、高 IgE 综合征

（一）发病机制

高 IgE 综合征（hyper immunoglobulin E syndrome，HIES）又称 Job 综合征，是一种罕见的原发性免疫缺陷疾病，于 1966 年被首次报道。其特征是血清总 IgE 升高，通常超过 2000 IU/ml，特应性疾病和免疫缺陷易诱发多种皮肤和肺部感染。引起感染的最常见病原体是金黄色葡萄球菌。本病常于婴幼儿期发病，发病率低于 1/10 万，无性别和种族差异。信号传导及转录活化因子 *STAT3*、*DOCK8*、*PGM3*、*TYK2* 等基因突变均可导致 HIES，其中以 *STAT3* 突变型及 *DOCK8* 突变型 HIES 最为常见，研究也更为深入。

（二）分类

高 IgE 综合征分为以下两种类型：

1. I 型 常染色体显性遗传高 IgE 综合征（AD-HIES），为 *STAT3* 基因突变导致，患者有不同系统的异常，包括免疫系统、结缔组织、骨骼和血管等。STAT3 缺陷会导致 Th17 功能受损，导致中性粒细胞增殖减少及趋化作用下降、炎症反应减少以及对假丝酵母菌和细菌感染的易感性增加。

2. II 型 常染色体隐性遗传高 IgE 综合征（AR-HIES），*DOCK8* 和 *TYK2* 基因突变引起。酪氨酸激酶 2（tyrosine kinase，TYK2）基因突变表现为 TCR 信号障碍。其引发的 Th1 分化障碍及 Th2 分子增强可能是 TYK2 患者发生特应性皮炎、哮喘、高 IgE、反复皮肤和肺部感染，对传染性软疣病毒敏感的原因。中枢神经系统受累，但没有肌肉骨骼改变。

（三）临床表现

高 IgE 综合征典型三联征，即高 IgE、反复发作的肺炎伴肺气肿以及反复发作的金黄色葡萄球菌感染引起的皮肤冷脓肿。

1. 皮肤表现　皮肤表现是 HIES 最显著的临床表现，类似于特应性皮炎表现，但更易出现脓肿。约 80% HIES 患者会发生湿疹，在颈部、耳后、腋窝、腹股沟出现特应性皮炎样皮损，伴瘙痒和苔藓样变。患儿出生后的几周内出现丘疹脓疱性皮疹，常有痂皮。皮疹始发于面部和头皮，并向躯干上部 / 肩部和臀部蔓延。该皮疹进展为湿疹样、脓疱化且剧烈瘙痒的皮疹。

此外，患者常合并严重过敏性疾病如哮喘、过敏性鼻炎等。几乎所有的 DOCK 8 缺陷患者均有食物过敏史，尤其是牛奶过敏史。

皮肤感染常常开始于婴儿早期，包括脓肿、疖和蜂窝织炎，往往导致淋巴结炎，常发生于面部、颈部和头皮以及这些部位周围，且感染呈"冷性"，即缺乏典型的炎症症状和体征。皮肤脓肿表现为无红肿热痛症状，因此称为"冷脓肿"。

嗜酸性粒细胞增多在 HIES 患者中也很常见。由于 HIES 的免疫学异常突出，包括血液、痰和脓肿中嗜酸性细胞增高、粒细胞趋化功能缺陷、T 细胞亚群异常、抗体产生不足和细胞因子分泌异常等，皮肤反复细菌或病毒感染。主要导致感染的致病菌为金黄色葡萄球菌、肺炎链球菌、流感嗜血杆菌及肠道革兰氏阴性菌。

2. 鼻窦-肺部感染和其他感染　HIES 患者可能存在严重的感染，但并无发热且自诉感觉良好。患者常有慢性上气道感染伴持续性和（或）反复发作的鼻窦炎、化脓性中耳炎及乳突炎等。导致这些感染的病原体包括金黄色葡萄球菌、白色假丝酵母菌、流感嗜血杆菌等。反复发生肺炎及肺脓肿等肺部感染可导致肺膨出、肺大泡和肺囊肿。

3. 骨骼异常　HIES 患者伴有骨骼和牙齿异常，以及生长发育迟滞。关节过度伸展、乳牙脱落延迟导致形成双排齿、多发性骨折和颅缝早闭等颇有特征性。骨质减少或骨质疏松，骨折与轻微创伤相关，并可反复发生。

4. 恶性肿瘤　HIES 患者的非霍奇金淋巴瘤发病率增加，其他恶性肿瘤也偶有报道，如鳞状细胞癌、肺腺癌等。

5. 神经、血管异常　有报道患者发生中等大动脉动脉瘤、腔隙性脑梗死、冠状动脉瘤续发心肌梗死等。

（四）诊断依据

本病主要是以皮肤为主的反复葡萄球菌感染及湿疹临床表现作为诊断依据。结合实验室检查：①血清总 IgE 水平明显升高（> 2500 IU/ml）。②T 细胞缺陷造成的 IFN-γ 和 TNF 生成减少。③中性粒细胞趋化功能缺陷；中性粒细胞游走，吞噬和杀菌功能正常。

（五）治疗

高 IgE 综合征目前尚无明确治疗方案，治疗目标是控制瘙痒和湿疹样皮炎。通过预防性使用抗微生物药物或对局部感染的早期诊断和治疗，防止出现严重的全身性感染。

造血干细胞移植可能是治愈高 IgE 综合征的唯一方法。有学者研究发现，造血干细胞移植治疗免疫缺陷病的 5 年生存率与年龄、感染控制程度有关，小年龄患者、未发生感染及感染得到良好控制的患者 5 年生存率较高。

推荐阅读　Awad R，Kakaje A. Hyper IgE syndrome（Job syndrome）in Syria：a case report. Oxf Med CaseReports，2020，2020：omaa106.

四、Netherton 综合征

（一）概念

Netherton 综合征，又称为竹节状毛发综合征，是一种罕见的常染色体隐性遗传病，由 Netherton 在 1958 年首先命名。确切发生率尚不清楚，报道的新生儿期发病率为 1/200 000 ～ 1/50 000。本病又称为鱼鳞病样红皮病异型（ichthyosiform erythroderma variant），女性多见。

（二）发病机制

本病是一种少见的常染色体隐性遗传病，主要由位于常染色体 5q31-q32 上的编码表皮丝氨酸蛋白酶抑制剂（lympho-epithelial-kazal-type 1 inhibitor，

LEKTI）的基因位点 *SPINK5* 的突变引起，*LEKTI* 的缺失导致蛋白酶过度活跃，增强细胞间连接桥粒过早退化和角质层蛋白质水解，减弱了角质层的黏附力，破坏皮肤的屏障功能，从而导致该病的发生。

（三）临床表现

本病好发于女性，临床特征包括鱼鳞样红皮病、套叠性脆发症（竹节状发）和特应性体质三联征。

1. 新生儿鱼鳞样红皮病　在生后 2 岁内发生，表现为先天性鱼鳞病样红皮病或者迂回线状鱼鳞病。红皮病常发生于患儿出生时或生后数月，表现为皮肤弥漫性潮红、脱屑，尤其躯干和肢体可以出现多环形和匐行性角质增厚圈，即迂回线状鳞屑，红斑边缘呈"双轨"样的鳞屑具有特征性。部分患者仅有肘窝和腘窝处皮肤干燥和苔藓样变。迂回线状鱼鳞病表现为多环状、匐行性、线状鱼鳞病样皮疹。

2. 竹节状毛发　常在婴儿期出现，毛发稀疏、短、干燥，无光泽而容易折断，以至眉毛和睫毛出现斑秃。毛干上有小结节，并在结节处折断，类似于"杵臼关节"。光学显微镜下显示毛干特征性的结节类似竹节。除结节外，还有毛干扭曲、直径的变化。发短、干燥、质脆、无光泽随年龄增大而好转。

3. 湿疹表现　多数伴有湿疹或特应性皮炎样皮疹，瘙痒剧烈，且多数同时合并哮喘、过敏性鼻炎、严重的食物过敏等，外周血嗜酸性粒细胞和血清总 IgE 升高。在临床诊断的 Netherton 综合征患儿中，几乎 100% 在早期被误诊为特应性皮炎。

4. 其他表现　如严重的发育迟缓、高钠性脱水、反复感染等。

（四）诊断

根据临床表现和基因学检查进行诊断。Netherton 综合征诊断主要依据竹节状毛发、迂回线状鱼鳞病、特应性皮炎或特应性体质等典型临床表现，结合光学显微镜下毛发竹节特征性改变可确诊。组织病理学表现多无特异性，表皮角化过度，伴灶状角化不全，棘层肥厚；真皮上部水肿；血管周围淋巴细胞浸润等。新生儿期 Netherton 综合征临床表现多不典型，生后早期出现全身皮肤弥漫性红斑及脱屑、反复感染、毛发干结，尤其血清总 IgE 水平偏高的患儿，应考虑到 Netherton 综合征的可能。因本病临床表现与其他多种皮肤病（如特应性皮炎、先天性红皮病、其他类型的鱼鳞病等）相似，易漏诊、误诊，近几年随着基因诊断技术的应用，诊断率得到明显提升。*SPINK5* 基因突变和表皮中 LEKTI 蛋白表达缺失是 Netherton 综合征的两种特异性遗传学特征，可作为诊断临床症状非典型 Netherton 综合征的主要依据。

Netherton 综合征需与常染色体隐性先天性鱼鳞病、红皮病型银屑病、特应性皮炎、肠病性肢端皮炎、原发性免疫缺陷综合征、脂溢性皮炎和炎症性剥脱皮肤综合征等相鉴别。后者多无竹节状发或特应性体质为鉴别要点，基因检测有助于早期诊断、指导治疗，并为遗传咨询提供依据。

（五）治疗

Netherton 综合征无特效治疗方案，目前主要是对症治疗，仅能改善临床症状，不能完全治愈。新生儿期易发生高渗性脱水和脓毒血症等全身性感染，使该病死亡率极高，预后极差。治疗主要是补液、纠正水电解质紊乱，严格无菌护理，局部外用润肤剂修复皮肤屏障，使用抗组胺药减轻特应性反应引起的瘙痒不适。因皮肤屏障破坏，须警惕金黄色葡萄球菌、溶血性葡萄球菌等引起的局部及全身性感染，可根据患儿具体情况必要时予以全身性抗感染治疗。对于湿疹样皮疹，可以短期局部给予外用中效糖皮质激素，考虑到外用激素的不良反应，不推荐长期大面积使用。产前诊断是避免新生儿 Netherton 综合征的重要手段。随着分子生物学的不断发展，静脉注射免疫球蛋白、TNF-α 受体拮抗剂、LEKTI 生物活性碎片及基因转移等治疗手段的应用，为 Netherton 综合征患者的治疗带来了曙光。

推荐阅读　[1] 林克钊，钟美珍. 新生儿 Netherton 综合征一例. 中华新生儿科杂志，2019，34（6）：465-466.

[2] 安然，李东，邓云华. Netherton 综合征研究进展. 皮肤科学通报，2020，37（1）：47-52＋5.

[3] 李萌萌，王莲，李薇. Netherton 综合征一例. 中国麻风皮肤病杂志，2020，36（9）：552-553.

五、剥脱皮肤综合征 B 型

（一）发病机制

剥脱皮肤综合征 B 型（peeling skin syndrome type B，PSS-B）是一种罕见的，与浅表、无痛、持续或季节性皮肤剥脱有关的鱼鳞病。由编码角化桥粒素的基因 CDSN 突变所致，表皮晚期分化的遗传缺陷，是一种罕见的常染色体隐性遗传病。1982 年由 Levy 等首先报告。

（二）临床表现

剥脱皮肤综合征（PSS）可分为广泛型和局限型。局限型 PSS 以无痛性脱屑为特征，主要发生在手足，也称为肢端 PSS。广泛型 PSS 分三种亚型：A 型、B 型和 C 型。

A 型　是一种非炎性变异，其特征是无症状、全身性、持续的皮肤脱屑，一般不影响健康。从组织学上看，通常在角质层下或颗粒层上方观察到分离。

B 型（PSS-B）　表现为鱼鳞样红皮病，随季节出现周期性红斑、脱屑伴瘙痒。

C 型　通常始于婴儿期，表现为领圈状脱屑的红斑。

组织学上，B 型和 C 型显示角质层的缺失或角化不全，与颗粒层分离。

PSS-B 通常在出生时出现，临床上以皮肤广泛自发性脱屑为特征。这种情况通常会因高温、潮湿、接触水和生理刺激而加重。患儿出生或婴儿期即出现鱼鳞病样红皮病，表现为除掌跖以外的全身皮肤角质层的周期性脱落，先出现红斑，然后脱屑或游离性片状鳞屑，大小不等，范围广者可在全身呈匐行性和多环性脱屑。脱落后可以再生，以后再脱落，全程6 ～ 8 天。用手可将角质层剥除，对皮肤的中等程度摩擦也可产生病变的全部过程。一般不发生水疱，口腔黏膜无累及。常伴严重皮肤瘙痒、食物过敏、哮喘、反复发作的荨麻疹或血管性水肿，血清总 IgE 水平、外周血嗜酸性粒细胞水平升高。临床和实验室特点与 Netherton 综合征极其相似，但 PSS-B 无发干结构异常。

（三）诊断

诊断 PSS-B 的要点是：剥脱性红斑、瘙痒，除掌跖外全身均可累及，反复性和周期性的表层皮肤脱落，毛发等皮肤附属器正常，组织学上显示角化不全，颗粒层上方角质层剥脱。

（四）治疗

目前无特效的治疗方法。角质层桥粒的结构和功能对维持皮肤完整性和有效表皮屏障具有重要意义。产前诊断筛查 *CDSN* 基因突变是避免新生儿罹患 PSS-B 的重要手段。

推荐阅读　Choe SJ，Kim BK，Lee S，et al. A case of late-onset peeling skin syndrome likely triggered by irritation. Ann Dermatol，2017，29：119-120.

六、皮炎-多种严重过敏-代谢消耗综合征

（一）发病机制

皮炎-多种严重过敏-代谢消耗综合征（skin dermatitis，multiple severe allergies，and metabolic wasting syndrome，SAM 综合征）是一种罕见的遗传性皮肤病，具有严重皮炎、多重过敏、代谢紊乱等特征，于 2013 年被首次发现。由编码桥粒芯糖蛋白的 *DSG1* 和编码桥粒蛋白激酶的 *DSP* 基因突变所致，主要遗传方式为常染色体隐性遗传和常染色体显性遗传。

（二）临床表现

临床表现为类似于先天性鱼鳞病样的红皮病、皮肤糜烂、脱屑、毛发稀少，合并食物过敏和血清总 IgE 升高。SAM 综合征另一特征性皮肤表现是线条状掌跖角化，黄色的角化性斑块沿手指、手掌外围和足跖负重部位分布。其他表现还包括反复皮肤和呼吸道感染、嗜酸性粒细胞食管炎、生长发育迟缓等。

（三）诊断与治疗

主要依据临床表现和基因筛查进行诊断。目前无特效治疗方案。产前诊断，避免 SAM 综合征新生儿的出生是主要手段。

推荐阅读　[1]毛春燕，张蓓蓓，杨伟琴. SAM 综合征一例护理体会. 中国麻风皮肤病杂志，2020，36（12）：752-753.

[2] Taiber S，Samuelov L，Mohamad J，et al. SAM syndrome is characterized by extensive phenotypi heterogeneity. Exp Dermatol，2018，27：787-790.

七、苯丙酮尿症

（一）概述

苯丙酮尿症（phenylketonuria，PKU），又名 Folling 病、苯丙酮性智力发育不全，是由苯丙氨酸羟化酶（phenylalanine hydroxylase，PAH）缺乏引起的一种先天性氨基酸代谢异常性疾病，系常染色体隐性遗传病。

（二）发病机制

由于遗传性肝苯丙氨酸羟化酶缺乏，导致苯丙氨酸不能正常转化为酪氨酸，只能转为苯丙酮酸。结果：①苯丙氨酸及苯丙酮酸体内蓄积，产生神经系统障碍；②酪氨酸黑素生成减少。

（三）临床表现

1. 神经系统异常　智力低下及神经精神症状，脑电图异常；

2. 皮肤异常　不同程度的弥漫性色素减少，如肤色浅，毛发颜色浅等；对光敏感；约一半患者有特应性皮炎样的湿疹或脂溢性皮炎，好发于身体屈侧。

（四）诊断

1. 临床表现　应在症状出现前做出诊断，因典型症状出现后，神经系统已发生损伤。

2. 实验室检查　血浆苯丙氨酸浓度高于 20 mg/dl，血浆酪氨酸水平正常，尿苯丙氨酸代谢产物增多，BH4 正常。其中尿苯丙酮酸测定方法可用尿三氯化铁实验：尿液中加入 5% 三氯化铁溶液，尿液变成蓝绿色即为阳性。

（五）治疗

1. 低苯丙氨酸饮食，如大米、小米、土豆、羊肉等；

2. 饮食中补充酪氨酸可以增加黑素。

八、Shwachman 综合征

（一）概述

Shwachman 综合征的临床表现包括鱼鳞病、胰腺外分泌功能不全、中性粒细胞趋化性减弱、生长迟缓和干骺发育不良，为常染色体隐性遗传病。

（二）发病机制

不明。

（三）临床表现

1. 生后 2 ～ 10 个月发病；

2. 皮肤损害呈鱼鳞病样皮肤或湿疹改变，伴有头发稀疏、纤细而短，眉毛睫毛亦可受累；

3. 脂肪泻；

4. 胰腺外分泌功能不全，血清胰腺酶减少；

5. 反复呼吸道、皮肤感染，中耳炎；

6. 骨骼异常，表现为干骺端成骨不全，指（趾）弯曲，长骨短而宽，易产生应力性骨折。

（四）诊断

1. 根据临床表现进行诊断；

2. 血象异常，中性粒细胞减少，贫血，血小板减少；

3. 血清胰腺酶异常，包括血清胰蛋白酶原和胰腺异淀粉酶等；

4. 骨骼 X 线：干骺端成骨不全。

（五）治疗

一般采取对症治疗。

九、选择性 IgA 缺乏症

选择性 IgA 缺乏症是指体液 IgA 含量极低，而其他免疫球蛋白含量正常或升高的一种体液免疫缺陷病。本病分为部分型及重型两型。重型患者血清 IgA 水平低，分泌型 IgA 缺如，为遗传病；部分型患者则有分泌型 IgA，可望在青春期转为正常。约 10% 的患者临床表现为湿疹及其他过敏反应。反复感染、血清高 IgE 及多发性过敏。有些表现为系统性红斑狼疮、皮肌炎、硬皮病、恶性贫血、甲状腺炎、类风湿关节炎等自身免疫病。多数患者无需治疗，如有感染、胃肠道症状或过敏反应等，应进行相应处理。

十、先天性无丙种球蛋白血症

先天性无丙种球蛋白血症，又称 Bruton 病，是由 B 淋巴细胞发育早期障碍所致，大多数为 X 连锁无丙种球蛋白血症。患者多于出生后 9 ～ 12 个月发病，出现反复细菌感染，如肺炎、支气管炎、中耳炎、肠炎、脓皮病等。多数患儿合并关节炎，特别是大关节炎。在皮肤方面，常发生特应性皮炎、血管性水肿，甚至皮肌炎样综合征。血清检测主要表现为外周血中成熟 B 细胞明显减少，血清中仅有很少或几乎检测不到的免疫球蛋白。各种菌苗和疫苗接种后无抗体生成。

十一、特应性皮炎样移植物抗宿主病

特应性皮炎样移植物抗宿主病（graft versus host diseases，GVHD）是一种供者免疫细胞和免疫分子对宿主组织的异常免疫反应，常见于异基因外周造血干细胞移植术后的一种累及多器官、多系统的免疫性疾病。慢性期的表现可为特应性皮炎样等，发病机制复杂，化验检查常发现血清总 IgE 和嗜酸性粒细胞水平升高，与特应性皮炎无法区别，其鉴别诊断主要依靠病史。

十二、生物素缺乏症

生物素，又名维生素 H 或维生素 B_7，属于水溶性维生素，广泛存在于天然食物中。生物素缺乏原因包括：使用广谱抗生素导致合成生物素的细菌受抑制；短肠综合征等肠道吸收不良；胃酸缺乏导致生物素吸收减少；药物影响；长期大量进食生蛋清；生物素酶缺乏等。其皮肤表现为鳞屑状皮疹（脂溢性）和红色皮疹（湿疹样），或腔口周围皮炎，亦可有脱发、毛发褪色等。可伴有神经系统表现，如肌张力减退、易激惹、癫痫发作、幻觉、抑郁等。还可出现酸中毒，如丙酮酸中毒，乳酸堆积等。追究病因，根据皮损、神经系统症状和酸中毒等临床表现，完善相关实验室检查，并试用生物素治疗来明确诊断。

十三、Hurler 综合征

Hurler 综合征，又称脂肪软骨营养不良症，是 IH 型黏多糖病（mucopolysaccharidoses，MPS）中的重型，是一种先天性糖胺多糖代谢紊乱性疾病。主要表现为骨骼畸形、面容丑陋、舟状大头、额部隆起、宽鞍状鼻、角膜浑浊、唇厚舌大、齿小而稀、听力下降、语言受限、智力低下、关节变形等。典型的皮肤表现为肩胛下角卵石花纹样皮疹，由肉色或白色可融合的坚实丘疹或结节构成，也可有特应性皮炎样皮损。

十四、Hartnup 综合征

Hartnup 综合征，又称为 Hartnup 病、遗传性烟酸缺乏症、色氨酸代谢异常综合征，是一种少见的色氨酸代谢缺陷性疾病，为常染色体隐性遗传。皮损是该疾病最早的症状，多于 3～9 岁出现，呈光敏性，曝光部位出现境界清楚的红斑、干燥、脱屑及色素沉着等糙皮病样皮炎，可伴有大疱和渗出。故须与特异性皮炎相鉴别。该疾病患者随后出现神经系统症状，如间隙性小脑性共济失调、水肿、发热、腹泻、低蛋白血症、持续性肾性氨基酸尿等。依据其典型临床表现及血、尿常规可诊断。患者应避免日晒，大剂量烟酸或烟酰胺和高蛋白饮食可缓解病情。

十五、必需脂肪酸缺乏症

本病由必需脂肪酸缺乏引起。必需脂肪酸分为亚油酸及亚麻酸，其缺乏可引起生长迟缓、伤口愈合变慢、肾毛细血管坏死致血尿和肾性高血压等。皮肤表现为过度敏感，皮炎好发于腔口周围，类似前文提及的肠病性肢端皮炎（锌缺乏症）。此外，还表现为皮肤屏障功能损伤、全身皮肤干燥、出现异常鳞屑等。血浆亚油酸和花生四烯酸水平降低，二十碳三烯酸与花生四烯酸比值大于 0.4 可诊断。补充必需脂肪酸可逆转病情。

十六、氨酰基脯氨酸缺乏症

本病由先天性氨酰基脯氨酸缺乏引起的一种胶原代谢异常性疾病，为一种罕见的常染色体隐性遗传病。临床表现为慢性复发性小腿溃疡、淋巴水肿、反复感染、特殊面容等。皮肤表现是该疾病的重要诊断依据，多在婴幼儿期出现。除慢性复发性溃疡外，可有多种不同表现，如慢性皮炎、光敏感、紫癜、青年白发等。因其可出现面部、前臂、小腿等部位的干燥、红斑丘疹等，须与特应性皮炎相鉴别。

十七、朗格汉斯细胞组织细胞增生症

朗格汉斯细胞组织细胞增生症（Langerhans cell histiocytosis，LCH）临床少见，极易误诊。其临床表现多样、病情复杂，皮肤是 LCH 最常侵犯的重要器官之一，可表现为湿疹样、脂溢性皮炎样等。组织病理和免疫组化是鉴别诊断的根本方法。

十八、其他

以湿疹或特应性皮炎样皮损为重要临床表现的其他综合征还包括 X- 连锁多内分泌腺病肠病伴免疫失调综合征（immune dysregulation，plolyendocrinopathy，enteropathy，X-linked syndrome，IPEX）、重症联合免疫缺陷（severe combined immunodeficiency，SCID）、Omenn 综合征等原发免疫缺陷病、AIDS/HIV 感染、无汗性外胚叶发育不良，以及营养障碍性疾病（如生物素缺乏）等。

第12章
特应性皮炎的共病

第1节　概　述

一、特应性共病

特应性皮炎是一种遗传与环境共同作用诱发的免疫介导的慢性、复发性、炎症性皮肤病。除了皮肤症状以外，患者常合并过敏性鼻炎、哮喘、过敏性结膜炎、食物过敏等其他特应性疾病。

二、非特应性共病

近年研究发现，特应性皮炎患者罹患心血管疾病的风险增高，甚至伴随焦虑、抑郁、自杀等，提示特应性皮炎可能是一种系统性疾病。其他共病包括自身性免疫疾病如斑秃、白癜风等。

第2节　特应性共病

一、发病情况

近几十年来，哮喘、过敏性鼻炎、特应性皮炎、食物过敏等特应性疾病的发病率大幅上升，影响了全球大约20％的人口。特应性皮炎和食物过敏好发于婴幼儿，哮喘倾向于年龄较大的儿童，过敏性鼻炎、过敏性结膜炎好发于青少年，各类过敏性疾病的出现呈现从婴幼儿特应性皮炎、食物过敏逐渐向哮喘、过敏性鼻炎发展的过程，即所谓的"特应性进程"。特应性皮炎往往是进程的起点，同时多伴有食物过敏，从出生后开始，渐渐出现相关症状，多表现为婴幼儿两颊、额部和头皮的急性湿疹样皮疹，患儿对牛奶、鸡蛋和小麦等食物过敏。1～2岁时，特应性皮炎发病率达到高峰，之后发病率逐渐下降，此后哮喘、过敏性鼻炎随之而来；5～6岁时，哮喘发病率达到高峰，此后逐渐下降；10岁左右时，过敏性鼻炎发病率达到高峰，并可能长期维持。研究表明，重度特应性皮炎患儿50%会发生哮喘，75%会发生过敏性鼻炎。婴儿或儿童早期出现的伴高IgE的特应性皮炎往往预示着未来会发生其他特应性疾病。特应性皮炎作为过敏进程的起始阶段，早期干预或许可以降低后续哮喘及过敏性鼻炎的患病风险。

二、发病机制

关于发病机制，2型炎症即2型辅助性T细胞（Th2细胞）为主所介导的炎症反应发挥关键作用。

三、食物过敏

食物过敏是指由食物引起的过敏反应，可累及皮肤、消化、呼吸、心血管等系统。食物过敏发生率逐年增长，据估计目前全球约有2.2亿人受到不同程度的食物过敏困扰。根据世界过敏组织（World Allergy Organization）的数据，发达国家学龄前儿童通过口服激发试验确诊的食物过敏患病率高达10%。

研究表明，食物过敏在特应性皮炎患儿中的患病率显著增加，且食物过敏的风险与特应性皮炎严重程度密切相关，特应性皮炎越严重、持续时间越长，食物过敏的发生率越高。反过来，食物过敏也会增加特应性皮炎的患病风险。

特应性皮炎相关食物过敏的临床表现，可以表现为IgE介导的速发型超敏反应，如荨麻疹、血管神经性水肿，也可以表现为T细胞介导的迟发型超敏反应，如湿疹复发或加重，或二者的混合型。皮肤屏障功能障碍是公认的特应性皮炎发病的重要环节。已有研究证实，皮肤屏障功能障碍使外界微生物和变应原易于侵入表皮而启动 2 型炎症，尤其对于特应性皮炎患者。皮肤屏障功能障碍可能是导致食物过敏的重要因素，在幼年时期通过对皮肤屏障的保护可降低食物过敏的发生风险。

特应性皮炎患儿常见的食入变应原包括：鸡蛋、牛奶、小麦、大豆、坚果、鱼等。姜楠楠等分析 0 ～ 3 岁婴幼儿严重过敏反应的临床特征发现，96％由食物诱发，牛奶（38％）、小麦（25％）、鸡蛋（20％）是最常见的三大诱因。≤ 1 岁常见致敏食物分别为牛奶及奶制品（38％），其次为小麦（32％），鸡蛋（22％）；1 ～ 2 岁常见的致敏食物为牛奶（25％）、鸡蛋（25％）、小麦（13％）、坚果（13％）；≥ 2 岁常见的致敏食物为牛奶（54％）、坚果（15％）和大豆（8％）。食物诱因在不同年龄段及不同地域之间存在差异，可能与饮食习惯有关。对于重症食物过敏的患儿，疫苗或药物中含有的少量食入变应原成分也有可能诱发严重过敏反应。研究发现，食物血清变应原特异性 IgE（sIgE）水平与临床严重过敏反应的症状不平行，低水平的 sIgE 也可诱发严重过敏反应发生。

诊断食物过敏需结合病史，包括详细过敏史和喂养史，临床表现及相关辅助检查包括皮肤点刺试验、血清 sIgE 检测及口服食物激发试验。食物激发试验是诊断食物过敏的金标准。中重度特应性皮炎患儿食物过敏常见，其机制涉及 IgE 和非 IgE 因素。全面详细地询问病史和有针对性的辅助检查对确定特应性皮炎患儿食物过敏和寻找致敏食物具有重要作用。对合并食物过敏的特应性皮炎患儿需要综合管理，包括寻找诱发加重因素、加强基础护理、修复皮肤屏障和外用足够的抗炎药物及必要的系统治疗控制症状。饮食回避是治疗特应性皮炎患者食物过敏的主要手段，深入的营养评估及恰当的饮食干预是满足过敏儿童营养需求和促进生长发育的关键，这有赖于皮肤科医师、营养师、儿科医师等多学科合作以及家长的配合。

推荐阅读　姜楠楠，向莉. 婴幼儿严重过敏反应的临床特征. 中华临床免疫和变态反应杂志，2020，14（5）：447-456.

四、过敏性哮喘、过敏性鼻炎

哮喘是由多种细胞包括嗜酸性粒细胞、肥大细胞、T 淋巴细胞、中性粒细胞、平滑肌细胞、气道上皮细胞等以及相关细胞因子参与的气道慢性炎症性疾病，以气道炎症、气道高反应性和气道重塑为主要特征。

过敏性哮喘，即变应性哮喘，是哮喘的最常见表型，通常在幼儿期发病，多伴有过敏性鼻炎或其他过敏现象。如不及时诊治，症状可持续终生。其临床表现为反复发作的喘息、气急、胸闷或咳嗽等症状，常在夜间及凌晨发作或加重，多数患者可自行缓解或经治疗后缓解。我国成人哮喘大规模流行病学研究结果显示，20 岁及以上人群哮喘患病率为 4.2%，患者总数达 4570 万。

过敏性鼻炎，即变应性鼻炎，是指特应性个体接触变应原后，主要由 IgE 介导的组胺等介质释放，并有多种免疫活性细胞和细胞因子等参与的鼻黏膜非感染性炎性疾病。其发生的必要条件有 3 个：特异性抗原即引起机体免疫反应的物质；特应性个体即所谓个体差异、过敏体质；特异性抗原与特应性个体二者相遇。临床表现为喷嚏、清水样涕、鼻塞、鼻痒等症状出现 2 项及以上，每天症状持续或累计在 1 h 以上，可伴有眼痒、结膜充血等眼部症状。体征常见鼻黏膜苍白、水肿、鼻腔水样分泌物。变应原皮肤点刺试验阳性和（或）血清特异性 IgE 阳性，必要时可行鼻激发试验。国际过敏和鼻科学论坛曾针对中国的过敏性鼻炎患者展开调查，其最新公布的数据显示，在过去 6 年时间里，我国过敏性鼻炎患病率从 11.1% 增长至 17.6%。

特应性皮炎患儿具有发生哮喘和过敏性鼻炎的高危险性，相关危险因素包括早发、持续而严重的特应性皮炎、IgE 致敏和聚丝蛋白基因缺陷。研究发现，重度特应性皮炎患儿 50% 会发生哮喘，75% 会发生过敏性鼻炎；即使在没有特应性皮炎的情况下，聚丝蛋白基因缺陷也会增加哮喘发生的风险并影响哮喘的严重程度。我国研究数据显示，16.7% 的特应性皮炎患者同时患有哮喘，33.7% 同时患有过敏性鼻结膜炎。特应性皮炎被视为过敏进程的起源，可能归咎于以下因素：相关基因突变合并皮肤屏障功能障碍，增加了外源性抗原经皮肤侵入的风险；随后自皮损局部产生异常炎症反应，机体 IgE 致敏，激活全身 Th1/Th2 免疫失衡，构建 Th2 优势免疫微环境。其中，受损上皮生成的胸腺基质淋巴细胞生成素（thymic stromal lymphopoietin，TSLP）、IL-33 和 IL-25 等细胞因子在介导皮肤急性炎症以及发展至鼻、肺、消化道等全身多器官组织过敏症中发挥重要作用。

研究表明，特应性皮炎皮肤屏障功能障碍与气道的高反应性存在某种关联，相同变应原往往皮肤致敏先于气道致敏。即使在没有特应性皮炎的情况下，聚丝蛋白基因缺陷也会增加哮喘发生的风险并影响哮喘的严重程度。特应性皮炎皮肤屏障功能障碍及经皮致敏是过敏进程的关键环节。因此，婴幼儿早期在未致敏前进行保湿干预，增强皮肤的屏障功能，可能是目前控制过敏进程的重要手段。在 3 ~ 18 月龄特应性皮炎患儿中，血清总 IgE 水平升高是哮喘发生的另一高危因素，针对过敏进程的二级预防措施，如有效的抗炎治疗，应在特应性皮炎婴幼儿期就开始。其他阻断过敏进程的措施有母乳喂养、哺乳期母亲饮食限制、低敏配方奶粉喂养等。一项探索婴儿母乳喂养习惯与食物过敏、过敏性鼻炎、特应性皮炎和哮喘患病风险关系的研究表明，短期母乳喂养或完全不母乳喂养与儿童哮喘患病风险较高有关，而关于食物过敏、过敏性鼻炎和特应性皮炎的证据有限。

五、过敏性结膜炎

过敏性结膜炎，即变应性结膜炎，是结膜对外界变应原产生的一种超敏反应，主要由 IgE 介导的 I 型变态反应所致。结膜经常暴露在外面，易与空气中的致敏原接触，如花粉、尘螨、灰尘、霉菌、动物皮屑等，也容易遭受细菌或其他微生物的感染，因此，过敏性结膜炎发病率较高，尤其湿疹、特应性皮炎、哮喘、过敏性鼻炎患者等过敏体质的人群。与正常人群相比，特应性皮炎患者眼部并发症的发病率明显增高，有20%~43%的特应性皮炎患者合并眼部受累。遗传易感性、免疫功能失调、环境因素、皮肤屏障功能障碍、特应性皮炎相关药物的副作用以及长期眼部摩擦刺激造成的微损伤等因素与眼部并发症的发生和发展相关。

根据临床表现、病程及预后的不同，过敏性结膜炎可分为五种不同亚型：季节性过敏性结膜炎、常年性过敏性结膜炎、巨乳头性结膜炎、春季卡他性结膜炎、特应性角结膜炎。典型临床表现为眼痒、异物感和结膜分泌物增多，不同亚型的临床特征有所不同。

1.季节性过敏性结膜炎 变应原多为花粉，主要特征是症状季节性发作，与花粉漂浮规律有关。

2.常年性过敏性结膜炎　变应原以尘螨为主，症状持续存在。

3.巨乳头性结膜炎　以结膜乳头为特征性体征，翻开眼睑可见直径 > 1 mm 的乳头状赘生物。

4.春季卡他性结膜炎　主要影响儿童和青少年，临床分为结膜型、角膜缘型和混合型。

5.特应性角膜结膜炎　是一种慢性、非传染性、炎症性疾病，通常在 20 岁左右发病，发病率高峰在 30 ～ 50 岁，累及双眼，症状常年存在，无季节性规律。主要症状包括眼痒、流泪、烧灼感、眼痛、结膜充血、视物模糊等。分泌物量多，呈浆液性或黏稠状。部分病情迁延患者甚至可出现眼睑和眼球粘连，持续性炎症会导致角膜瘢痕和新生血管形成，最终可能引起视力丧失。除具有过敏性结膜炎的表现外，特应性角膜结膜炎最主要的体征是面部伴发特应性皮炎。患者眼睑及眼周皮肤可能出现红斑、鳞屑、肥厚、苔藓样变等湿疹表现。随着时间推移，眶周皮肤可能出现色素沉着，也就是俗称的"熊猫眼"。

特应性角膜结膜炎是特应性皮炎眼部并发症最严重的一种表现，病情顽固，若不及时治疗，可能导致失明。及早识别和治疗特应性角结膜炎对于预防失明至关重要。脱离变应原是最理想有效的治疗手段。治疗药物可以选择抗组胺药、肥大细胞稳定剂、非甾体抗炎药、糖皮质激素、钙调磷酸酶抑制剂等。皮肤科医生需要尽早识别和干预这些眼部并发症，必要时与眼科医生联合治疗，以防止出现不可逆的视力障碍等。

六、嗜酸性食管炎

嗜酸性食管炎于 1978 年被首次报道，是一种食管壁全层以嗜酸性粒细胞浸润为主要特征的慢性、过敏性、进行性食管炎症，其特征在于吞咽困难和胃食管反流。迄今为止，嗜酸性食管炎的病因尚未完全明确，一些学者认为与食物过敏引起的变态反应有关。嗜酸性食管炎与特应性皮炎、哮喘和过敏性鼻炎同属于 2 型炎症性疾病，具有非常典型的变态反应性炎症，可能是特应性进程的其中一个体现。近年来研究发现，特应性皮炎、食物过敏、哮喘与嗜酸性食管炎风险增加独立相关。

嗜酸性食管炎是一种相对新的疾病，许多临床医生对该病缺乏足够的认识。成人临床表现主要为吞咽困难、食管狭窄、食物嵌顿及反流样症状，部分有胸骨后疼痛、反酸、胃灼热（烧心）等不适，儿童则主要表现为拒食和营养不良。部分患者同时合并食管外疾病，如特应性皮炎、哮喘和过敏性鼻炎等。如果不及时治疗，症状和炎症可能会持续发展，导致食管功能受损和食管瘢痕形成。

诊断主要依据其典型临床表现和食管病理，并排除可能导致该类临床表现的其他食管及食管外疾病。诊断标准：①存在食管功能紊乱相关的症状，如吞咽困难、食物嵌塞、胸骨后痛、反酸、烧心等不适；②食管组织病理活检显示以嗜酸性粒细胞为主的炎症，其特征是嗜酸性粒细胞 ≥ 15/HPF；③黏膜嗜酸性粒细胞增多局限于食管，质子泵抑制剂（proton pump inhibitors，PPI）诊断性治疗（PPI 试验）后持续存在；④除外食管嗜酸性粒细胞增多的继发原因；⑤治疗（饮食剔除、局部皮质激素）有效支持诊断，但非必需。

嗜酸性食管炎治疗方法包括抑酸、饮食调节、糖皮质激素、食管扩张等，以糖皮质激素治疗为主。研究发现，通过饮食调节可显著改善嗜酸性食管炎的临床症状和组织学变化，通过从饮食中剔除特定的食物，71% 的患者临床症状得以缓解，同时 54% 的患者内镜下表现有所改善。治疗终点包括临床症状和食管嗜酸性炎症的改善。维持治疗的总体目标是减轻症状和防止并发症产生，保持生活质量，减少长期治疗的副作用。2 型炎症在特应性皮炎、哮喘、过敏性鼻炎和嗜酸性食管炎等变态反应性疾病发生发展过程中发挥关键作用，而 IL-4 和 IL-13 是 2 型炎症的关键驱动因子。IL-4 和 IL-13 靶向生物制剂在嗜酸性食管炎患者中显示出积极且具有临床意义结果，Ⅲ 期临床试验获得成功，提示未来有望被批准用于嗜酸性食管炎的治疗。

第 3 节　非特应性共病

一、概述

随着研究的深入，特应性皮炎的共病及合并症远远超出了变应性疾病的范畴，从最初合并食物过敏、哮喘和过敏性鼻炎，到逐渐认识到合并心理疾病、自身免疫性疾病、心血管疾病和肿瘤的风险增加。特应性皮炎相关的共病领域有很大的研究需求，特别是关于新的治疗方案是否以及如何潜在地影响这些共病的问题。国外研究发现，特应性皮炎，尤其是中度至重度特应性皮炎，与其他多种慢性不良健康状况，如焦虑和抑郁、肥胖、高血压、糖尿病和心脏病直接或间接相关，可增加心血管事件的患病风险。许多非特应性共病与特应性皮炎有关，提示皮肤和全身的免疫激活，特应性皮炎可能比以前认识到的更像是一种系统性疾病。这些联系背后的病因机制在很大程度上是未知的，但是了解这些非特应性共病有可能改善患者的预后，并帮助减轻与这些疾病相关的成本和负担。

二、精神心理疾病（焦虑和抑郁）

特应性皮炎慢性剧烈瘙痒、睡眠障碍、社会心理困扰以及病情反复严重影响患者的生活质量和心理健康，严重者出现焦虑、抑郁甚至自杀意念等社会心理障碍，同时也给患者家庭和社会带来巨大的经济负担。国际调查显示，特应性皮炎在非致命性皮肤疾病中疾病负担位列首位。据《中国特应性皮炎患者生存状况调研报告》，有46.5%的重度特应性皮炎患者无法工作和学习，45.8%的重度患者难以进行正常社交活动，认为自身没有吸引力，缺乏自信，甚至有超过10%的患者有过自杀念头，近2%的患者实施过自杀行为。有71.2%的患者遭受过被歧视的经历，其中63%的患者曾在公共场合被人注视、被歧视，还有42%的患者被认为是传染病，不少患者曾因特应性皮炎被他人拒绝握手、接触和服务。

患有特应性皮炎的儿童通常表现出注意力缺陷 / 多动障碍的迹象。少数证据表明特应性皮炎与精神分裂症、饮食障碍或强迫症有关。焦虑、抑郁、注意力缺陷与多动障碍等在特应性皮炎患者中比一般人群中更常见，可能与社会心理应激有关，也可能是受患者对疾病严重程度的感知和生存质量下降等因素的影响。研究发现，特应性皮炎是焦虑症和抑郁症的危险因素，焦虑和抑郁评分与特应性皮炎的严重程度存在显著正相关。反之，精神神经因素在特应性皮炎发生发展和疾病转归中也发挥重要作用，可加重病情，造成恶性循环。近年来，特应性皮炎患者的精神问题逐渐受到重视，干预精神神经因素或可为特应性皮炎治疗提供新思路。

特应性皮炎不是单纯的皮肤炎症，精神神经因素在多方面参与了特应性皮炎的炎症过程，如精神应激参与神经-内分泌-免疫调节网络、加重皮肤屏障破坏等。对于特应性皮炎的治疗要高度重视瘙痒等神经症状的控制，并重视特应性皮炎患者的心理治疗。一项荟萃分析发现，儿童和成人特应性皮炎与抑郁、焦虑和自杀意念有显著的相关性，医生在治疗特应性皮炎患者时应考虑抑郁、焦虑和自杀意念，特应性皮炎症状的改善可降低这些风险。

特应性皮炎患者可能有许多社会心理共病，需要在临床中观察。特应性皮炎与社会心理共病的关系需要进一步的研究来证实。特别是对于中度至重度特应性皮炎患者，建议定期评估皮肤病生活质量指数，必要时，使用特定的抑郁症问卷进行测评。其他医学专业应尽早参与这些共病的管理。关于特应性皮炎的新治疗方案如何不仅改善皮肤炎症，还改善社会心理共病的问题，还需要更多的研究。

三、感染性疾病

（一）易感性

皮肤表面稳定的微生物群是维持人体皮肤健康和良好状态的一个重要因素。特应性皮炎患者对细菌、病毒、真菌等微生物感染的易感性增加，是 Hanifin 和 Rajka 诊断标准的其中一条次要标准，可能与特应性皮炎患者固有免疫缺陷（如皮肤屏障功能障碍、表皮抗菌肽表达下降、天然保湿因子含量降低、皮肤表面 pH 增加、皮肤菌群紊乱），适应性免疫异常（如 Th2 炎症反应为主），Th1 免疫反应减弱等有关。此外，特应性皮炎皮损处糜烂、结痂为微生物生长提供了良好的环境，剧烈瘙痒引起的搔抓、长时间外用糖皮质激素或钙调磷酸酶抑制剂等产生的免疫抑制也可促进皮肤对细菌、病毒、真菌的易感性。反过来，细菌、病毒、真菌等微生物感染亦可加重特应性皮炎的皮损状况，须积极处理。

（二）细菌感染

以往研究表明，绝大多数特应性皮炎患者的皮损和正常皮肤上都有金黄色葡萄球菌定植，其次是 A 型溶血性链球菌。正常人金黄色葡萄球菌定植率为 5%～30%，特应性皮炎患者皮肤表面金黄色葡萄球菌定植率超过 90%。细菌感染可通过刺激炎症级联反应而加重特应性皮炎，例如金黄色葡萄球菌外毒素等超抗原，刺激朗格汉斯细胞和巨噬细胞等释放一系列炎症因子，导致皮肤屏障功能进一步破坏、加剧炎症反应。此外，表皮角质形成细胞能够感知入侵的金黄色葡萄球菌，并通过快速释放防御介质，如抗菌肽和细胞因子启动快速防御反应。金黄色葡萄球菌感染导致部分患者皮损加重，甚至引起脓疱疮或葡萄球菌烫伤样综合征，表现为特应性皮炎皮损处红斑、渗出，伴脓疱及黄痂，严重时可引起脓毒血症，危及生命。治疗需加用抗生素药物如莫匹罗星软膏或夫西地酸乳膏外涂，急性泛发的皮损可系统应用抗生素。

（三）病毒感染

1. 疱疹性湿疹　又称为 Kaposi 水痘样疹，特应性皮炎患儿感染单纯疱疹病毒引起本病。好发生于 1 岁以内的特应性皮炎患儿，与单纯疱疹患者密切接触后容易发生。多见于头部、颈部和躯干，表现为在原有湿疹皮损处突然出现簇集性、有脐凹的水疱，周围红晕。患儿常有发热、食欲缺乏、淋巴结肿大等全身症状，水疱迅速变成脓疱，愈后可遗留瘢痕。疱疹性湿疹是两种疾病重叠在一起，是在原发皮肤病的基础上因为局部皮肤的屏障功能破坏，局部或者全身的抵抗力差，被单纯疱疹病毒感染引起重合的两种疾病的反应，治疗上除了治疗原发病以外，需要同时积极抗病毒治疗。

2. 传染性软疣　本病由特应性皮炎患儿感染传染性软疣病毒引起，表现为原湿疹皮损基础上出现米粒大小珍珠色半球状丘疹，表面光泽，中央有脐凹，挤破皮损可见内部有软疣小体，无自觉症状。由于有自体传染性，需尽早挤刮疣治疗。

3. 艾滋病感染　患者可出现特应性皮炎皮疹加重或皮疹再发。某些 HIV 感染患者会出现特应性样皮炎。尽管这些患者中的一部分人有个人或家族特应性疾病病史，如哮喘或季节性过敏性鼻炎等，但是绝大部分都没有儿童期湿疹史。患者常有明显的干皮症，四肢和颈部的屈侧或伸侧苔藓化皮疹范围也较广泛，常出现泛发的表皮剥脱，继发感染和结节性痒疹皮损亦多见。

（四）真菌感染

1. 马拉色菌感染　马拉色菌是成人特应性皮炎相关头颈部皮损的最常见真菌之一。主要表现为花斑糠疹、马拉色菌毛囊炎等。花斑糠疹多发于青壮年男性，通常表现为多发性色素沉着或色素减退斑，伴白色鳞屑，好发于胸背部，也可累及颈、面、腋、腹、肩及上臂等处。此外，热带气候、多汗和外用糖皮质激素是特应性皮炎患者出现花斑糠疹的易感因素。马拉色菌毛囊炎多见于中青年，男性多于女性，好发于胸背、肩颈，皮损为毛囊性丘疹，通常表现为轻度、瘙痒性、单形性丘疹或脓疱。

2. 念珠菌感染　念珠菌不仅广泛存在于自然界，也可寄生在正常人体皮肤、口腔、肛门和阴道黏膜上而不发生疾病，是一种典型的条件致病菌。大部分念珠菌感染属于内源性感染，即自身口咽部、消化道、阴道等处的念珠菌。皮肤念珠菌病表现为颈部、腋下、臀部（包括生殖器）等间擦部位的红斑或斑块，呈卫星状分布。其中尿布区皮肤念珠菌病可表现为湿疹性病变，常被误诊为湿疹，进而误用糖皮质激素，这可能会进一步加重念珠菌感染。

3. 皮肤癣菌感染　表现为典型的环状皮损，伴有炎性活动性边界，表现为边界清楚的红色鳞屑性斑片。由于皮肤癣菌病表现为鳞屑性瘙痒性皮损，临床上有时很难将此感染与特应性皮炎患者的湿疹性皮损进行明确区分。特应性皮炎患者在接受标准治疗后，如果症状还没有改善，需要排除皮肤癣菌感染的可能。

四、自身免疫性疾病

（一）重要性

研究表明，特应性皮炎患者发生自身免疫性疾病，如白癜风、斑秃、炎症性肠病和类风湿关节炎等的风险较健康人群增加，尤其是中度至重度特应性皮炎患者。特应性皮炎和自身免疫性疾病的遗传易感性和炎症通路的重叠是二者之间潜在的生物学关联。自身过敏及自身免疫可能是特应性皮炎真正不能治愈的原因之一。

一项来自瑞典的病例对照研究显示，15岁及以上特应性皮炎患者发生自身免疫性疾病的概率几乎是非特应性皮炎人群的2倍。这提示我们，特应性皮炎与银屑病等慢性炎症性皮肤病一样，是一种全身免疫介导的疾病。研究发现，特应性皮炎与多种自身免疫性疾病之间存在关联，这种关联可见于多个脏器系统，特别是皮肤、胃肠道，以及骨骼和关节，未观察到血液或肝脏自身免疫性疾病与特应性皮炎有关。

（二）常见疾病

与特应性皮炎相关性最强的自身免疫性皮肤病为：疱疹样皮炎、斑秃和慢性荨麻疹。与特应性皮炎显著相关的胃肠道疾病包括：乳糜泻、克罗恩病和溃疡性结肠炎。与特应性皮炎显著相关的结缔组织疾病包括：系统性红斑狼疮、强直性脊柱炎和类风湿关节炎。特应性皮炎与两种或两种以上自身免疫性疾病的相关性明显强于特应性皮炎与一种自身免疫性疾病的相关性。

五、心血管疾病

特应性皮炎虽然以2型炎症及Th2相关细胞因子IL-4和IL-13介导的免疫反应为基本特征，但是皮损中还可见Th1、Th17和Th22的混合炎症浸润。近年来多项研究发现，慢性特应性皮炎患者动脉粥样硬化、冠状动脉疾病的患病风险增加，且心血管疾病的发生率与特应性皮炎严重程度存在量效关系。慢性特应性皮炎与心血管疾病患病风险增加相关，可能因为慢性特应性皮炎与心血管疾病之间存在共同的炎症通路，如炎症细胞Th1、

Th17，和促炎因子白细胞介素 17（IL-17）、肿瘤坏死因子 α（TNF-α）、C 反应蛋白、血管内皮生长因子等。

国外也有探索特应性皮炎与高血压、2 型糖尿病和冠心病关系的研究，得出了不一致的结果，如未发现特应性皮炎患者发生高血压、2 型糖尿病、卒中或心肌梗死风险增高，但发现特应性皮炎与心绞痛有关联。关于特应性皮炎与心血管疾病的关系还有待进一步研究。

六、肿瘤

特应性皮炎是一种免疫相关性疾病，有报道称，由于长期慢性炎症反应，严重的长期特应性皮炎合并发生淋巴瘤的风险明显增高。

推荐阅读
［1］Qi HJ，Li LF. Association of Atopic Dermatitis with Depression and Suicide：A two-sample mendelian randomization study. Biomed Res Int，2022，2022：4084121.

［2］Rønnstad ATM，Halling-Overgaard AS，Hamann CR，et al. Association of atopic dermatitis with depression，anxiety，and suicidal ideation in children and adults：A systematic review and meta-analysis. J Am Acad Dermatol，2018，79：448-456.

［3］Kage P，Simon JC，Treudler R. Atopic dermatitis and psychosocial comorbidities. J Dtsch Dermatol Ges，2020，18：93-102.

［4］Silverberg JI，Gelfand JM，Margolis DJ，et al. Association of atopic dermatitis with allergic，autoimmune，and cardiovascular comorbidities in US adults. Ann Allergy Asthma Immunol，2018，121：604-612.

［5］Paller A，Jaworski JC，Simpson EL et al. Major comorbidities of atopic dermatitis：beyond allergic disorders. Am J Clin Dermatol，2018，19：821-838.

［6］Silverberg JI. Comorbidities and the impact of atopic dermatitis. Ann Allergy Asthma Immunol，2019，123（2）：144-151.

［7］Brunner PM，Silverberg JI，Guttman-Yassky E，et al. Councilors of the international eczema council. Increasing comorbidities suggest that atopic dermatitis is a systemic disorder. J Invest Dermatol，2017，137（1）：18-25.

［8］Andersen YM，Egeberg A，Gislason GH，et al. Autoimmune diseases in adults with atopic dermatitis. J Am Acad Dermatol，2017，76（2）：274-280.

［9］Schmitt J，Schwarz K，Baurecht H，et al. Atopic dermatitis is associated with an increased risk for rheumatoid arthritis and inflammatory bowel disease，and a decreased risk for type 1 diabetes. J Allergy Clin Immunol，2016，137（1）：130-136.

［10］Thyssen JP，Hamann CR，Linneberg A，et al. Atopic dermatitis is associated with anxiety，depression，and suicidal ideation，but not with psychiatric hospitalization or suicide. Allergy，2018，73（1）：214-220.

［11］Ivert LU，Wahlgren CF，Lindelöf B，et al. Association between atopic dermatitis and autoimmune diseases：a population-based case-control study. Br J Dermatol，2021，185（2）：335-342.

第 13 章
特应性皮炎的治疗

第 1 节　治疗目的

一、缓解或消除临床症状

特应性皮炎病因不明，很多患者难以根治，因此治疗的首要目标是缓解或消除临床症状。瘙痒是特应性皮炎的最主要症状，严重影响患者的身心健康和生活质量；皮肤干燥、湿疹样皮肤损害是特应性皮炎的基本特征。控制瘙痒、消除皮损是医生治疗特应性皮炎的主要目标。

二、消除诱发和加重因素，延长缓解期

特应性皮炎是在一定遗传异常的基础上，环境因素和心理因素促成的结果，这些因素包括气候变化、生活方式改变、不正确的洗浴、微生物、刺激原和变应原、心理因素（如精神紧张、焦虑、抑郁等）等，确定和避免患者的诱发及加重因素，可以延长特应性皮炎的无症状缓解期。

三、减少和预防复发

特应性皮炎具有慢性、复发性的特点，因此如何防止复发是治疗特应性皮炎至关重要的问题，需要医生、患者、患者家属、社会各方面的共同合作。

四、预防共病和合并症

特应性皮炎的共病包括其他特应性疾病，如荨麻疹、过敏性鼻炎、哮喘等，以及非特应性共病如心血管疾病、抑郁等。合并症包括细菌、病毒、

真菌感染等。合理的治疗对减少、减轻合并症非常重要。

五、提高生活质量

基于特应性皮炎慢性反复的特点，患者的生活质量极易受到影响，因而提高其生活质量是治疗特应性皮炎的最终目的。

第2节　治疗前需要考虑的因素

一、主观影响

疾病对患者生活质量的影响，如是否影响日常生活、工作、休息、睡眠，具体影响程度如何等。

二、皮损面积及严重程度

这是疾病严重程度的客观指标，通常皮损面积小者可以用局部治疗，面积大者应考虑系统治疗。

三、疾病的分期

特应性皮炎可以分为急性发作期和慢性缓解期。急性期治疗皮损消退后，应该考虑在缓解期如何治疗，以及如何防止复发的问题。

四、患者的年龄、性别和特征

婴幼儿、儿童、妊娠期妇女和老年人以及合并其他疾病者的治疗均应该区别对待。

五、患者治疗要求

治疗前应充分了解患者的治疗要求，体现以人为本的治疗理念。

六、过敏情况

须仔细询问食物、吸入物、接触物以及治疗药物过敏史等，对可疑变应原加以鉴别。

七、既往治疗史

了解患者既往治疗及其反应，对于制订、调整治疗方案具有重要价值。

八、所选治疗方案的风险 / 效益比

特应性皮炎一般不危及生命，因此通常不建议首选风险性较大的治疗手段。重症患者则需根据实际情况综合考虑。

第3节　分级治疗及阶梯治疗

一、阶梯治疗原则

特应性皮炎的"阶梯式"治疗原则由欧洲变态反应与临床免疫学会（European Academy of Allergology and Clinical Immunology，EAACI）/美国过敏、哮喘和免疫学会（American Academy of Allergy，Asthma and Immunology，AAAAI）提出，将特应性皮炎分成基线（基础治疗）、轻度、中度和重度4个等级，分别采用不同治疗方案。

二、特应性皮炎严重程度评分

特应性皮炎严重程度评分（Scoring Atopic Dermatitis Index，SCORAD）是1993年欧洲特应性皮炎特别工作组（European Task Force on Atopic Dermatitis，ETFAD）提出的评分标准，被广泛应用于特应性皮炎的临床研究中，曾经被一些学者认为是评价特应性皮炎病情严重程度的金标准。该评分标准包括三大部分：客观体征部分包括皮损面积（A）和皮损严重程度（B），主观症状包括瘙痒和睡眠影响程度（C）。

（A）**皮损面积**：按不同年龄划分，成人头颈部、上肢各 9.0％，躯干前、躯干后各 13.5％，下肢各 22.5％，生殖器 1％。14 岁以下儿童，头颈部、上肢各 9.0％，躯干前、躯干后及下肢各 18.0％；2 岁以下儿童头颈部为 17.0％，上肢各 9.0％，躯干前后各 18.0％，下肢 12.0％；以 1％ 的面积为 1 分，面积总分为 A。

（B）**皮损严重程度**：总体评估 6 项体征严重程度，包括红斑、丘疹 / 水肿、渗出 / 结痂、表皮剥脱、苔藓化、皮肤干燥（仅限未受累皮肤）。根据皮损轻重程度，以四级评分法每项评为 0～3 分，6 个部分求和为 B。

（C）**瘙痒和睡眠影响程度**：采用视觉模拟评分（VAS）方法进行评价，每项各 0～10 分（瘙痒 0 ＝无瘙痒，瘙痒 10 ＝患者所能想象最严重的瘙痒；睡眠 0 ＝无影响，睡眠 10 ＝根本无法入眠），取近 3 日瘙痒和睡眠影响度平均分求和为 C。

A，B，C 三项的权重为 2：6：2。SCORAD 总分 ＝ A/5 ＋ 7B/2 ＋ C，分值范围是 0～103 分。多项研究表明，SCORAD 评分的有效性、可信度、敏感性及可接受性均得到临床验证，包括在儿童人群的应用。

在临床应用中，部分学者根据其中的客观体征评分来确定特应性皮炎的严重程度分级：0～14 分为轻度，15～40 分为中度，41～83 分为重度。

部分学者根据主观及客观的总分来确定特应性皮炎的严重程度分级：0～24 分为轻度，25～50 分为中度，51～103 分为重度。

本方法较为复杂，其他可以参考的方法详见本书第 8 章，特应性皮炎严重程度分级及中重度特应性皮炎临床判断方法部分。

三、基础治疗

适合处在缓解期无皮损或仅有皮肤干燥的患者。治疗手段包括患者健康教育、合理清洁皮肤及使用保湿剂，寻找并避免诱发因素（回避非特异性因素、变应原等）。

1. 患者健康教育 特应性皮炎是慢性复发性疾病，需要长期、规律治疗，患者教育具有非常重要的意义。医生应向患者和家属交代本病的性质、临床特点和注意事项，详细分析、寻找其发病的病因及诱发加重因素，并告知其回避策略等。通过综合评估患者的病情，医生不仅要确定治疗方案，还应向患者解释具体的治疗方法、可期望的疗效和可能的不良反应等。

2. 合理清洁及使用保湿剂　合理清洁可去除特应性皮炎患者皮肤表面的污秽痂皮，降低皮肤表面致病微生物尤其是金黄色葡萄球菌的定植量。清洗时应彻底，但要轻柔、仔细。推荐使用低敏、无刺激的洁肤用品，针对有感染倾向的皮损，向洗澡水中加入适当抗菌剂（如 0.005% 次氯酸钠）可能有助于病情改善。洗浴温度在 35℃ 左右为宜，时间不宜过长（通常 5～10 min），频率控制在每日或隔日一次即可。避免过度洗浴，勿用力摩擦，不用碱性强的肥皂及洗涤剂，洗浴后马上用保湿剂。保湿剂应于洗浴完毕、轻柔拭干微湿皮肤后立即外用，并保证每周足量、多次使用；建议儿童每周用量不少于 100 g，成人每周用量在 250 g 左右。保湿不仅能阻止水分丢失，还能修复受损的皮肤屏障，降低外源性不良因素的刺激，从而降低疾病的发作次数和严重程度。

3. 寻找并避免诱发因素　包括改善生活习惯和环境，避免饮酒和吃辛辣食物，避免过度干燥、高温等不利外界因素，避免各种机械性刺激（如搔抓、摩擦等），避免化学物质刺激，如毛织物、酸（碱）性物质、漂白剂等，回避环境中的致敏物，如尘螨、动物皮屑、花粉、食物等。变应性接触性皮炎在特应性皮炎中也不少见，常见的接触变应原包括金属镍、香精以及外用新霉素、甲醛、防腐剂、羊毛脂和橡胶等。

食物过敏在儿童中引起特应性皮炎的发生率高于成人。儿童常见的食入变应原有牛奶、鸡蛋、小麦、花生和大豆以及坚果、贝类和鱼等；青少年和成人食物过敏少见，个别存在花粉相关食物过敏的情况，如桦树花粉相关的食物，包括苹果、芹菜、胡萝卜和榛果等。除非食物和发疹之间的因果关系明确，否则不推荐盲目避食；必要时可进行食物激发试验。若明确为食物过敏，则需要避食过敏食物。

四、轻度患者治疗

轻度患者是指 SCORAD 评分小于 25 分或一过性湿疹表现的特应性皮炎患者。建议根据皮损及部位选择外用糖皮质激素、外用钙调磷酸酶抑制

剂或磷酸二酯酶 -4 抑制剂对症治疗，必要时口服抗组胺药治疗，尤其是合并荨麻疹、过敏性鼻炎或瘙痒明显的患者；酌情对症抗感染治疗。

五、中度患者治疗

中度患者是指 SCORAD 评分在 25～50 分或反复湿疹表现的特应性皮炎患者。建议根据皮损及部位选择外用糖皮质激素、外用钙调磷酸酶抑制剂或磷酸二酯酶 -4 抑制剂控制症状。口服抗组胺药、甘草酸苷制剂或雷公藤多苷、中医药等。必要时使用湿包疗法控制急性发作，以及主动维持治疗。也可以选用度普利尤单抗、JAK 抑制剂、窄谱中波紫外线（NB-UVB）或长波紫外线（UVA1）治疗。

六、重度患者治疗

重度患者是指 SCORAD 评分大于 50 分且持续湿疹表现的特应性皮炎患者。建议住院治疗，系统使用度普利尤单抗、JAK 抑制剂，或免疫抑制剂，如环孢素、甲氨蝶呤、硫唑嘌呤、吗替麦考酚酯。慎重短期用糖皮质激素（控制急性严重顽固性皮损）。也可选用 UVA1 或 NB-UVB 治疗。

第 4 节　外用药物治疗

一、治疗选择原则

特应性皮炎外用药物很多，适应证各不相同。外用药物使用时要注意以下事项：

1. 药物性能选择　要明确皮损的性质，根据皮损性质选择不同性能的药物。如干燥性皮损使用保湿剂；单纯瘙痒可选择止痒剂；感染性皮损使用相应抗微生物药物；炎症性皮损根据不同严重程度选择不同强度的抗炎药物等。

2. 剂型选择　按急性、亚急性及慢性皮损选择合适外用药物剂型。

（1）急性非渗出性皮损：可使用粉剂、洗剂、霜剂、乳剂或凝胶，不宜使用软膏或硬膏，后者容易引起浸渍；

（2）急性渗出性皮损：宜用溶液湿敷；

（3）亚急性皮损：宜用糊剂、油剂，也可使用霜剂、乳剂、软膏、凝胶等；

（4）慢性皮损：首选软膏、硬膏，也可使用霜剂、乳剂、凝胶等。

此外还应注意患者的皮肤类型。如粉剂及洗剂适合于油性皮肤，油包水乳剂及含脂软膏适合于干性皮肤，糊剂及水包油霜剂适合于中性皮肤。

3. 注意事项 由于易致敏，外用药物不建议使用抗组胺药与局麻药；不应含有香料、蛋白质等常见变应原成分；由于易增加耐药机会，应谨慎选择外用抗生素，并注意控制使用时长；根据患者年龄、皮损部位选择安全性高的外用制剂。

4. 剂量估计 可以参考指尖单位（fingertip unit，FTU），即从一个管口内径 5 mm 的药管中挤出长度从示指指尖至远端指间关节横线的剂量，约 0.5 g，可涂抹成人患者两个手掌面积的皮肤。

推荐阅读 中国中西医结合学会皮肤性病专业委员会环境与职业性皮肤病学组、中华医学会皮肤性病学分会儿童学组、中国老年保健医学研究会皮肤科分会.特应性皮炎外用制剂合理应用及患者指导专家共识.中华皮肤科杂志，2022，55（4）：281-288.

二、保湿剂

保湿剂（moisturizer）又称为润肤剂（emollient），有阻止皮肤水分丢失，增加皮肤柔软度及光滑度的功能。理想的保湿剂应无刺激、无致敏、容易使用、外观好。保湿剂可大致分为以下三类：

1. 湿润剂（humectant） 可以结合皮肤中的水分，起到保湿作用。如甘油、丙二醇、尿素、维生素、透明质酸、蜂蜜、乳酸钠、山梨醇（sorbitol）、凝胶（gelatin）等。注意在环境湿度低时，可能会由于将皮肤深部水分结合到体表蒸发而增加皮肤水分丧失。

2. 封包剂（occlusive） 可以阻止皮肤水分丢失，如羊毛脂、动物脂、磷脂、硅油、凡士林、石蜡、胆固醇、矿物油、橄榄油等。

3. 亲水基质（hydrophilic matrice） 主要为高分子物质，在体表形成保护层，阻止水分蒸发，如透明质酸、燕麦胶（colloidal oatmeal）等。

保湿剂可以是药物，也可以是化妆品或医疗器械。剂型可以是软膏、乳膏、霜剂、凝胶或溶液。一般保湿能力由高至低依次为软膏、油包水乳膏、水包油霜剂、凝胶和溶液。功效性保湿剂添加有修复皮肤屏障（例如神经酰胺）、防晒或美白的成分。含钙离子的保湿剂可能具有抗炎、止痒功能，含抗菌肽的保湿剂有抗微生物功能。

皮肤干燥是特应性皮炎的常见临床表现，因此选择合适的保湿剂是治疗非常重要的一环。这包括以下几个方面：①保湿剂中要有足够的油脂成分，如果水分多而油脂成分少，使用后并不能保水，反而可能因为使用次数过多增加水分蒸发致皮肤干燥；②保湿剂中不应含香料，香料是常见的致敏原；③注意季节差异；夏季多汗，油性太大的保湿剂不宜使用；④注意部位差异，如四肢、手足多易干燥，应用含油多的保湿剂，而面部、上胸部、背部、颞部则本身油脂分泌多，可应用含油相对少的保湿剂；⑤湿敷后要立即应用油剂，可以预防湿敷过度造成的干裂反应。

三、传统外用药物

传统非糖皮质激素类外用药物很多，可以单独应用或与外用糖皮质激素交替使用。包括以下种类：

1. 炉甘石洗剂 取羧甲基纤维素钠 25 g 加适量蒸馏水浸泡（或加热），使其充分膨胀溶解。另取炉甘石 80 g 和氧化锌 80 g 细粉混合，分次加甘油 50 ml 及上述羧甲基纤维素钠液研磨均匀，再加蒸馏水至足量 1000 ml，混匀即得。有止痒、保护皮肤、收敛及消炎作用。用于荨麻疹、无渗液的湿疹皮炎、皮肤瘙痒。用前震荡，涂于患处，每日数次。注意勿用于糜烂、渗出性皮损及毛发多的部位，如头皮、腋窝等。

2. 白色洗剂 将氧化锌 300 g 和羧甲基纤维素钠 25 g 分别过筛混匀，放置适宜容器中，加入适量蒸馏水研磨成糊状，再加入液化酚 50 ml，蒸馏水至足量 5000 ml，一边加一边振摇至混匀即得。用法与用途同炉甘石洗剂。

3. 硼酸溶液（3%～4%） 取硼酸 30～40 g 溶于约 800 ml 热蒸馏水中，过滤，加蒸馏水至足量 1000 ml，混匀即得。本品为弱消毒防腐剂，有收敛、清洁等作用，一般做含漱或湿敷用。用于急性湿疹、皮炎等有糜烂渗出性皮损。

4. 雷佛奴尔（依沙吖啶）液（0.1%）　将雷佛奴尔1 g溶于适量蒸馏水中，必要时过滤，再加蒸馏水至足量1000 ml，混匀即得。本品有杀菌、消毒作用，用作局部清洁、浸泡、湿敷和漱口。用于急性湿疹、皮炎有糜烂渗液者，伴有继发感染者。

5. 氧化锌糊　氧化锌40 g，淀粉10 g，凡士林加到100 g。取氧化锌、淀粉混合过筛，加入熔化的凡士林（60℃以下），不断搅拌至混合均匀即得。本品有吸湿、保护、收敛、止痒作用。适用于亚急性湿疹、皮炎。也常做糊剂基质。

6. 123 糊　醋酸铅溶液（0.8%）100 ml，羊毛脂200 g，氧化锌120 g，单糊淀粉30 g，凡士林150 g。先将羊毛脂、凡士林在水浴上混合熔化，加入醋酸铅溶液，充分研磨，待基质冷至半流动状态，缓缓加入过筛混合均匀的氧化锌和淀粉，研磨均匀即得。本品具有收敛、防腐、保护作用。用于治疗亚急性湿疹及皮炎。

7. 硅霜　二甲硅油1000 g，液状石蜡2000 ml，硬脂酸1000 g，十八醇400 g，聚氧乙烯醚（平平加）25 g，硬脂酸聚氧乙烯酯（柔软剂）50 g，甘油1000 ml，尼泊金12 g，蒸馏水7000 ml。取二甲硅油、液状石蜡、硬脂酸、十八醇加热熔融至80℃，另取聚氧乙烯醚、柔软剂、甘油、尼泊金和水加热溶解至约80℃，将上述油液混合物缓缓加入水溶混合液中，用搅拌机不断搅拌均匀至冷凝即得。本品具有保护皮肤、防裂的作用，可作为霜剂基质。

8. 维生素 E 霜（2%）　维生素 E 20 g，霜剂基质加到1000 g。本品用于润滑、保护皮肤，防止皮肤干裂。

9. 含水软膏　凡士林3250 g，吐温80 250 g，蒸馏水1500 ml。称取凡士林、吐温80在水浴上加热熔化后，加蒸馏水研匀即得。本品具有保护皮肤的作用，也作软膏基质用。

10. 尿素软膏（20%）　尿素1000 g，甘油1000 g，蒸馏水250 ml，白蜂蜡200 g，吐温80 100 g，凡士林2450 g。取蜂蜡、吐温80及凡士林在

水溶液中加热熔化，另取尿素溶于甘油中（1 g 尿素溶于 2 g 甘油中），不溶的尿素加水溶解，最后全部混合，充分研磨均匀即得。本品可溶解角质，用于治疗鱼鳞病、皮肤皲裂等角化性皮肤病。

11. 氧化锌油（25%） 氧化锌 1250 g，蓖麻油 5000 ml。称取过筛后的氧化锌细粉，分次加入蓖麻油研磨均匀即得。本品有收敛保护皮肤的作用，能促进伤口愈合，减少分泌物。用于急性湿疹，皮炎有糜烂、渗液的皮肤损害。

12. 多塞平乳膏（5%） 本品用于缓解亚急性、慢性湿疹及特应性皮炎引起的瘙痒。

四、外用糖皮质激素

外用糖皮质激素（topical corticosteroids，TCS）依然是特应性皮炎的一线治疗方法，有抗炎、抑制免疫、抗增生的作用。依据皮肤血管收缩试验，其作用强度可分为超强效、强效、中效和弱效四类（表 13-1）。

表 13-1 外用糖皮质激素分级与常见药物

分级	常见药物
超强效	0.05% 丙酸氯倍他索乳膏 / 软膏 / 凝胶、0.05% 醋酸二氟拉松软膏、0.1% 氟轻松乳膏等
强效	0.05% 卤米松乳膏、0.1% 哈西奈德乳膏 / 软膏 / 溶液、0.1% 糠酸莫米松软膏、0.5% 曲安奈德乳膏、0.005% 丙酸氟替卡松软膏、0.05% 醋酸氟轻松乳膏 / 软膏 / 凝胶、0.05% 丙酸氯倍他索溶液、0.025% 丙酸倍氯米松软膏、0.05% 丙酸倍他米松乳膏等
中效	0.05% 丙酸氟替卡松乳膏、0.1% 糠酸莫米松乳膏 / 洗剂、0.1% 丁酸氢化可的松乳膏 / 软膏 / 洗剂、0.1% 曲安奈德乳膏 / 软膏 / 洗剂、0.025% 氟轻松乳膏 / 软膏、0.05% 丁酸氯倍他松软膏等
弱效	0.05% 地奈德乳膏 / 软膏 / 凝胶 / 洗剂、0.01% 氟轻松乳膏、0.05% 氟轻松溶液、0.025% 曲安奈德乳膏 / 水剂、0.5% 醋酸泼尼松龙软膏、0.05% 醋酸地塞米松软膏、0.025% 醋酸氟氢可的松软膏等

使用时需要符合足强度、足剂量和正确使用 3 个基本原则。首先，药物强度的选择要根据皮损的性质，即红斑、丘疹和肥厚的严重程度，以及

年龄、部位、皮损分期和季节等综合考虑。重度肥厚、角化、苔藓化皮损应选用超强效或强效激素；轻度红斑、充血、细小丘疹皮损则选用弱效激素；其他中度皮损可以使用中效激素。儿童及面颈部和皮肤柔嫩部位（眼周、腋窝、腹股沟、股内侧和阴部等）首选弱效或中效激素，慎用强效和超强效激素；手掌和足底首选强效或中效激素。剂量参考指尖单位。不推荐与其他药物或保湿剂混合使用，与保湿剂联合使用时建议先使用保湿剂，等待 15 ～ 20 min 后再使用糖皮质激素。

炎症控制后（瘙痒消失，皮损明显减轻）使用降阶梯疗法逐渐过渡到低强度糖皮质激素或钙调磷酸酶抑制剂（topical calcineurin inhibitor，TCI）等非激素制剂。

症状消退后，不要马上停药，应过渡到长期"主动维持治疗"（proactive treatment），即在易复发的原有皮损区每周 2 次应用外用制剂，配合全身外用保湿剂，疗程 3 ～ 6 个月。能有效减少发作次数以及外用糖皮质激素用量。

部分患者长期重复使用同一种激素可能会出现耐受而疗效降低的现象，建议需要长期使用激素的患者在一种激素外用 2 周后可停用 1 ～ 2 周，改用其他同等强度的激素继续治疗 1 ～ 2 周，再重新使用初始激素治疗。

五、钙调磷酸酶抑制剂

钙调磷酸酶抑制剂包括他克莫司软膏和吡美莫司乳膏，通过抑制 T 淋巴细胞和肥大细胞发挥抗炎作用，并作用于辣椒素受体 TRPV1 发挥止痒作用。因为没有皮肤萎缩、毛细血管扩张等不良反应，可作为一线制剂用于皮肤薄嫩部位或褶皱部位，如眼睑、肛周、生殖器、腋窝和腹股沟等，或作为二线制剂用于其他皮肤部位与外用激素序贯使用，也可用于长期主动维持治疗。0.1% 他克莫司软膏批准用于成人患者，0.03% 他克莫司软膏和 1% 吡美莫司乳膏批准用于 2 岁及以上儿童和成人患者。药物说明书不推荐外用钙调磷酸酶抑制剂封包治疗；对药物或其基质等成分过敏的患者禁用。

使用初期部分患者有局部灼热感、瘙痒、刺痛或红斑等皮肤刺激反应，常在涂抹后 5 min 内出现，数天内可逐渐缓解。

六、外用磷酸二酯酶-4 抑制剂

克立硼罗（crisaborole）软膏是一种非激素、小分子磷酸二酯酶-4（phosphodiesterase，PDE-4）抑制剂，可以抑制细胞内过度活化的 PDE-4 发挥抗炎作用，国内批准用于 2 岁以上儿童和成人轻中度特应性皮炎患者，每天 2 次外用。

因为没有皮肤萎缩、毛细血管扩张等不良反应，克立硼罗软膏适用于替代外用激素治疗，可用于包括皮肤薄嫩部位和褶皱部位的所有部位皮损，也可用于长期主动维持治疗；相较于外用钙调磷酸酶抑制剂，克立硼罗软膏的皮肤刺激反应比例更低，患者更容易接受。对于中重度特应性皮炎患者，建议初始可以与强效激素联合使用，待控制为轻中度时，使用本药维持治疗。对克立硼罗过敏的患者禁用。近期美国 FDA 已批准 2% 克立硼罗软膏用于治疗 3 个月以上的轻中度特应性皮炎患者。

七、JAK 抑制剂

JAK 激酶（Janus kinase，JAK）抑制剂有托法替尼软膏（tofacitinib ointment）、鲁索利替尼乳膏（ruxolitinib cream）和迪高替尼软膏（delgocitinib ointment）等。其中，迪高替尼软膏是一种全 JAK 抑制剂，2020 年获得日本批准，用于治疗 16 岁以上轻中度特应性皮炎患者。临床试验显示外用 JAK 抑制剂能够有效减轻皮损，迅速缓解瘙痒，不良反应发生率低，多为轻度，包括局部烧灼感、局部瘙痒和毛囊炎等。一项 3 期临床试验显示迪高替尼软膏连续使用 52 周治疗 2 岁以上特应性皮炎患者可以持续改善疾病严重程度，无严重不良反应，具有良好的安全性。

Ruxolitinib 是一种外用选择性 JAK1/JAK2 抑制剂。目前仍处于 II 期临床试验阶段，有两个正在进行的试验着重研究 Ruxolitinib 乳膏在青少年和成人特应性皮炎患者中的疗效和安全性，同时正在探索在小儿特应性皮炎患者中的应用。

八、外用抗微生物药物

继发细菌感染时，应先使用外用抗生素或其他抗菌药物控制感染后再使用抗炎药物；当皮肤出现糜烂、渗出、抓痕、结痂时，需警惕细菌感染可能，推荐联合外用抗菌药物 7～14 天，外用抗菌药物包括莫匹罗星软膏、夫西地酸乳膏和复方多黏菌素 B 软膏等。夫西地酸乳膏是一种窄谱、高效抗革兰氏阳性菌的抗生素，能够有效渗透皮肤深层，起抗菌作用，兼有一定抗炎作用。复方多黏菌素 B 软膏包含新霉素、多黏菌素 B 和杆菌肽 3 种抗生素，并含有利多卡因，有止痒、抗炎作用，基质凡士林可以减少经皮水分丢失。为了降低抗生素耐药性和药物致敏的风险，不推荐长期外用抗菌药物。

马拉色菌是健康人皮肤上常驻真菌，可能参与局部皮肤免疫反应。如果患者皮损好发于头面、颈部、胸背部等脂溢区，可考虑联合外用抗真菌制剂，例如唑类药物，每天 1～2 次外用，也可使用酮康唑洗剂，每周 2 次。

并发疱疹性湿疹时，应使用外用抗病毒制剂 7～14 天，如喷昔洛韦乳膏（每天 4～5 次）、阿昔洛韦乳膏（每天 4～6 次）。

九、外用中成药

外用中成药没有激素长期应用的不良反应，可单独使用治疗轻中度皮损，特别是皮肤柔嫩部位的皮损，也可与外用激素联合治疗或序贯治疗重度皮损。针对不同分期和不同皮损表现，可以采用不同性质和剂型的外用中成药治疗。

十、外用止痒剂

樟脑乳膏、薄荷脑软膏、多塞平乳膏等适合有瘙痒症状而炎症不明显的皮肤。对香精过敏的患者慎用樟脑乳膏，部分患者外用多塞平乳膏可能出现嗜睡症状。针对辣椒素受体瞬时受体电位香草酸型（transient receptor potential vanilloid，TRPV）的止痒剂正在临床研究中。

十一、其他

对于慢性期角化性肥厚性皮损，可在外用糖皮质激素基础上联合外用角质松解剂以提高疗效，如 20％～ 40％尿素乳膏（每天 2 ～ 3 次）、5％～ 10％水杨酸软膏（每天 2 次）和维 A 酸乳膏（每晚 1 次）。维 A 酸乳膏应在夜间或睡前使用，局部可能出现红斑、脱屑、瘙痒、烧灼、刺痛和干燥等皮肤刺激反应，联合保湿剂有助于减轻刺激反应；使用期间应采用遮光措施，避免日晒；妊娠期和哺乳期妇女禁用维 A 酸乳膏。难治性皮损也可以尝试联合外用卡泊三醇。

第 5 节　湿包治疗

一、简介

湿包治疗方法为在外用糖皮质激素后，再用内湿外干的毯子或棉织物或市售湿包带包裹身体，适用于难治性泛发性特应性皮炎或特应性皮炎红皮病的治疗。

二、机制

1. 湿包可以增加皮肤水分，改善皮肤干燥，软化皮肤，促进药物吸收，增加药物疗效；

2. 湿包可以促进皮肤热量蒸发，降低体表温度，减轻炎症充血，止痒；

3. 包裹可以保护皮肤，减少直接搔抓损伤，减少与变应原及刺激原接触。

三、方法

先温水洗浴，然后皮损处外用糖皮质激素药膏，根据情况选择激素强度及是否加用抗菌药物，全身涂抹保湿剂（皱褶处勿用），随后马上包裹温暖、湿润但不滴水的纯棉浴巾或毯子，或纯棉秋衣、秋裤，也可以使用市售湿包带。一般先用温水浸湿，再拧干即可。最好外部包裹干浴巾、毯子、秋衣、秋裤等。湿毯子干后，可以用热水喷湿。

四、疗程

疗程为 1 周左右。可以每日 1～2 次，每日 2～12 h。1 周为一个疗程，以后可以每周 1 次。

五、安全性

短期（5 天内）使用弱效糖皮质激素对下丘脑−垂体−肾上腺轴无影响；强效糖皮质激素可以暂时抑制下丘脑−垂体−肾上腺轴，但停用可以恢复；可能有增加金黄色葡萄球菌感染的风险，主要原因是封包效应所致；偶有绿脓杆菌感染。

六、相关研究

针对重症特应性皮炎患者，Schnopp C 等研究了 2～17 岁儿童湿包治疗 5 天的效果，结果皮损明显改善，经皮水丢失（trans-epidermal water loss，TEWL）降低，且湿包未增加局部金黄色葡萄球菌感染的风险。Devillers AC 等人研究了 14 例儿童及 12 位成人患者，封包 1 周取得了相同结果。但血清中清晨氢化可的松水平明显下降，下丘脑−垂体−肾上腺轴受抑制，毛囊炎及绿脓杆菌感染均有发现，说明本方法的安全性及封包时间还有待深入研究。

近来有研究发现，湿包与传统疗法相比无疗效差异。未来有待更多证据等级较高的临床研究进一步证实。

推荐阅读　[1] Xu W，Li Y，Chen Z，et al. Wet-wrap therapy with halometasone cream for severe adult atopic dermatitis. Postgraduate Medicine，2018，130（5）：470-476.

[2] 李邻峰，马琳. 特应性皮炎湿包疗法临床应用专家共识. 中华皮肤科杂志，2022，55（4）：289-294.

[3] Schnopp C，Holtmann C，Stock S，et al. Topical steroids under wet-wrap dressings in atopic dermatitis—a vehicle-controlled trial. Dermatology，2002，204（1）：56-59.

[4] Devillers AC，de Waard-van der Spek FB，Mulder PG，et al. Treatment of refractory atopic dermatitis using 'wet-wrap' dressings and diluted corticosteroids：results of standardized treatment in both children and adults. Dermatology，2002，204（1）：50-55.

第 6 节 光 疗

一、简介

多数特应性皮炎患者病情会在阳光充足的夏季得到改善，因此紫外线疗法（简称"光疗"）经常用于本病的治疗。注意也有部分患者会因紫外线照射而加重病情。国外一项研究表明，74％的轻中度特应性皮炎患者在暑假期间得以病情缓解，16％的患者得以改善，只有9％的患者没有病情变化，这证实了疾病的季节性变化；此外海边度假者较山区度假者病情得到更好的改善（91％ *vs.* 11％，$p < 0.01$）。虽然不能仅凭紫外线暴露来解释这种差异，但这些数据支持紫外线照射对特应性皮炎产生积极影响这一观点。

二、种类

多种形式的光疗对皮损和症状控制有益，包括自然光、窄谱中波紫外线（NB-UVB）、宽谱中波紫外线（BB-UVB）、长波紫外线（UVA1）、局部和全身补骨脂素加 UVA（PUVA）、长波中波紫外线（UVAB）等，其中 NB-UVB 和中大剂量 UVA1 因其安全有效而作为优先选择；NB-UVB 不推荐用于急性发作期，而 UVA1 可用于急性期控制症状。

三、治疗方案、参数及联合治疗

光疗的具体方案和治疗参数存在个体差异，通常根据最小红斑量（minimal erythema dose，MED）或 Fitzpatrick 皮肤类型进行选择。治疗前应了解患者是否有皮肤癌病史、目前正在应用光敏性药物等。针对慢性复发性本病患者，光疗可有规律地间歇性进行，或者作为维持治疗而连续地进行。如 NB-UVB 初始剂量 50％ MED 或 300 mJ/cm²，每周 2 ～ 3 次，照射后皮肤微红可以维持原剂量，如果红斑明显则应该减少剂量 100 mJ/cm²，如果无反应可以每次增加 100 mJ/cm² 至最大 1500 mJ/cm²，维持 1 周后，减少至 75％剂量 1～2 周，50％ 2～3 周。然后从头开始，进入下一个循环。

光疗既可作为单一治疗手段，也可与润肤剂和局部外用糖皮质激素联合应用，但不宜与外用钙调磷酸酶抑制剂合用。光疗可减少局部外用糖皮质激素和免疫调节剂的应用。

四、不良反应

常见的光疗不良反应包括局限性红斑和压痛、瘙痒、烧灼感和刺痛，但在特应性皮炎患者中的发生率尚不清楚，通常认为很低。

五、儿童应用

NB-UVB 可治疗许多儿童性皮肤病，且安全有效，因此光疗也可应用于对联合局部治疗反应不佳的儿童特应性皮炎，但 12 岁以下患儿应避免全身性光疗。

第 7 节　传统系统治疗药物

一、抗组胺药物

抗组胺药物具有止痒、抗炎、调节免疫、修复皮肤屏障功能，适合轻中度特应性皮炎的辅助治疗，特别是具有明显红斑、充血、瘙痒以及合并荨麻疹、过敏性鼻炎等过敏反应的患者。推荐使用第二代非镇静抗组胺药物治疗，必要时可联合或加倍剂量治疗，注意并非所有药物都可以加量。对于瘙痒明显或伴有睡眠障碍的患者，可尝试短期联合第一代抗组胺药物治疗 1 周左右。考虑到第一代抗组胺药物对睡眠质量及学习认知能力的影响，不推荐长期使用第一代抗组胺药物，特别是儿童。

推荐阅读　中国中西医结合学会皮肤性病专业委员会环境与职业性皮肤病学组，北京中西医结合学会环境与健康专业委员会皮炎学组，中国中药协会皮肤病药物研究专业委员会湿疹学组，等.抗组胺药治疗皮炎湿疹类皮肤病临床应用专家共识.中华全科医学，2021，19（05）：709-712.

二、糖皮质激素

由于特应性皮炎病因不明，使用后难以停药，可能发生严重反跳，因此原则上不使用。对于病情严重、有明确加重因素（如过敏反应），或其他药物难以控制的严重病情（如剧烈瘙痒、全身泛发皮疹），严重水肿者可短期应用，泼尼松 0.5 ～ 1.0 mg/（kg·d），同时使用免疫抑制剂，1 ～ 2 周病情好转后及时停用糖皮质激素，留免疫抑制剂维持。避免长期系统性应用糖皮质激素，以防止或减少不良反应的发生。

系统应用糖皮质激素的短期和长期不良反应已得到充分证实，在特应性皮炎患者中的发生情况类似，包括：高血压、葡萄糖耐量异常、胃炎、体重增加、骨密度降低、肾上腺功能抑制等。儿童患者在服药期间会出现发育迟缓的情况。

三、免疫抑制剂

适用于重度特应性皮炎且常规疗法不易控制的患者，使用时间多需6 个月以上。应用免疫抑制剂时必须注意适应证和禁忌证，并且应密切监测不良反应。目前，除环孢素外，免疫抑制剂均没有获批特应性皮炎适应证。

（一）环孢素（cyclosporine）

环孢素对免疫系统有很强抑制作用，抑制 T 细胞活化及淋巴因子产生，比如抑制 T 淋巴细胞 IL-2 的分泌及 IL-2 受体的表达；抑制 IFN-γ 的生成；干扰抗原呈递及单核细胞浸润等。推荐起始剂量 3 ～ 5 mg/（kg·d），通常分两次口服，并在每天同一时间服用，以实现最大获益。病情控制后逐渐减至最小剂量 0.5 ～ 1 mg/（kg·d）维持，疗程不建议超过 2 年；也可尝试环孢素间断治疗方法。用药期间应监测血压和肾功能，条件允许的情况下可检测环孢素血药浓度。用药期间不建议同时进行光疗。

主要副作用为肾毒性，早期降低药量可恢复。但长期应用也有发生间质性肾炎或肾小球硬化者。高血压也常见，可通过降低药量及应用钙通道拮抗剂或血管紧张素转化酶抑制剂治疗。还可造成高钾血症、高脂血症、高尿酸血症、低镁血症、肝功能障碍、多毛、牙龈增生等。极少引起骨髓抑制。可增加皮肤或内脏肿瘤的发生率。口服吸收率30％左右，主要经肝脏P450酶代谢，经胆汁排出。

环孢素与许多药物有相互作用。红霉素、多西环素、酮康唑、口服避孕药、雄激素、雷尼替丁及钙通道阻滞剂可增加其血药浓度；苯巴比妥、苯妥英、卡马西平、利福平、磺胺可降低其血药浓度；利尿药、NSAIDs、氨基糖苷类抗生素等可增加其肾毒性。

（二）甲氨蝶呤（methotrexate）

甲氨蝶呤是一种抗叶酸类药物，可抑制二氢叶酸还原酶，妨碍DNA及RNA的合成。主要作用于增殖中的细胞，是常用的免疫抑制剂之一。每周10～15 mg，可顿服，也可分2次服用，用药前应询问肝病史及饮酒史等。通常服用10周左右达到疗效顶峰，每周服用15 mg或更大剂量治疗12～16周后仍无反应者应停止该治疗。磺胺类药、抗组胺药物、阿司匹林、NSAIDs、口服避孕药可增加其毒性。主要经肾排泄。主要副作用为肝肾毒性，骨髓抑制及消化道反应，甚至肺纤维化，孕妇及哺乳期妇女禁用。应用甲氨蝶呤后24 h内给予适量甲酰四氢叶酸，对抗其毒性，但不影响疗效。

（三）硫唑嘌呤（azathioprine）

硫唑嘌呤是一种嘌呤类似物，在体内转化为6-巯基嘌呤，二者均可抑制DNA及RNA的合成，对细胞免疫有显著抑制作用，也抑制免疫球蛋白G的生成。可通过抑制单核细胞的成熟及抗原呈递，抑制淋巴细胞增殖等环节抑制炎症反应。主要经肾排泄。肾功能有损害的患者应降低剂量。别嘌醇可抑制6-巯唑嘌呤的分解，因此，在与别嘌醇共用时应降低剂量（通常剂量的1/4）。推荐1～3 mg/（kg·d），可先从小剂量开始，通常50～100 mg/d，用药前需进行巯基嘌呤甲基转移酶（thiopurine methyltransferase，TPMT）基因分型检测。服药期间严密监测血象，若有血红蛋白和白细胞减少，应立即停药。不建议同时进行光疗，因为可能增加DNA损伤的风险和潜在的光致癌性。常见副作用有消化道反应、肝损害、间质性肺炎、血液系统损害（白细胞减少等）。还可引起发热，与感染难以区别。

（四）吗替麦考酚酯（mycophenolate mofetil，MMF）

吗替麦考酚酯可通过抑制次黄嘌呤单核苷酸脱氢酶来阻断细胞的嘌呤生物合成途径。MMF 有选择地影响 B 细胞和 T 细胞，发挥其治疗炎症性疾病的作用。每日 0.5 ～ 3 g，分 2 次口服。本药耐受性良好，常见的副作用有消化道反应，如恶心、呕吐和腹痛。对于难治性儿童特应性皮炎，MMF 是相对安全的替代药物。2 岁及以上患儿接受 MMF 单药治疗重度特应性皮炎，未发现血液系统损害、肝损害或感染等副作用。

四、中药提取物

中药提取物包括雷公藤制剂、甘草酸制剂、白芍总苷等多种，但是有湿疹适应证的只有雷公藤制剂及甘草酸制剂。

（一）雷公藤多苷（tripterygium glycosides）

雷公藤多苷是自卫矛科植物雷公藤的根部提取的多苷，有强免疫抑制作用及抗炎作用，能拮抗和抑制炎症介质的释放，抑制 T 淋巴细胞功能，抑制迟发型超敏反应，抑制白介素 -1 的分泌，抑制分裂源及抗原刺激的 T 细胞分裂与繁殖。

1. 用法　1 ～ 1.5 mg/（kg·d）或 20 mg，每日 3 次。病情控制后减量。

2. 说明书中列出的不良反应

（1）消化系统：口干、恶心、呕吐、乏力、食欲缺乏、腹胀、腹泻、黄疸、转氨酶升高；严重者可出现急性中毒性肝损伤、胃出血。

（2）血液系统：白细胞，血小板下降；严重者可出现粒细胞缺乏和全血细胞减少。

（3）泌尿系统：少尿或多尿、水肿、肾功能异常等肾损害；严重者可出现急性肾衰竭。

（4）心血管系统：心悸、胸闷、心律失常、血压升高或下降、心电图异常。

（5）生殖、内分泌系统：女子月经紊乱、月经量少或闭经；男子精子数量减少、活力下降。

（6）神经系统：头昏、头晕、嗜睡，失眠、神经炎、复视。

（7）其他：皮疹、瘙痒、脱发。

3. 禁忌证　儿童、育龄期有孕育要求者、孕妇和哺乳期妇女禁用。心、肝、肾功能不全者禁用；严重贫血、白细胞和血小板降低者禁用。胃、十二指肠溃疡活动期患者禁用。严重心律失常者禁用。

4. 注意事项　严格按照说明书规定剂量用药，不可超量使用。用药期间应注意定期随诊并检查血、尿常规及心电图和肝、肾功能，必要时停药并给予相应处理。连续用药一般不宜超过 3 个月。如继续用药，应由医生根据患者病情及治疗需要决定。服药期间可引起月经紊乱，精子活力及数目减少，白细胞及血小板减少，停药后可恢复。孕妇忌服，服此药时应避孕，老年有严重心血管病者慎用。

（二）复方甘草酸苷（compound glycyrrhizin）

复方甘草酸苷是由甘草酸苷、甘氨酸和盐酸半胱氨酸组成的复方制剂，其中甘草酸苷是主要药理成分，具有抗炎、抗病毒、调节酶活性、解毒及免疫调节等作用。

1. 具体药理作用

（1）类激素样作用：甘草酸苷在体内的代谢产物甘草次酸可以抑制 11β - 羟基类固醇脱氢酶，从而使血浆氢化可的松水平升高。

（2）抗炎作用：甘草酸苷可以与花生四烯酸代谢途径的启动酶-磷脂酶 A2（phospholipase A2）以及作用于花生四烯酸使其产生炎性介质的脂氧合酶结合，选择性地阻碍这些酶的磷酸化进而抑制其活化，从而发挥抗炎的作用。

（3）抗过敏作用：甘草酸苷具有抑制兔的局部过敏坏死反应及抑制施瓦茨曼现象等抗过敏作用。

（4）免疫调节作用：在体外试验中发现，甘草酸苷能够调节 T 细胞活化、对 γ 干扰素有诱导作用，具有活化自然杀伤细胞、促进胸腺外 T 淋巴细胞分化等作用。此外，甘草酸苷还可以促进肝细胞增殖、抑制病毒增殖和灭活病毒。

2. 适应证 适用于治疗慢性肝病，改善肝功能异常。皮肤科可用于治疗湿疹、皮肤炎、斑秃。

3. 剂型 有复方甘草酸苷有胶囊、片剂和注射液等三种剂型。

（1）胶囊 / 片剂：每粒 / 片含甘草酸苷 25 mg，甘氨酸 25 mg，盐酸半胱氨酸 25 mg。成人通常 1 次 2～3 粒 / 片，小儿 1 次 1 粒 / 片，每日 3 次，饭后口服。可依年龄、症状适当增减。

（2）注射液：每 20 ml 注射液中含甘草酸苷 40 mg，甘氨酸 400 mg，盐酸半胱氨酸 20 mg。每日 1 次，每次 40～60 ml 静脉注射或者静脉点滴。最大用药剂量为 100 ml/ 日。

4. 不良反应 复方甘草酸苷的主要不良反应是假性醛固酮症（发生频率不明），可以出现低钾血症、血压上升、钠及体液潴留、水肿、尿量减少、体重增加等假性醛固酮增多症状，因此在用药过程中，要注意观察（血清钾值等），如发现异常情况，应停止给药。尤其老年人，应用前应该告知患者如果出现无力、心慌或水肿等症状时应即刻停药，并联系医生。

5. 禁忌证 醛固酮症患者、肌病患者、低钾血症患者和有血氨升高倾向的末期肝硬化患者不宜使用复方甘草酸苷。

五、中成药

润燥止痒胶囊

1. 成分 包含何首乌、制何首乌、生地黄、桑叶、苦参、红活麻。

2. 功能主治 养血滋阴，祛风止痒，润肠通便。用于血虚风燥所致的皮肤瘙痒、痤疮、便秘。

3. 用法 口服。一次 4 粒，一日 3 次，2 周为一个疗程。

4. 不良反应 主要是消化系统不良反应有恶心、呕吐、腹痛、腹泻、胃肠不适等表现，有肝功能异常的个案报告；皮肤不良反应可以出现皮疹、瘙痒；精神神经系统不良反应有头痛、头晕。

5. 禁忌证 肝功能失代偿者禁用。

6.适应证　临床研究发现润燥止痒胶囊具有止痒、抗炎、通便等药理作用，临床可用于慢性湿疹、特应性皮炎、神经性皮炎、脂溢性皮炎、皮肤瘙痒症、慢性荨麻疹等，有效减轻皮肤慢性瘙痒，改善皮肤严重程度。系统分析循证医学证据支持可以治疗慢性湿疹。本品属于中国中成药治疗湿疹临床应用指南推荐药物之一。

推荐阅读　《中成药治疗优势病种临床应用指南》标准化项目组.中成药治疗湿疹临床应用指南（2020年）.中国中西医结合杂志，2021，41（2）：133-142.

六、免疫调节剂

1.转移因子（transfer factor）　有促进细胞免疫功能的作用。临床上较广泛地用于治疗病毒感染类疾病或变态反应性疾病，开放研究表明对特应性皮炎、慢性湿疹有一定疗效。

2.免疫核糖核酸（immune RNA）　与转移因子类似，有促进细胞免疫的作用。在皮肤变态反应方面的应用还缺乏系统研究。

3.胸腺素（thymosin）　系由动物胸腺中提取的物质。有增强细胞免疫功能的作用。对接触性皮炎及皮肤变态反应的治疗作用尚缺乏系统研究。注射前或停药后再次注射前应皮试。

第8节　生物制剂

一、IL-4和（或）IL-13抑制剂

IL-4和IL-13在特应性皮炎发病中起重要作用，可以激活Th2细胞，诱导髓样和特应性树突状细胞分化，激活B细胞，刺激IgE类转换，并促进嗜酸性粒细胞募集。IL-4和IL-13已被认为与特应性皮炎疾病活动密切相关。IL-4/IL-13的阻断可有效降低2型炎症反应。

（一）度普利尤单抗（Dupilumab）

度普利尤单抗是一种全人源IgG4单克隆抗体，可与IL-4/IL-13受体共有的α亚基结合。早期推荐用于中重度特应性皮炎患者，单用局部治疗无

效并且不能或不宜使用光疗者，和不适合使用常规免疫抑制剂（例如环孢素、甲氨蝶呤、吗替麦考酚酯或硫唑嘌呤等）或此类药物既往治疗失败者，可选择度普利尤单抗。相比常规免疫抑制剂，度普利尤单抗的安全性良好且可用于长期治疗，但是费用相对高。本药于 2017 年 3 月首次获得美国 FDA 批准，于 2020 年 6 月在国内获批上市，用于治疗中重度特应性皮炎。

目前，本药的适应证是：用于治疗外用药物控制不佳或不建议使用外用处方药的 6 个月及以上儿童和青少年及成人中重度特应性皮炎。可与或不与外用糖皮质激素联合使用。

用法：皮下注射给药，每次注射间隔 2 周。成人的初始剂量为 600 mg，随后给予维持剂量 300 mg，每 2 周 1 次。6 个月及以上儿童和青少年的剂量按体重计算。对于 6 ～ 17 岁儿童和青少年患者，体重 15 kg 至小于 30 kg 者的初始剂量为 600 mg，随后给予维持剂量 300 mg，每 4 周 1 次；体重 30 kg 至小于 60 kg 者的初始剂量为 400 mg，随后给予维持剂量 200 mg，每 2 周 1 次；体重 60 kg 及以上者的初始剂量为 600 mg，随后给予维持剂量 300 mg，每 2 周 1 次。对于 6 个月至 5 岁儿童患者，体重 5 kg 至小于 15 kg 者的初始剂量为 200 mg，随后给予维持剂量 200 mg，每 4 周 1 次；体重 15 kg 至小于 30 kg 者的初始剂量为 300 mg，随后给予维持剂量 300 mg，每 4 周 1 次。度普利尤单抗治疗期间常可按需继续外用糖皮质激素。本药安全性良好，部分患者用药后可发生结膜炎等。由于抑制 2 型炎症，本药对机体抗细菌和病毒等免疫影响小。

（二）来金珠单抗（Lebrikizumab）

来金珠单抗是一种特异性结合可溶性 IL-13 的人源化单克隆抗体，它能阻止 IL-13Rα1/IL-14Rα 异二聚体受体信号复合物的形成，已被用于治疗哮喘。基于 IL-13 参与多种与特应性皮炎发病机制相关的重要途径，本药可能代表一种针对特应性皮炎的新型靶向治疗。Ⅱ 期临床试验结果表明其通常耐受良好，但作为单药治疗的长期疗效有待进一步确认。

（三）Tralokinumab

Tralokinumab 是一种全人源 IgG4 单克隆抗体，可特异性结合 IL-13。目前Ⅲ期临床试验已证实其安全性和有效性。临床使用中不良事件较少，包括上呼吸道感染等。目前该药在美国、英国等国家获批用于成人中重度特应性皮炎；在欧盟获批用于 12 岁及以上青少年和成人中重度特应性皮炎。

二、IL-22 抑制剂

Th22 细胞因子 IL-22 表达增加是特应性皮炎的表现之一，IL-22 在特应性皮炎的发病机制中起到重要的作用。

Fezakinumab（ILV-094）是一种针对 IL-22 的全人源单克隆抗体，目前处于Ⅱ期临床试验阶段。未来仍需更大规模、持续时间更长的研究来评估该药的安全性、合理剂量和长期有效性。

三、IL-31 抑制剂

IL-31 在特应性皮炎以及瘙痒的发病机制中发挥作用。与正常皮肤相比，特应性皮炎患者的表皮角质形成细胞表达的 IL-31 受体 A（RA）水平更高。研究还显示，慢性特应性皮炎患者的皮肤 T 细胞会产生类似 IL-31 的细胞因子，这提示 IL-31 在特应性皮炎的发病机制中具有独特的作用。

Nemolizumab（CIM331）是一种针对 IL-31RA 的人源化单克隆抗体，可以与包括神经元在内的多种细胞的 IL-31RA 结合，可能具有减轻瘙痒的作用。目前Ⅱ期临床试验已完成。未来仍需更大规模、持续时间更长的研究来评估该药的长期有效性和安全性。

四、IL-33 抑制剂

IL-33 是由成纤维细胞、上皮细胞、内皮细胞和造血细胞产生的警报素细胞因子。它可以迅速从受损细胞中释放出来以应对感染、外伤和炎症等应激环境，被认为是控制特应性疾病的关键靶点。一项研究表明，IL-33/ST2 途径可诱发产生 IL-4、IL-5 以及 IL-13 的 Th2 免疫应答，参与特应性皮炎的发生发展。

Etokimab（ANB020）是一种抗 IL-33 的人源化 IgG1 单克隆抗体，针对中重度成人特应性皮炎患者的Ⅱa 期临床试验结果显示其似乎产生了一定的疗效，但仍有待进一步证实其安全性和有效性。

五、TSLP 抑制剂

TSLP 是上皮细胞来源的细胞因子，可响应促炎性刺激信号。TSLP 活化的树突状细胞诱导 Th2 细胞因子产生，包括 IL-4、IL-5 和 IL-13。因此，TSLP 可能是控制特应性皮炎相关的皮肤炎症的关键靶点。

Tezepelumab（AMG157/MEDI9929）是一种与 TSLP 结合的人 IgG2 λ 单克隆抗体。Ⅱa 期临床试验纳入了有限的研究对象，提示其可作为一种新型治疗手段。未来仍需开展 Tezepelumab 作为单药治疗的长期有效性和安全性研究。

六、OX40 抗体

OX40（CD134）是肿瘤坏死因子（tumor necrosis factor，TNF）家族的一种共刺激分子，主要在 T 细胞上表达。OX40-OX40L 相互作用连接起 Th2 和 Th1 途径，并增加了细胞因子的产生。一项研究表明，特应性皮炎患者中 OX40L$^+$ 树突状细胞的数量大大增加，而特应性皮炎皮损中的 OX40 表达更高。

GBR830 是一种人源化 IgG1 单克隆抗体，可以特异性抑制 OX40 来治疗自身免疫性疾病以及慢性炎症性疾病。目前已开展Ⅱa 期临床试验来评估 GBR830 在特应性皮炎患者中的安全性和有效性，未来仍需更大样本量的临床试验。

七、其他

1. 奥马珠单抗（Omalizumab） 是一种抗 IgE 单克隆抗体，其安全性良好，但目前尚无结果证实其对特应性皮炎具有疗效。

2. 乌司奴单抗（Ustekinumab） 通过阻断 IL-12 和 IL-23，可以调节 Th1、Th17 和 Th22 途径，但其针对重度特应性皮炎的疗效尚存在争议。

3. 阿那白滞素（Anakinra） 是一种人重组 IL-1 受体拮抗剂，目前仍处于临床试验初期。

第9节　小分子药物

一、JAK 抑制剂

JAK 是一类非受体酪氨酸激酶，与底物信号转导与转录激活因子（signal transducers and activators of transcription，STAT）构成 JAK-STAT 信号通路，参与多种细胞因子的细胞内信号转导，影响细胞的增殖、分化、凋亡及免疫调节等功能。JAK 广泛分布于机体各组织和细胞中，包括 JAK1、JAK2、JAK3 和 TYK2 四个成员。不同的 JAK 可以与自身或其他 JAK 形成不同的复合物组合，细胞因子则通过其受体经 JAK-STAT 信号通路发挥生物学功能。其中，JAK1 在 IL-4、IL-13、IL-9、IL-22、IL-31 和 TSLP 等的信号转导中发挥重要作用；JAK2 参与促红细胞生成、血小板活化和骨髓造血等功能；JAK3 参与 CD8$^+$T 细胞免疫功能及 NK 细胞活性；TYK2 参与干扰素、多种白介素的免疫功能。

JAK 抑制剂（简称为 JAKi）是一类可以抑制一种或多种 JAK 活性从而阻断相应 JAK-STAT 信号通路的小分子药物。基于选择性和作用靶点不同，分为非选择性 JAK 抑制剂和选择性 JAK 抑制剂。

（一）阿布昔替尼

阿布昔替尼（Abrocitinib）是以托法替布为原型，针对特应性皮炎设计和研发的口服选择性 JAK1 抑制剂，试验证实与其他 JAK 成员（JAK2、JAK3、TYK2）相比，阿布昔替尼对 JAK1 具有高抑制活性和选择性，可调节 IL-4、IL-13 以及其他与特应性皮炎发病机制相关的细胞因子。用药后 24 h 内即可观察到一定比例的患者瘙痒显著缓解，推荐剂量为 100 mg QD；如果不能获得充分应答，考虑将剂量增加至 200 mg QD。两个剂量单药疗效均显著优于安慰剂，且有较为明显的量-效相关性，同时，阿布昔替尼联合局部治疗药物可以明显增加单纯口服治疗的疗效；在头对头研究中，阿布昔替尼与乌帕替尼在起效时间、瘙痒缓解及皮损清除方面均显著优于度普利尤单抗。同时它保留了 JAK2 相关造血信号传导道路，从而降低了中性粒细胞减少和贫血的风险。有研究发现，抑制神经元 JAK1 通路可以改善瘙痒。阿布昔替尼已经获批用于中重度成人特应性皮炎。

（二）乌帕替尼

乌帕替尼（Upadacitinib）对 JAK1 有强抑制作用，对 JAK2、JAK3 也有一定抑制活性，临床适应证范围广，除了特应性皮炎外，先后获批类风湿关节炎、强直性脊柱炎、银屑病关节炎等适应证，其在溃疡性结肠炎、克罗恩病等的临床应用也在开发中。推荐起始剂量为 15 mg QD；如果不能获得充分应答，考虑增加剂量至 30 mg QD。两个剂量单药治疗在瘙痒缓解和皮损清除方面均表现卓越，但再联合 TCS 时疗效增加并不明显。痤疮、中性粒细胞降低、贫血等发生率较高，需要关注。

（三）托法替布

托法替布（Tofacitinib）是一种小分子非选择性 JAK 抑制剂，可以直接抑制 IL-4 等细胞因子，并降低角质形成细胞中的 JAK-STAT 信号表达。其功效已在中重度斑块型银屑病的 Ⅱb 和 Ⅲ 期临床试验中得到证实。托法替尼 5 mg，每日 1 ～ 2 次，治疗特应性皮炎有效，尤其适用于合并斑秃或白癜风的患者。

（四）巴瑞替尼

巴瑞替尼（Baricitinib）是第一代口服 JAK1/2 抑制剂。它于 2018 年被美国 FDA 批准用于治疗类风湿关节炎。目前该药在欧盟、日本获批用于治疗中重度成人特应性皮炎。前期试验表明了其在特应性皮炎治疗中的有效性，但应进行更多研究以评估安全性和长期有效性。当前正在进行的试验主要集中于巴瑞替尼在儿童和青少年中的应用评估。

二、芳香烃受体调节剂

芳香烃受体（aryl hydrocarbon receptor，AhR）与皮肤屏障的维持有关，其通过控制细胞因子的表达，调控 T 细胞的分化来调节机体的固有免疫及获得性免疫应答。

Tapinarof（GSK 2894512）为外用 AhR 调节剂，通过与多种细胞的 AhR 结合，降低炎症细胞因子表达，并调节角质形成细胞中与皮肤屏障相关基因的表达。一项多中心随机双盲安慰剂对照试验，入组 247 例 12 ～ 65 岁特应性皮炎患者，外用 0.5%、1% Tapinarof 与安慰剂，每日 1 ～ 2 次，持续 12 周，结果表明 1% Tapinarof 每日 2 次组的治疗成功率明显高于对照组，且疗效持续到观察结束后 4 周；药物安全性方面，Tapinarof 组不良反应发生率较对照组高，程度为轻到中度，常见的不良反应为头痛、毛囊炎和上呼吸道感染。

三、组胺 H4 受体拮抗剂

既往研究已证实组胺 H4 受体（H4R）在炎症反应中的作用。与健康人相比，特应性皮炎患者中 H4R$^+$CD4$^+$T 细胞的表达更高。特应性皮炎患者角质形成细胞的增殖随着 H4R 的激活而增加。

JNJ-39758979 是一种选择性的口服活性 H4R 拮抗剂，可抑制健康受试者皮内注射组胺引起的瘙痒感。H4R 拮抗剂（如 JNJ-39758979）在特应性皮炎中的应用是值得关注的。尽管未达到主要终点，Ⅱa 期临床试验结果表明，JNJ-39758979 可能对特应性皮炎有益，尤其是在控制瘙痒方面。该试验仅在日本患者中进行，未来需要进一步研究其安全性和合理剂量方案。

推荐阅读　Peppers J，Paller AS，Maeda-Chubachi T，et al. A phase 2，randomized dose-finding study of tapinarof（GSK2894512 cream）for the treatment of atopic dermatitis. J Am Acad Dermatol，2019，80（1）：89-98.e3.

第 10 节　其他药物

一、甲磺司特

甲磺司特（suplatast tosilate）是选择性 Th2 细胞因子抑制剂，通过抑制 IL-4、IL-5、IL-13 等 Th2 相关的细胞因子的产生，减少 IgE 的合成，稳定肥大细胞膜，减少嗜酸性粒细胞浸润，从而同时抑制 Ⅰ 型变态反应的速发相和迟发相反应。适用于过敏性哮喘、过敏性鼻炎、特应性皮炎等 I 型变态反应性疾病的治疗。研究数据表明，甲磺司特能减少激素依赖性中重度哮喘患者的激素使用剂量，安全性好。他克莫司软膏联合甲磺司特治疗特应性皮炎可显著改善症状，同时大幅降低软膏用量，联用组大多数患者最终停用他克莫司软膏，疗效明显优于单用他克莫司软膏。

用法：口服颗粒剂，每次 100 mg，3 次 / 天。甲磺司特安全性好，不良反应出现率仅为 3.8％。多为轻微不良反应，如皮疹和胃肠道反应等。

二、大剂量免疫球蛋白静脉输注

静脉大剂量输注免疫球蛋白 0.2 ～ 0.4 g/（kg·d），可抑制免疫反应。可能与抑制 T 淋巴细胞功能，阻断补体介导的炎症，抑制 MHC I 类分子表达及阻断血管壁上 Fc 受体有关。虽然已应用于难治性特应性皮炎的成人和儿童，且治疗费用高昂，但临床研究中并未显示出显著疗效，仅作为儿童难治性特应性皮炎的最后选择。

三、γ- 干扰素

γ- 干扰素（IFN-γ）是一种细胞因子，在先天性和获得性免疫系统级联反应中起主要作用，可抑制 Th2 类 T 细胞反应，抑制病毒繁殖，阻滞肿瘤生长，促进自然杀伤细胞及吞噬细胞活性，转移及去除封闭抗体，一般用于肿瘤及病毒感染性疾病。在皮肤变态反应方面的应用还缺乏系统研究。IFN-γ 在重度特应性皮炎的临床试验中显示出疗效不一。对于其他系统疗法或光疗无反应或没有禁忌证的成年人和儿童，IFN-γ 可视为难治性特应性皮炎的替代疗法。

尚无治疗特应性皮炎的最佳推荐剂量。美国 FDA 批准适应证的剂量基于成人和儿童的体表面积，通常每周给药 3 次。IFN-γ 只能以溶液形式给予皮下注射。

四、阿利维 A 酸

阿利维 A 酸（Alitretinoin）是一种既能与类维生素 A 结合，又能与类维生素 A 受体结合的类维生素 A，具有抗炎和抗增殖作用。它在一些欧洲国家 / 地区都已获得许可用于治疗慢性手部湿疹。

在一项大型、多中心、随机、安慰剂对照的临床试验中，涉及 1032 例慢性手部湿疹患者，其中大约 1/3 可能是特应性手湿疹患者。75％的患者出现了湿疹症状的改善。高度角化的手部湿疹（49％）和掌指干燥型患者（44％）的治疗有效率高于汗疱疹样型患者（33％）。患有特应性手部湿疹的患者组尚未进行单独分析，并且该试验未评估手掌外症状。在另一项未经控制的开放研究中，有 6 名特应性皮炎且手部明显受累的患者接受了阿利维 A 酸治疗 12 周，如手部湿疹评分和 SCORAD 评分所示，试验期间手掌和掌外病变均得到改善。

由于阿利维 A 酸具有很高的致畸性，所有有生育能力的女性都必须遵守严格的节育方案。头痛是阿利维 A 酸最常见的临床副作用，尤其是在治疗的前 2 周。血脂和 TSH 升高也可能发生。

五、阿普米斯特

阿普米斯特（apremilast）是一种小分子磷酸二酯酶-4 抑制剂，已被批准用于治疗银屑病型关节炎和中重度斑块型银屑病。阻断 PDE-4 会增加细胞内腺苷单磷酸水平，从而导致促炎性细胞因子（如 IL-2，IL-5，IL-13）下调，并增加调节性细胞因子 IL-10 的产生。一项研究中重度特应性皮炎患者使用阿普米斯特效果的临床试验证明，患者的皮肤损害、瘙痒和生活质量有所改善，但是阿普米斯特用于特应性皮炎的药物开发计划已经停止。

推荐阅读 Ruzicka T，Lynde CW，Jemec GB，et al. Efficacy and safety of oral alitretinoin（9-cis retinoic acid）in patients with severe chronic hand eczema refractory to topical corticosteroids：results of a randomized，double-blind，placebo-controlled，multicentre trial. Br J Dermatol，2008，158（4）：808-817.

第 11 节　变应原特异性免疫治疗

特应性皮炎的发病与遗传和环境等因素关系密切，其中皮肤屏障功能障碍和外来变应原渗透侵入与外源性特应性皮炎的加重密切相关，皮肤屏障破坏使患者皮肤对环境变应原（尘螨、动物皮屑、草花粉等）高度易感。在急性期，变应原穿过受损的皮肤屏障，被表达高亲和力受体（Fcε RI）的朗格汉斯细胞捕获，朗格汉斯细胞可活化并分泌 IL-16，募集 CD4$^+$T 细胞到皮肤，激活 Th2 型免疫反应，启动皮肤炎症。另外，表达 Fcε RI 的炎性树突状细胞，在受到变应原 -IgE 复合物刺激后，诱导分泌 IL-12、IL-18 和 IFN-γ，导致局部免疫反应向 Th1 型转变，临床表现进入慢性期。因此环境中的变应原在疾病的急性期和慢性期都起重要作用。粉尘螨、屋尘螨等是常见的环境变应原。

变应原特异性免疫治疗（allergen-specific immunotherapy，ASIT）也称为脱敏治疗，是指应用逐渐增加剂量的明确过敏的变应原提取物对患者进行反复接触，提高患者对此类过敏原的耐受性，从而达到控制或减轻过敏症状的一种对因治疗方法。目前公认 ASIT 可以通过调节免疫机制来有效治疗 IgE 介导的过敏性疾病，该方法不仅可以改善患者症状，减少对症药物的使用，部分研究表明其还可以提供持续数年的长期临床收益，阻止变态反应疾病的自然进程，减少新发过敏原的出现。

ASIT 是目前唯一可能改变过敏性疾病自然进程的治疗方法，随着大量临床对照试验证实其在实际应用中的安全性和有效性，ASIT 已被纳入多个地区性过敏性鼻炎和支气管哮喘的诊疗指南。近年来 ASIT 越来越广泛地应用于特应性皮炎的临床治疗中，但尚需大量高证据级别的临床试验来进一步证实其有效性和安全性。

一、ASIT 的机制

ASIT 治疗特应性皮炎的免疫学机制尚未完全阐明，近年研究发现 ASIT 的免疫调节机制可能涉及以下几个方面：

1. 调节抗体应答，ASIT 治疗后变应原特异性 IgE 降低，特异性 IgG4 升高，后者不仅能阻断嗜碱性粒细胞和肥大细胞的脱颗粒，还能阻断 IgE 介导的抗原提呈给 T 细胞；

2. 诱导变应原特异性调节性 T 细胞（Treg），分泌细胞因子 IL-10、TGF-β，诱导变应原免疫耐受；

3. 近期研究发现 ASIT 治疗后，还可诱导调节性 B 细胞（Breg）、自然杀伤细胞分泌 IL-10，抑制变应原刺激后的 T 细胞活化；

4. ASIT 作用于辅助性 T 细胞，调节辅助性 T 细胞 Th1/Th2 平衡，抑制外周血、皮肤、黏膜中的 Th2 型反应；

5. 减少靶器官中的肥大细胞、嗜酸性粒细胞、嗜碱性粒细胞和 2 型固有淋巴细胞的浸润。

二、ASIT 方法

依据给药方式不同，ASIT 可分为皮下免疫治疗、舌下免疫治疗、淋巴结注射免疫治疗和经皮免疫治疗。

（一）皮下免疫治疗（subcutaneous immunotherapy，SCIT）

皮下免疫治疗是传统的免疫治疗方法，在临床上已被广泛应用，其在过敏性鼻炎、哮喘等过敏性疾病中的疗效已得到肯定。近年来科研人员对 SCIT 治疗特应性皮炎患者进行了大量独立临床观察或开放式研究，大部分研究表明对于 IgE 介导的空气变应原过敏的儿童和成人中重度特应性皮炎患者，或过敏性鼻炎和过敏性哮喘伴发特应性皮炎的患者，长期应用空气变应原（尘螨、草、花粉）SCIT 治疗是安全和有效的。对比接受常规治疗的特应性皮炎患者组，接受 SCIT 治疗至少 3 年的特应性皮炎患者组的 SCORAD 评分显著降低，病情加重次数减少，治疗后生活质量和远期疗效均有改善。

（二）舌下免疫治疗（sublingual immunotherapy，SLIT）

相较于传统的皮下注射给药方式，舌下特异性免疫治疗更为便捷，且安全性好，不良反应多为局部反应，常见于口腔或胃肠道，系统性过敏反应罕见。当前，SLIT 也越来越多地应用到特应性皮炎的治疗中。尽管既往部分非随机、非盲法研究中存在选择偏倚，其试验结果仍提示 SLIT 在治疗尘螨或其他空气变应原敏感的特应性皮炎患者中的有效性及安全性。

（三）淋巴结注射免疫治疗（intralymphatic immunotherapy，ILIT）

作为新的给药方式，淋巴结注射免疫治疗近年来逐渐受到关注。与目前常规的 ASIT 治疗方法相比，ILIT 的主要优点是治疗间隔时间长，持续时间短，使用的变应原剂量低。相比 SLIT 及 SCIT，患者的治疗依从性得以提高。关于 ILIT 的临床研究集中于过敏性鼻炎和哮喘，大部分研究肯定了 ILIT 治疗的安全性及有效性。

（四）经皮免疫治疗（epicutaneous immunotherapy，EPIT）

经皮免疫治疗是指利用激光、微针技术来增加表皮的通透性，将抗原和佐剂局部应用于皮肤，诱导机体产生系统性免疫应答。EPIT 具体机制尚未完全明确，且大多数研究基于动物模型，未来需建立更多研究来实现人体的应用。

三、整体评价

作为一种有效治疗过敏性疾病的手段，ASIT 至今已有超过百年的历史。既往研究人员进行了大量的临床观察或随机对照研究，并展开系统综述分析，大多肯定了 ASIT 治疗特应性皮炎的有效性及安全性，但是鉴于证据级别不高，仍然缺乏大样本量双盲随机对照研究支持。在特应性皮炎的治疗中，ASIT 的优势在于可以识别特定的变应原进行针对性治疗，对比常规药物治疗更有效，且停药后也有持续的远期收益。然而，由于给药方式不便、治疗周期偏长、治疗成本较高、存在副作用等原因，当前患者依从性差，临床利用率仍较低。

目前，《欧洲特应性皮炎诊疗指南》（2018 版）不推荐将 ASIT 作为特应性皮炎的一线治疗方案，对屋尘螨或草花粉过敏且接触致病变应原后有临床加重史的患者可考虑 ASIT 治疗。《中国特应性皮炎诊疗指南》（2020 版）中指出，尽管证据级别不高和研究的异质性较强，仍有较多的研究证实，尘螨 ASIT 可有效改善病情，降低疾病严重度和减少复发次数，降低患者发生气道过敏的风险，尤其是对尘螨过敏且病情严重的特应性皮炎患者，建议治疗周期大于 3 年。在临床应用中，医生需要选择合适治疗人群，评估风险／收益比，应用标准化变应原制剂，个性化精准设计 ASIT 治疗方案。目前关于 ASIT 的探索飞速进展，新的给药方案逐步得到证实和完善，多种新型免疫佐剂不断开发，能够进一步缩短治疗时间，减少过敏原使用剂量，更为有效、快速地促进免疫耐受，同时减少治疗不良反应。

推荐阅读　［1］Wollenberg A，Barbarot S，Bieber T，et al. Consensus-based European guidelines for treatment of atopic eczema（atopic dermatitis）in adults and children：part I. J Eur Acad Dermatol Venereol，2018，32（5）：657-682.

［2］顾恒，张建中. 中国特应性皮炎诊疗指南（2020 版）. 中华皮肤科杂志，2020，53（2）：81-88.

［3］Goodyear HM，Spowart K，Harper JI. 'Wet-wrap' dressings for the treatment of atopic eczema in children. Br J Dermatol，1991，125（6）：604.

［4］Wollenberg A，Barbarot S，Bieber T，et al. Consensus-based European guidelines for treatment of atopic eczema（atopic dermatitis）in adults and children：part II. J Eur Acad Dermatol Venereol，2018，32（6）：850-878.

第 12 节　特应性皮炎的治疗目标

一、特应性皮炎的达标治疗（Treat-to-Target，T2T）

特应性皮炎的达标治疗是一种评估所用治疗方案是否达到预期治疗效果的方法，从而对治疗方案进行及时、动态的调整。2021 年 1 月，《特应性皮炎达标治疗：成人中重度特应性皮炎系统治疗核心决策框架国际共识》发布，提出了基于中重度特应性皮炎患者病情特点和需求的治疗目标，并将治疗目标采用多维度病情评估工具进行分解和量化，强调基于定期随访评估对治疗方案进行动态调整。评估工具包括：①患者总体评估（patient self-reported global assessment of disease severity，PtGA）；②病情评估指标：EASI、SCORAD、DLQI、POEM、瘙痒峰值 NRS 评分。该共识对于每一个工具，提出了 2 个评估时间节点：初始可接受目标在 3 个月时达到，最佳治疗目标在 6 个月时达到，见图 13-1。达到 PtGA 的目标同时达到至少 1 个病情评估指标应考虑继续治疗；PtGA 和病情评估指标均未达到则提示需调整治疗方案；如果只实现了一组结果目标（即仅 PtGA 或仅病情评

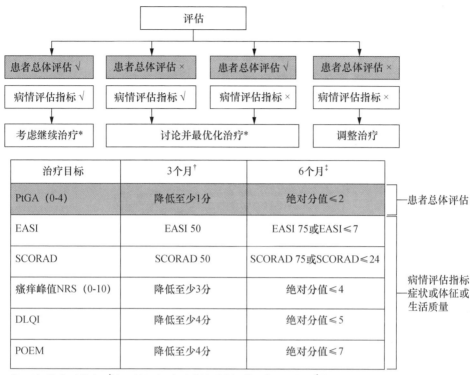

治疗目标	3个月[†]	6个月[‡]	
PtGA（0-4）	降低至少1分	绝对分值≤2	患者总体评估
EASI	EASI 50	EASI 75或EASI≤7	
SCORAD	SCORAD 50	SCORAD 75或SCORAD≤24	
瘙痒峰值NRS（0-10）	降低至少3分	绝对分值≤4	病情评估指标症状或体征或生活质量
DLQI	降低至少4分	绝对分值≤5	
POEM	降低至少4分	绝对分值≤7	

注：*如治疗可耐受；[†]表示最迟在3个月内达到的初始可接受目标；[‡]表示在6个月内达到的最佳治疗目标

图 13-1　成人中重度特应性皮炎系统治疗核心决策框架国际共识

估指标），则建议医患共同讨论继续目前治疗还是调整治疗方案。所有的决定都应基于治疗的安全性和耐受性。

我国赵作涛等在此基础上提出了专家指导建议，将系统治疗的短期目标分解为：① 2 周瘙痒缓解；② 4 ～ 12 周瘙痒、皮损及生活质量持续改善。将系统治疗的长期目标设定为 6 ～ 12 个月，包括瘙痒、皮损及生活质量持续改善和长期控制。

二、特应性皮炎控制工具（atopic dermatitis control tool，ADCT）

特应性皮炎控制工具是一种全面评价患者所感知的对于特应性皮炎控制的工具，评估过去 1 周内与特应性皮炎相关的 6 种症状及影响。ADCT 评分的计算方法：每道题 0 ～ 4 分，所有 6 道题的得分总数构成 ADCT 总评分，最低得分0分，最高得分24分。ADCT 评分的解读：ADCT 总分≥7分，或任一题目的答案落在表格灰色部分提示疾病控制不佳；ADCT 分值降低≥5分提示疾病控制得到改善；增加≥5分提示疾病控制不佳。

表 13-1　ADCT 评价问题

问题	评分				
1.过去一周，你如何评价 AD 相关症状?	（没有） 0分	（轻度） 1分	（中度） 2分	（重度） 3分	（极重度） 4分
2.过去一周，你有几天因为 AD 引起瘙痒?	（没有） 0分	（1～2天） 1分	（3～4天） 2分	（5～6天） 3分	（每天） 4分
3.过去一周，AD 对你造成怎样的困扰?	（没有） 0分	（一点点） 1分	（一般） 2分	（非常） 3分	（极其） 4分
4.过去一周，因为 AD 你有几个晚上出现入睡困难或失眠?	（没有） 0分	（1～2晚） 1分	（3～4晚） 2分	（5～6晚） 3分	（每晚） 4分
5.过去一周，AD 给你的日常活动带来怎样的影响?	（没有） 0分	（一点点） 1分	（一般） 2分	（一些） 3分	（极其） 4分
6.过去一周，AD 给你的心情或情绪带来怎样的影响?	（没有） 0分	（一点点） 1分	（一般） 2分	（一些） 3分	（极其） 4分

AD，特应性皮炎

推荐阅读　[1] De Bruin-Weller M, Biedermann T, Bissonnette R, et al. Treat-to-Target in Atopic Dermatitis: An International Consensus on a Set of Core Decision Points for Systemic Therapies. Acta Derm Venereol, 2021, 101（2）: adv00402.

[2] 赵作涛，高兴华. 中重度特应性皮炎系统药物达标治疗专家指导建议. 中国皮肤性病学杂志, 2022, 36（8）: 855-864.

[3] Pariser DM, Simpson EL, Gadkari A, et al.Evaluating patient-perceived control of atopic dermatitis: design, validation, and scoring of the Atopic Dermatitis Control Tool（ADCT）. Curr Med Res Opin, 2020, 36（3）: 367-376.

[4] Simpson E, Eckert L, Gadkari A, et al. Validation of the Atopic Dermatitis Control Tool（ADCT©）using a longitudinal survey of biologic-treated patients with atopic dermatitis. BMC Dermatol, 2019, 19（1）: 15.

第 14 章
特应性皮炎抗微生物治疗

一、皮肤微生态

随着对特应性皮炎与皮肤微生态研究的不断深入，目前认为特应性皮炎病情加重与共生皮肤微生物群的组成和动态变化有关。基线 Shannon 多样性（兼顾样本物种丰富度和均匀度）与特应性皮炎严重程度呈负相关。金黄色葡萄球菌通过多种致病因子导致特应性皮炎的发生，其中包括毒素直接作用、蛋白酶、变态反应、超抗原等，后者通过激活白介素介导的 T 细胞免疫应答来促进炎症反应。虽然金黄色葡萄球菌的致炎作用是明确的，但了解其如何与皮肤共生菌群相互作用具有非常重要的临床意义。轻度特应性皮炎患者中，金黄色葡萄球菌似乎并不占主导；这种情况下，表皮葡萄球菌更具优势，表明凝固酶阴性葡萄球菌与金黄色葡萄球菌之间存在拮抗关系。皮肤微生态中许多组分可以将甘油代谢为抗菌化合物，从而抑制金黄色葡萄球菌的生长。

目前对特应性皮炎患者的治疗包括使用保湿剂、抗炎药物、抗组胺药物、度普利尤单抗（dupilumab）等生物制剂以及局部或全身抗菌治疗来修复和保护皮肤屏障。由于这些治疗方法对某些患者疗效不佳或存在副作用，近年来关于特应性皮炎的研究集中在调节微生态的临床应用上，开发多种多样的抗微生物手段，如益生菌正被研究用于治疗这类皮肤疾病。虽然局部益生菌治疗特应性皮炎的研究仍处于早期阶段，但许多试验迄今已显示出积极的结果。

推荐阅读　[1] Geoghegan JA，Irvine AD，Foster TJ. Staphylococcus aureus and atopic dermatitis：a complex and evolving relationship. Trends Microbiol，2018，26（6）：484-497.

[2] Alomar A.Can microbial superantigens influence atopic dermatitis flares?. Chem Immunol Allergy，2012，96：73-76.

[3] Byrd AL，Deming C，Cassidy SKB，et al. Staphylococcus aureus and Staphylococcus epidermidis strain diversity underlying pediatric atopic dermatitis. Sci Transl Med，2017，9（397）：1-13.

[4] Nakatsuji T，Chen TH，Narala S，et al. Antimicrobials from human skin commensal bacteria protect against and are deficient in atopic dermatitis. Sci Transl Med，2017，9（378）：S205-S206.

[5] Lopes EG，Moreira DA，Gullón P，et al. Topical application of probiotics in skin：adhesion，antimicrobial and antibiofilm in vitro assays. J Appl Microbiol，2017，122（2）：450-461.

第 2 节　含微生物保湿剂

一、保湿剂概述

皮肤保湿是特应性皮炎患者管理的关键，建议每天至少使用 2 次保湿剂润肤。最好在沐浴后立即使用保湿剂。通常首选含水量低的浓稠乳膏或含水量为零的软膏（例如凡士林），因为它们可以更好地防止皮肤水分蒸发及干燥。虽然乳液不如浓稠的乳膏和软膏有效，但乳液也可以作为替代品。

特应性皮炎患者的皮肤缺乏足够的角质层脂质（尤其是神经酰胺）和"天然保湿因子"（由聚丝蛋白分解产生的吸湿性氨基酸混合物），因此含有这些成分的保湿剂可能会有帮助。在美国，有多种处方保湿剂含有改善皮肤屏障功能的多种成分，但价格昂贵。一项随机试验表明，它们的功效并不优于非处方保湿剂。2017 年有学者对 77 项研究进行了系统评价，这些研究共纳入 6603 名受试者（平均年龄 19 岁），其中大多数为轻中度湿疹。根据医生和患者的评估，与不使用保湿剂相比，使用任何保湿剂都可以减少湿疹的严重程度和瘙痒感，减少病情发作，并减少外用糖皮质激素的用量。在 3 项研究中发现含有甘草次酸（一种天然抗炎剂）的保湿剂对湿疹的疗效是赋形剂的 4 倍。两项研究发现外用含尿素的保湿剂的患者比对照组更易于得到皮肤改善。3 项研究评估了含甘油的保湿剂的效果，并与赋形剂或安慰剂对照，发现甘油组中有更多患者得到皮肤改善。4 项研究评估了燕麦保湿剂的作用，其中一项研究发现燕麦保湿剂可减少湿疹发作次数，2 项研究发现燕麦保湿剂可减少外用糖皮质激素用量。

二、含微生物成分的保湿剂

Di Marzio 等研究了含有嗜热链球菌（*Streptococcus* thermophilus）的乳膏对特应性皮炎患者角质层中神经酰胺水平的影响。11 名特应性皮炎患者前臂应用含有嗜热链球菌的乳膏 2 周后，皮肤神经酰胺水平显著升高，这可能是由于鞘磷脂被细菌鞘磷脂酶水解所致。患者在红斑、鳞屑和瘙痒方面也有改善。

一项包括 75 名特应性皮炎患者（年龄 6～70 岁）的前瞻性、双盲、安慰剂对照临床研究中，受试者随机接受含 5％非致病性丝状透明颤菌（*Vitreoscilla* filiformis）溶解物的乳膏或基质乳膏治疗 30 天。研究结果提示接受丝状透明颤菌裂解液组在特应性皮炎症状上有显著改善，部分原因可能是金黄色葡萄球菌减少，但更可能是与皮肤相关免疫应答的直接免疫调节作用有关。金黄色葡萄球菌在特应性皮炎患者皮肤微生物群中占主导地位，细菌负荷与疾病严重程度相关。

一项研究探索了含有热处理益生菌约氏乳杆菌（*Lactobacillus* johnsonii）NCC533 的洗液对特应性皮炎患者金黄色葡萄球菌定植的影响，结果表明使用该洗液 3 周可以控制金黄色葡萄球菌的定植，并与局部临床症状改善（根据 SCORAD 评分）相关。

初步研究发现黏膜玫瑰单胞菌（*Roseomonas* mucosa）治疗特应性皮炎有效，可显著改善病情，减少局部糖皮质激素用量，降低金黄色葡萄球菌负荷，无不良反应或并发症。

推荐阅读　［1］Miller DW, Koch SB, Yentzer BA, et al. An over-the-counter moisturizer is as clinically effective as, and more cost-effective than, prescription barrier creams in the treatment of children with mild-to-moderate atopic dermatitis: a randomized, controlled trial. J Drugs Dermatol, 2011, 10（5）: 531-537.
［2］Di Marzio L, Centi C, Cinque B, et al. Effect of the lactic acid bacterium Streptococcus thermophilus on stratum corneum ceramide levels and signs and symptoms of atopic dermatitis patients. Exp Dermatol, 2003, 12（5）: 615-620.

[3] Gueniche A, Knaudt B, Schuck E, et al. Effects of nonpathogenic gram-negative bacterium Vitreoscilla filiformis lysate on atopic dermatitis: a prospective, randomized, double-blind, placebo-controlled clinical study. Br J Dermatol, 2008, 159（6）: 1357-1363.

[4] Blanchet-Réthoré S, Bourdès V, Mercenier A, et al. Effect of a lotion containing the heat-treated probiotic strain NCC 533 on colonization in atopic dermatitis. Clin Cosmet Investig Dermatol, 2017, 10: 249-257.

第 3 节　抗菌织物

服装织物可以诱发特应性皮炎发作，也可以起到防病、治病的作用。市面上有一些服装织物，据称有抗菌作用，可减少皮肤表面金黄色葡萄球菌的定植，从而降低特应性皮炎的发生率。有些抗菌织物是将金属银或银化合物添加到合成纤维中，还有些采用锌或季铵盐作为抗菌剂。多项临床试验应用抗菌织物治疗特应性皮炎，多数显示客观 SCORAD 评分得到改善，患者主观症状减轻。但是一项 meta 分析表明这些临床试验的证据等级偏低，未来仍需试验设计更佳、随访时间更长的临床研究。

尽管许多在体随机对照试验（randomized controlled trial，RCT）观察到应用功能性抗菌织物后，特应性皮炎皮损区金黄色葡萄球菌定植减少，但仍不能排除该情况存在非抗菌机制的作用。Nakatsuji 等的研究显示，将人类皮肤共生菌（如表皮葡萄球菌）重新应用于特应性皮炎患者，可以有效抵抗金黄色葡萄球菌的定植，这很有可能是通过分泌抗菌肽实现的。这项研究结果证实了皮肤微生态的自我调节能力，同时开辟了全新的治疗领域，例如分泌细胞外丝氨酸蛋白酶（Esp）的表皮葡萄球菌可减轻特应性皮炎的症状。

此外，抗菌织物可能通过增强局部药物活性来调节皮肤微生态，换言之，通过延长药物作用时间或单纯通过减少刮擦和搔抓，而不是固有抗菌活性来实现，如羊毛织物。另一项研究表明丝绸织物没有表现出任何抗菌作用，却吸收了大量保湿剂。针对 300 名中重度特应性皮炎患儿的 RCT 结果显示，在标准化特应性皮炎皮肤护理中增加丝绸织物的应用不太可能改善特应性皮炎的严重程度，也不具有成本效益。

推荐阅读 Nakatsuji T，Chen TH，Narala S，et al. Antimicrobials from human skin commensal bacteria protect against and are deficient in atopic dermatitis. Sci Transl Med，2017，9（378）：S205-S206.

第 4 节　防腐抗菌剂

一、总论

局部用防腐剂是抗生素的替代治疗，可以降低特应性皮炎患者皮肤表面的金黄色葡萄球菌水平。与抗生素相比，防腐剂的主要优势在于其诱导细菌耐药的可能性较低，很少引起迟发型超敏反应，并且可根据个人需求提供多种选择。常见的防腐剂包括次氯酸钠、三氯生、高锰酸钾和氯己定。

金黄色葡萄球菌反复感染导致的疾病加重需要抗生素和防腐剂治疗。该治疗的有效性已得到公认，但是相关的高质量科研数据很少。防腐剂洗浴可以减少结痂和细菌负荷。针对易反复感染的特应性皮炎儿童，短期应用防腐剂，如三氯生或氯己定，可作为辅助治疗减少细菌负荷。保湿剂中添加 1％～ 2％的三氯生或 0.5％～ 1％的氯己定可用于每日全身或患处涂抹，或者每周 2 次防腐剂沐浴。尽管这方面的高质量临床研究数据尚不充分。

另外，众所周知，局部使用保湿剂可以改善炎性皮肤疾病，特别是在皮肤干燥和瘙痒的情况下。将保湿剂与糖皮质激素同时使用可使后者的使用频率降低或剂量减少。对于细菌感染引起的特应性皮炎发作，防腐剂和保湿剂的组合具有双重治疗作用。

二、次氯酸钠

体外和体内试验均已证实了次氯酸钠的抗葡萄球菌（包括耐甲氧西林的金黄色葡萄球菌）活性，浓度低至 0.005％的次氯酸钠安全有效。它的抗微生物作用可能是由于其引起不可逆的细菌蛋白聚集。传统漂白浴的浓度范围在 0.005％～ 0.009％。与其他防腐剂相比，次氯酸钠具有更好的耐受性，易于获取且价格便宜。

一项预试验评估了含有 0.0061％次氯酸钠的清洁沐浴液对 18 例临床无感染迹象、皮损细菌培养提示金黄色葡萄球菌阳性的中重度特应性皮炎患儿的疗效。患儿每周洗 3 次，连续 12 周，同时继续维持其原有的个体化治疗方案。使用研究者总体评估（IGA）得分和受累体表面积（BSA）百分比来评价临床疗效，并通过调查问卷来了解患儿家长满意度。研究结果表明上述疗效指标以及细菌数量均显著下降，并且该剂型的接受度和耐受度均高于传统漂白浴。未来仍需大样本随机对照来证实次氯酸钠沐浴液的临床疗效。

一项为期 2 个月的前瞻性、随机、双盲、安慰剂对照研究评估了 0.005％的次氯酸钠浴在 36 例 2 ～ 30 岁无临床感染迹象的中重度特应性皮炎患者中的疗效。将 100 ml 的 5％次氯酸钠（漂白剂治疗组）或蒸馏水（安慰剂组）加入到 100 L 水中，予患者颈部以下浸泡 10 min，每周 2 次，持续 2 个月。然后用自来水冲洗，并允许其维持局部抗炎和润肤的个性化治疗。在治疗的基线、第 2 周、第 4 周和第 8 周（结束）进行随访。研究结果表明，该治疗 1 个月起效，患者耐受性良好。治疗组在治疗 1 个月和 2 个月时 EASI 评分显著降低（$p < 0.001$）。治疗组的金黄色葡萄球菌密度和菌落计数随时间推移下降，尽管这与对照组的差异不具有统计学意义。另一项关于漂白剂浴的研究也有类似发现，这表明特应性皮炎的临床缓解不需要彻底根除金黄色葡萄球菌。未来还需要进一步评估金黄色葡萄球菌的菌落等级与特应性皮炎临床严重程度之间的关系。

稀释的次氯酸钠在体外具有杀菌作用，持续性定植或可能反映了来自未暴露于防腐剂的部位（如鼻孔）或家庭中病菌携带者的重新定植。疾病的改善不仅与金黄色葡萄球菌的菌落减少有关，也可能反映了皮肤菌群的变化。

三、三氯生

一项随机双盲 RCT 评估了含 1％三氯生的保湿剂对 60 例轻中度无临床感染迹象的特应性皮炎的疗效。与对照组相比，治疗组在治疗 14 天时，患者 SCORAD 评分明显降低，且含 1％三氯生的保湿剂在 27 天的治疗期内被证实安全、有效且易于接受。不良反应包括外用后局部刺痛，但可自行缓解。此外，该研究发现，治疗组的外用糖皮质激素用量也较对照组更少，提示含 1% 三氯生的保湿剂具有糖皮质激素协同效应。有人提出应用抗菌药物可减少金黄色葡萄球菌的数量，抑制金黄色葡萄球菌肠毒素诱导的糖皮质激素抵抗。未来仍需要长期、高质量研究来评估金黄色葡萄球菌数量减少与抗生素之间的关系，其对糖皮质激素用量和效能的影响，以及如何影响临床结局。

四、氯己定、高锰酸钾

一项研究评估了 20 位特应性皮炎患者外用氯己定或高锰酸钾治疗的效果，研究发现两组治疗后临床症状均有改善，但无显著性差异。氯己定组金黄色葡萄球菌菌落密度下降大于高锰酸钾组，但无显著性差异。氯己定常用浓度为 0.5%～2%，有剂量依赖性的神经毒性，婴幼儿不可使用，眼周、口周、耳周不可使用。高锰酸钾常用 1∶10 000 溶液，注意若结晶未完全溶解可能引起皮肤灼伤。

五、其他

日本一项病例对照研究纳入了 150 例无临床感染迹象的特应性皮炎患者（最终完成研究者 119 例）。治疗组患者外用 10% 聚维酮碘治疗（面积 $< 100\ cm^2$），每日 1 次，共 14 天，每次用药后 2 min 即用肥皂清洗。非治疗组患者选定区域（面积 $< 100\ cm^2$）每日用肥皂清洗 1 次。结果发现起始菌落密度 > 1000 个菌落 $/10\ cm^2$ 的患者在外用聚维酮碘治疗后，金黄色葡萄球菌菌落密度下降 10～100 倍，红斑及渗出均较非治疗组显著好转。聚维酮碘常用 1∶1000 水溶液，高浓度外用或用于开放性伤口时吸收增加，不能用于甲状腺功能障碍患者。

另有研究显示酸性电解质溶液、硝酸银、聚己双胍、品红、氯碘羟喹等杀菌药物治疗特应性皮炎有效。硝酸银常用 1∶1000 水溶液，大面积使用可能引起低氯血症、正铁血红蛋白血症。聚己双胍常用浓度为 0.2%，不用于间擦部位，仅用于非间擦部位湿敷，高浓度外用时吸收增加。品红含芳香胺，常用浓度为 0.5％，其酒精溶液可能有刺激性。氯碘羟喹常用浓度为 0.5％～2％，有剂量依赖性的神经毒性，婴儿或幼儿不可使用。

抗感染沐浴治疗也是一种选择。丹麦常见一种"红色沐浴治疗"，即每天用 10 g 结晶高锰酸钾进行盆浴，儿童用量为每升水加 3％高锰酸钾溶液 10 ml。但该沐浴方法可能会使全身染色，不易坚持。用 0.05％氯己定进行沐浴则可避免此类问题。

推荐阅读　［1］Ryan C，Shaw RE，Cockerell CJ，et al. Novel sodium hypochlorite cleanser shows clinical response and excellent acceptability in the treatment of atopic dermatitis. Pediatr Dermatol，2013，30（3）：308-315.

［2］Wong SM，Ng TG，Baba R. Efficacy and safety of sodium hypochlorite（bleach）baths in patients with moderate to severe atopic dermatitis in Malaysia. J Dermatol，2013，40（11）：874-880.

［3］Tan WP，Suresh S，Tey HL，et al. A randomized double-blind controlled trial to compare a triclosan-containing emollient with vehicle for the treatment of atopic dermatitis. Clin Exp Dermatol，2010，35（4）：e109-112.

［4］Stalder JF，Fleury M，Sourisse M，et al. Comparative effects of two topical antiseptics（chlorhexidine vs KMn04）on bacterial skin flora in atopic dermatitis. Acta Derm Venereol Suppl（Stockh），1992，176：132-134.

［5］Akiyama H，Tada J，Toi J，et al. Changes in Staphylococcus aureus density and lesion severity after topical application of povidone-iodine in cases of atopic dermatitis. J Dermatol Sci，1997，16（1）：23-30.

［6］BIRT AR. Drugs for eczema of children. Can Med Assoc J，1964，90（11）：693-694.

第5节　抗细菌药物

一、常见皮肤感染

特应性皮炎患者常常继发细菌感染，最常由金黄色葡萄球菌导致，其临床表现包括脓疱、蜜色痂、皮炎加重或治疗无效等，也可以是链球菌感染，皮损更容易发红、糜烂。金黄色葡萄球菌是特应性皮炎患者常见的皮肤定植菌。一篇纳入 95 项观察性研究的 meta 分析表明，70％的特应性皮炎患者在皮损处可检出金黄色葡萄球菌，39％的患者在非病损皮肤处可检出金黄色葡萄球菌。然而，在没有明显临床感染迹象的患者中，葡萄球菌定植对疾病严重程度的影响仍不清楚，不过多重证据表明大量定植与湿疹严重程度确实相关。针对轻度或重度特应性皮炎患者的研究数据分析发现，轻度特应性皮炎患者的金黄色葡萄球菌定植率为 43％，而重度患者为 83％。

二、临床感染

由于特应性皮炎患者的皮肤普遍存在金黄色葡萄球菌定植，因此不推荐常规取皮肤拭子进行细菌培养。然而，如果感染复发、感染经治疗无效、担心存在抗生素耐药或临床怀疑存在罕见微生物感染，皮肤拭子和鼻拭子有一定帮助。

对于局部感染的患者，建议外用莫匹罗星、夫西地酸、多黏菌素、新霉素等。2％莫匹罗星乳膏，一日 2 次，持续 1～2 周。应避免长期外用抗生素，因为有引起细菌耐药的风险。对于广泛感染的患者，建议采用头孢菌素类药物或者耐青霉素酶的青霉素类药物口服治疗。口服抗生素应持续 2 周。

三、无明显临床感染的皮肤

多项观察结果表明，在没有明确临床感染的特应性皮炎患者中，金黄色葡萄球菌的表皮密度与湿疹严重程度或发作频率存在关联。由于 6％的次氯酸钠溶液（液态氯漂白剂）可有效抑制金黄色葡萄球菌，包括耐甲氧西林金黄色葡萄球菌，已提出将稀释的漂白剂浴作为临床感染发作间期局部治疗的辅助手段，以降低皮肤金黄色葡萄球菌负荷并改善症状，具体方法是向注满微温水的浴缸（150 L）加入 120 ml 6％的漂白剂，或者向 4 L 的微温水中加入半茶匙漂白剂。

然而，评估漂白剂浴对特应性皮炎疗效的研究很少且结果不一。一篇 meta 分析纳入了 4 项小型随机试验共 116 例受试者，4 周时根据 EASI 和受累体表面积评估疗效，结果发现漂白剂浴并未显示出比自来水浴更有效。所有试验均允许使用润肤剂和外用糖皮质激素。这 4 项试验中有 3 项还发现，漂白剂浴和正常洗浴后金黄色葡萄球菌的密度均降低，两组之间的差异没有统计学意义。此外，该 meta 分析所纳入的一项试验发现，在减少中重度特应性皮炎患儿的皮肤细菌定植方面，在外用糖皮质激素的基础上加用漂白剂浴并不比单用糖皮质激素更有效。这篇 meta 分析的结果表明，洗浴本身（加或不加漂白剂）可能对减少金黄色葡萄球菌皮肤定植和改善症状有效。但由于漂白剂浴较为便宜、耐受性良好且无不良反应，仍建议对有临床感染的频繁发作患者使用这种方法。

其他外用抗菌剂或者口服 / 外用抗生素对减轻皮炎的疗效尚不确定。多种临床研究发现抗菌制剂联合抗炎药物治疗湿疹皮炎，包括特应性皮炎的疗效优于单纯抗炎药物，但是尚有争议。一项系统评价发现，尚无足够的证据推荐在无临床感染的情况下口服抗生素治疗特应性皮炎。外用抗生素或抗菌剂可减少特应性皮炎患者的金黄色葡萄球菌定植，但不能就此认为这些药物联合外用糖皮质激素比单独外用糖皮质激素更有效。不过，该系统评价主要基于证据等级不高的研究，因此不能明确排除抗生素治疗对无显性感染患者的作用。

推荐阅读　[1] Totté JE，van der Feltz WT，Hennekam M，et al. Prevalence and odds of Staphylococcus aureus carriage in atopic dermatitis：a systematic review and meta-analysis. Br J Dermatol，2016，175（4）：687.

[2] Chopra R，Vakharia PP，Sacotte R，et al. Efficacy of bleach baths in reducing severity of atopic dermatitis：A systematic review and meta-analysis. Ann Allergy Asthma Immunol，2017，119（5）：435-440.

第6节　抗病毒药物

皮损感染单纯疱疹病毒的特应性皮炎患者（称为疱疹样湿疹或 Kaposi 水痘样疹）应立即口服抗病毒药物治疗。查体可见皮肤穿凿样（punched-out）糜烂、出血性结痂和（或）水疱。受累皮肤可能有瘙痒或疼痛，皮损可能分布广泛。对口服抗生素无反应的患者应考虑这种诊断。已报道过致命性播散病例，严重病例可能需要静脉抗病毒治疗。

第7节　抗真菌药物

皮肤癣菌感染在特应性皮炎患者中常见，可口服或外用抗真菌药物治疗。另外，糠秕马拉色菌（*Malassezia furfur*，属于正常皮肤菌群）也

可能是头 / 颈部特应性皮炎的加重因素。据报道，这些患者的马拉色菌（Malassezia）特异性 IgE 水平升高。抗真菌治疗可能使患者获得改善。

推荐阅读　［1］Blanchet-Réthoré S，Bourdès V，Mercenier A，et al. Effect of a lotion containing the heat-treated probiotic strain NCC 533 on colonization in atopic dermatitis. Clin Cosmet Investig Dermatol，2017，10：249-257.

［2］Myles IA，Earland NJ，Anderson ED，et al. First-in-human topical microbiome transplantation with Roseomonas mucosa for atopic dermatitis. JCI Insight，2018，3（9）：e120608.

［3］Simpson EL，Villarreal M，Jepson B，et al. Patients with Atopic Dermatitis Colonized with Staphylococcus aureus Have a Distinct Phenotype and Endotype. J Invest Dermatol，2018，138（10）：2224-2233.

［4］Alsterholm M，Strömbeck L，Ljung A，et al. Variation in Staphylococcus aureus Colonization in Relation to Disease Severity in Adults with Atopic Dermatitis during a Five-month Follow-up. Acta Derm Venereol，2017，97（7）：802-807.

第 15 章
特应性皮炎的预后

第 1 节　预后的概念及判断标准

一、预后的概念及重要性

疾病的预后（prognosis）或结局（outcome）是指某个疾病的可能结果，对疾病预后的准确判断对于患者的信心提升及治疗方案选择非常重要。目前很多人认为特应性皮炎是一种慢性复发性瘙痒性炎症性皮肤病，是在一定遗传因素背景下，环境因素综合作用的结果，因此不能治愈。其原因有二：首先遗传是终生性的，所以不可以治愈；其次，如果伴发变态反应，变态反应也是终身性的，不能治愈，因此特应性皮炎不能治愈。但是，遗传和过敏并不见于所有特应性皮炎患者，而且过敏也不一定是终生不变。特应性皮炎遗传因素复杂，高 IgE 倾向，易伴发哮喘、过敏性鼻炎，很多因素可激发特应性皮炎并影响其病程，包括食物、微生物、刺激物、气源性变应原、季节性温度变化及心理因素等。因此了解其预后是非常重要的。

二、预后的判断标准

特应性皮炎预后评估主要有以下方式：

1. 根据特应性皮炎的诊断标准，在随访时以体检为准。痊愈为皮损完全消退 1 年以上，且在随访期内无复发者；好转为皮损范围减少 70% 以上；其余为疾病持续。

2. 问卷随访者在随访之前的 12 个月内有特应性皮炎症状者，为持续性特应性皮炎；如无症状，则为特应性皮炎已痊愈。

第 2 节　特应性皮炎的预后

一、国际研究现状

　　Wuthrich B. 研究了儿童期和青春期特应性皮炎预后情况。共 121 例患者，自婴儿时期就开始有特应性皮炎。在患者平均年龄 15 岁（儿童期）和 23.5 岁（青春期）时分别进行两次随访。结果：在儿童期后 11％的特应性皮炎症状消失且不复发；在青春期后，25％的特应性皮炎症状消失且不复发。在青春期时有 63％的患者具有症状，而其中 32％的患者为慢性连续性病程。大约 20％特应性皮炎患者在儿童期症状消失而在青春期会复发。以往研究在儿童期的慢性特应性皮炎或者少年期的复发性特应性皮炎有持续数年的趋势。

　　Illi 等研究发现，2 岁前发病的特应性皮炎患者中，43.2％能在 3 岁前完全缓解，38.3％呈间断发作。韩国学者 Chung 对 597 名 1 岁以内发病的特应性皮炎患者进行随访研究，其中 422 例患者完全缓解，平均治愈时长为 29.6 个月；149 例间断发作，仅有 26 例（4.4％）为长期持续状态。美国的 Horwitz 对其工作医院 5～18 岁特应性皮炎患者的病例记录进行回溯发现，177 例患者中，44 例（24.9％）为好转消退状态，133 例（75.1％）无好转。意大利的 Ricci 等研究发现，在 6～36 个月的儿童特应性皮炎患者中，60.5％能够完全消退。在泰国，一项纳入 205 名儿童特应性皮炎患者的研究发现，在平均 5.2 年的随访时长中，102 名患者症状完全消失，而出现症状完全消失时，平均年龄 3.5 岁。

　　Lammintausta K 研究了成人早期特应性皮炎预后情况，对 801 例年龄 22～41 岁的患者进行随访。结果显示儿童时期发病的特应性皮炎患者，症状轻至中度的预后较好；症状严重且预后不良者大约 2/3 伴发手部皮炎；特应性皮炎的症状随患者年龄增加而减轻。Sandstrom MH 研究了 922 例成人期特应性皮炎的预后情况，患者发病年龄为 20～57 岁，在发病后 25～38 年时进行随访。结果显示：59％的特应性皮炎为持续性；41％特应性皮炎已痊愈；男女之间无性别差异。

2016 年发表的一项系统分析包括 45 项来自 15 个国家的研究，共纳入 110 651 例患者，结果显示，在诊断后 8 年内，80％的患者病情缓解，持续 20 年的少于 5％，提示儿童特应性皮炎多数在成年时缓解。

二、我国研究现状

在我国，近些年来，关于特应性皮炎预后的研究逐渐增多。我国台湾学者的一项研究发现，在 1404 名 2 岁以内发病的儿童特应性皮炎患者中，19.4％疾病持续时间在 1 年以内，48.7％在 4 年以内。随访 14 年内近 70％的患者最终能够缓解。张珍等研究发现，早发型特应性皮炎患者，到 5 岁时，完全消退的患者比例达 67.3％，6 岁时，完全消退的比例为 77％。Wan 等在 2019 的研究中，对 8000 余名 17 岁以内发病的特应性皮炎患者进行为期 10 年的随访，发现特应性皮炎完全控制的比例为 16％，良好控制为 50.2％，有限控制为 28.6％，未控制为 5.2％。

魏明辉等人研究了 423 例特应性皮炎患者，随访期 1～19 年。结果显示：特应性皮炎痊愈者 127 例，占总数的 30.02％；皮炎好转者 120 例，占 28.37％；未愈者 176 例，占 41.61％。痊愈者中痊愈时间 5 年以上者共 87 例，占痊愈总数的 68.50％。在随访过程中，皮炎消退持续 1 年以上、后又复发者 67 例，占 15.84％，皮损停发时间 1～25 年，平均 8.7 年。

综上所述，特应性皮炎患者的预后良好，根据目前研究发现，大多数在生命早期发病的患者在青春期前后就出现病情的缓解或减退。然而目前的研究发现有许多因素影响其病程及预后，关于特应性皮炎的预后，仍需进一步的研究。

推荐阅读 ［1］Wüthrich B，Schudel P. Die neurodermitis atopica nach dem Kleinkindesalter—Eine katamnestische Untersuchung anhand von 121 Fällen［Atopic neurodermatitis after childhood stage；follow-up study of 121 cases］. Z Hautkr，1983，58（14）：1013-1023.

［2］Illi S，von Mutius E，Lau S，et al. Multicenter Allergy Study Group. The natural course of atopic dermatitis from birth to age 7 years and the association with asthma. J Allergy Clin Immunol. 2004，113（5）：925-931.

［3］Chung Y，Kwon JH，Kim J，et al. Retrospective analysis of the natural history of atopic dermatitis occurring in the first year of life in Korean children. J Korean Med Sci. 2012，27（7）：723-728.

［4］Horwitz AA，Hossain J，Yousef E. Correlates of outcome for atopic dermatitis. Ann Allergy Asthma Immunol. 2009，103（2）：146-151.

［5］Lammintausta K，Kalimo K，Raitala R，et al. Prognosis of atopic dermatitis. A prospective study in early adulthood. Int J Dermatol. 1991，30（8）：563-568.

［6］Sandström MH，Faergemann J. Prognosis and prognostic factors in adult patients with atopic dermatitis：a long-term follow-up questionnaire study. Br J Dermatol. 2004，150（1）：103-110.

［7］Kim JP，Chao LX，Simpson EL，et al. Persistence of atopic dermatitis（AD）：A systematic review and meta-analysis. J Am Acad Dermatol，2016，75（4）：681-687.

［8］Hua TC，Hwang CY，Chen YJ，et al. The natural course of early-onset atopic dermatitis in Taiwan：a population-based cohort study. Br J Dermatol，2014，170（1）：130-135.

［9］张珍. 早年发病的特应性皮炎患者的随访及预后影响因素分析. 上海：上海交通大学，2015.

［10］Wan J，Mitra N，Hoffstad OJ，et al. Longitudinal atopic dermatitis control and persistence vary with timing of disease onset in children：A cohort study. J Am Acad Dermatol，2019，81（6）：1292-1299.

［11］魏明辉，余碧娥，康克非. 423 例遗传过敏性皮炎患者的预后研究. 中华皮肤科杂志，1998，31（1）：25-27.

第 3 节　影响特应性皮炎预后的因素

一、遗传因素

遗传是特应性皮炎发生的重要因素，目前多个国家的多项研究均证实，特应性皮炎及其他特应性疾病家族史是特应性皮炎发生的危险因素，父母存在特应性皮炎及相关病史，其后代患特应性皮炎的风险更高。

（一）特应性

Peters 等的研究发现，特应性皮炎病情的维持与父母情况存在相关性，父母存在特应性皮炎或者过敏结膜炎，均会升高后代特应性皮炎病情长期维持的风险（OR 值分别为 1.63 及 1.58）。

（二）聚丝蛋白（filaggrin，FLG）基因

FLG 基因是特应性皮炎重要的遗传易感基因。Palmer 等的研究发现，FLG 的功能丧失可导致皮肤屏障受损，进而出现特应性皮炎的皮肤表现。此外，该研究还发现 FLG 的 2 种无效突变与特应性皮炎产生存在相关性。

目前多个 FLG 基因突变位点被发现，包括 R501X、2282del4、3321delA 和 S2554X 等。根据 Pyun 的总结，目前 25%～50% 的特应性皮炎患者存在 FLG 基因突变。韩国的 Park 等研究发现，FLG 基因突变与特应性皮炎患者预后不良相关，存在 FLG 基因突变，病情持续的可能更大，可从婴幼儿期持续至成年阶段。我国的研究同样发现，FLG 基因突变为特应性皮炎皮疹维持的危险因素；同一研究对中国人群最常见的两种突变 3321delA 与 K4617X 进行分析，发现在研究人群中，上述突变类型未显著影响特应性皮炎患者预后。

（三）遗传方式

目前研究显示特应性皮炎的遗传方式不符合经典的孟德尔遗传定律，提示其不是单基因遗传病，而是多基因共同作用所致疾病。各基因间相互作用、相互影响，对疾病的发生发展及预后存在较为复杂的影响。近年来全基因组关联分析及高通量基因表达谱等研究逐渐受到大量关注。随着特应性皮炎遗传学机制的探索、新治疗靶点的发现，特应性皮炎的预后情况会得到明显改善。

二、性别

Hua 等研究发现，男性特应性皮炎患者的症状持续时间多于女性患者，但无明显统计学差异（1545 天 *vs.* 1442 天）。我国学者的研究发现，性别对特应性皮炎的预后存在明显影响，男性是特应性皮炎长期持续不退的独立危险因素。近年来较多研究发现，男性儿童疾病维持时间长于女性。但是也有相反的结果。

三、发病年龄

在发病年龄方面，特应性皮炎好发于婴幼儿及儿童。国外学者研究发现，45% 的特应性皮炎患者在出生后 6 个月内出现首发症状，60% 在 1 岁内出现，85% 在 5 岁内出现。不同初发年龄患者的预后研究发现，1 岁以内发病的患者，与 1～2 岁发病的患者相比，其消退率要更高，但另一项研究却发现相反的结果。韩国的研究发现，在 1 岁以内发病的患者中，超过 70％可在 5 岁时完全缓解，在加拿大的一项研究中，2 岁以内发病的特应性皮炎患者中，有 58％在 7 岁时缓解。Siriwan 研究发现，2 岁以内发病的特应性皮炎患者，其病情持续不愈的比例约 30％，显著低于 2 岁以后发病的患者；特应性皮炎初发在 2 岁以上的患者，有近 50％表现为疾病持续状态，同时其疾病持续的时间更长。我国学者的研究发现，在不同年龄段的患者中，婴幼儿组 5 年消退率最高，为 81.72％；而随着年龄增长，消退率逐渐下降；在成年人组中，5 年消退率仅为 15.79％。在 Wan 的研究中，不同发病年龄的患者，预后情况不尽相同，发病年龄越晚的患者，其控制情况越好，病情持续病例越低；与 2 岁初发的患者相比，10 岁初发者控制不佳的概率低 44％。目前关于特应性皮炎发病年龄与预后的关系仍存在争论，需进一步的研究分析。

系统分析表明儿童特应性皮炎病史在 10 年以上者较 5 年以内者更容易疾病持续不愈，提示尽早控制症状的重要性。

四、初诊时间

婴儿期初诊患者的痊愈率显著高于儿童期初诊患者的痊愈率，也显著高于成人期初诊患者的痊愈率，提示就诊时间越早，特应性皮炎预后可能越好。

五、疾病严重程度

疾病严重程度可以反映特应性皮炎患者的预后情况。特应性皮炎症状严重的患者预后不佳。Illi 研究发现持续不退的儿童特应性皮炎患者，其 2 岁时严重程度评分及搔抓评分均显著高于完全消退及反复发作的患者（OR 值分别为 1.10 及 5.86）。我国张珍的研究也发现，2 岁以内发病的患者，在入组时 SCORAD 评分越高，其 5 岁时皮疹消退率越低。韩国学者 Jun 对疗效佳及迁延不愈的特应性皮炎患者进行分析发现，迁延不愈的特应性皮炎患者有更高的 EASI 评分（19.5 *vs.* 8.6），EASI 评分每升高 1 分，特应性皮炎患者疗效不佳的风险就升高 1.13 倍。

六、皮损类型

我国学者研究发现成人期特应性皮炎患者皮损消退率最低。成人期特应性皮炎的皮损以湿疹型和苔藓样型为主，而婴幼儿及儿童期特应性皮炎以湿疹型为主，部分儿童期患者可表现为苔藓样型。因此，除外发病年龄的影响，不同的皮损类型也可能会对特应性皮炎患者预后产生影响，但仍需进一步的研究验证。

Garmhausen 等对不同预后特应性皮炎患者的临床特征进行了总结分析。研究发现，病情长期持续的特应性皮炎患者，表现为屈侧湿疹的比例更高，患鼻炎及结膜炎的比例更高，瘙痒的主诉更为明显。同时发现，头颈部区域出现皮损，出现持续性特应性皮炎的可能更高。此外，皮肤的表现也可能会影响患者的预后，Garmhausen 等人的研究显示，在症状长期持续的特应性皮炎患者中，皮肤干燥及毛周隆起的发生率均较高。

七、伴发体征

有研究发现，在特应性皮炎症状持续的患者中，干皮症和毛周隆起的伴发率较高，提示伴发干皮症和毛周隆起特应性皮炎预后可能较差。有研究 1/5 ～ 1/3 持续性特应性皮炎患者的皮肤干燥瘙痒，预示特应性皮炎预后可能较差。

八、变态反应因素

过敏与特应性皮炎的关系较为密切，研究发现，特应性皮炎患儿的食物过敏发生率显著增高，食物过敏对特应性皮炎的发生发展及愈后有着重要影响。国外学者 Doğruel 等研究发现，在婴幼儿期发病的特应性皮炎患者中，有 50%～ 70%存在对一种或多种变应原过敏的情况，致敏物主要是食物，以牛奶、鸡蛋及花生最多见；除食物外，屋尘螨、花粉及宠物皮屑也较为常见。目前普遍认为，特应性皮炎的症状越严重，同时维持的时间越长，食物过敏发生率越高。Kim 等进一步研究发现，中重度特应性皮炎患者，其对鸡蛋及粉尘过敏的状态持续时间会更长。同时，食物过敏也会显著影响特应性皮炎的发病。法国一项近一万人的调查发现，存在过敏的患者，其特应性皮炎的患病率是无过敏者的 3 倍余。Carlsten 研究发现，过敏原的存在会提示特应性皮炎长期持续状态，在其研究人群中，猫和真菌过敏原皮肤点刺实验阳性的特应性皮炎患者，病情长期维持的风险较高。而在疾病的转归方面，Somanunt 研究发现，与无过敏原的儿童相比，存在食物或环境过敏原的特应性皮炎患者，进展为过敏性结膜炎及哮喘的风险更高。目前研究普遍发现，过敏原的存在与特应性皮炎的预后不良相关。但多数存在食物过敏原的患者为儿童。研究发现，无论 IgE 介导还是非 IgE 介导过敏反应的特应性皮炎患儿，随年龄增长，会逐渐对食物耐受。而在年龄较大的特应性皮炎患儿及成人特应性皮炎患者中，主要是对环境中的屋尘螨、花粉及宠物皮屑存在过敏。近年来，皮下免疫疗法（SCIT）的研究逐渐增多，我国学者 Jie Zhou 研究发现，采用 SCIT 联合治疗的患者，在初始治疗 3 年后，皮损评分及瘙痒评分改善均显著优于单纯药物治疗患者。

九、皮肤刺激

化学刺激物如酸、碱、盐等，以及物理刺激如羊毛、合成纤维、温度剧变等，都可以使特应性皮炎诱发或加重。环境刺激物的暴露在特应性皮炎的发生发展中有着重要的作用，目前多项研究表明，几乎所有特应性皮炎患者均存在皮肤屏障功能障碍。皮肤保护能力下降，环境刺激物的破坏作用会被进一步放大。清洁剂中的表面活性剂是一种常见的刺激物，在其作用下，患者会出现皮肤干燥、皮肤粗糙以及红斑水肿等表现。环境中的刺激物如大气污染物等也会对特应性皮炎患者造成不良影响，例如二氧化氮（NO_2）可破坏皮肤屏障，增加特应性皮炎患者的经皮水分丢失。局部护理不当也是诱发及加重疾病的原因之一。部分患者患病后的某些行为也会加重疾病，从而对预后产生影响，如过度清洗、烫洗皮损，使用刺激性强烈的外用药物，使用碱性过强的肥皂浴液等。Thyssen 等人的研究发现，儿童期特应性皮炎的患者在工作后会有更高的风险出现职业性手湿疹，因此其建议，患者应避免从事可接触疑似刺激物的职业，如美发、医疗及食品加工等。

十、饮食因素

本病可因食物而诱发，以鱼、蛋、奶等蛋白质食物为主。部分患者伴有消化道功能障碍，如长期消化不良或腹泻、便秘，或有肠道寄生虫；有的患者饮食偏嗜，长期以小食品、零食为主食，长期喝各种饮料，不食或少食蔬菜、水果；也有的患者因病而长期禁忌各种蛋白质食物，以上各种因素导致体内维生素和微量元素缺乏，甚至贫血，患儿常伴皮肤干燥、鱼鳞病、毛周角化等皮肤病。患者体格消瘦，体质虚弱，免疫功能低下，抗病能力减弱。

十一、实验室检查

研究结果仍存在不同意见。有报道，特应性皮炎患者的血嗜酸性粒细胞绝对计数和血清总 IgE 测定与预后无关。但也有研究提示血清总 IgE 水平与特应性皮炎病情严重性相关，非常高的血清总 IgE 水平提示特应性皮炎预后不佳。

十二、感染因素

特应性皮炎患者皮肤菌群定植增多，尤以金黄色葡萄球菌为著，目前认为 90% 以上的特应性皮炎患者，皮肤有金黄色葡萄球菌的定植。金黄色葡萄球菌与特应性皮炎的发生发展密切相关。研究发现，在特应性皮炎患者的皮肤环境中，金黄色葡萄球菌比例会有升高；当患者出现疾病加重或恶化时，皮肤上金黄色葡萄球菌比例会再次出现升高。在多项研究中，研究者减少特应性皮炎患者皮肤表面金黄色葡萄球菌定植后，受试者的疾病严重程度出现明显降低。金黄色葡萄球菌通过产生多种毒素，诱导产生皮肤炎症和免疫失调。研究发现，部分毒素可诱导角质形成细胞和淋巴细胞凋亡，并激活 T 细胞产生 γ - 干扰素，从而导致特应性皮炎慢性化。与细菌性感染相比，病毒性皮肤感染在特应性皮炎患者中相对较少见，但特应性皮炎患者多为儿童，对病毒易感性高，同时某些病毒感染可能威胁生命。

疱疹病毒是特应性皮炎患者较为多见的病毒感染。Beck 等研究发现，对疱疹病毒易感的特应性皮炎患者，其严重程度更重，外周血嗜酸性粒细胞计数更高，更易出现哮喘和过敏原的阳性。疱疹病毒的感染更可能会导致严重的并发症，如角膜结膜炎、病毒血症、脑膜炎或继发细菌性败血症。此外，与非特应性的个体相比，特应性皮炎患儿更容易感染传染性软疣病毒。传染性软疣病毒的感染，会使特应性皮炎患者的严重程度增加，皮损范围扩大，数量增加。

十三、精神心理因素

精神心理因素与特应性皮炎之间存在相互作用。一方面，长期精神紧张或应激状态会诱发或加重特应性皮炎，而另一方面，特应性皮炎患者常存在精神心理方面的异常状态。相关研究发现，随着特应性皮炎严重程度的增加，患者睡眠障碍的表现会逐渐加重，抑郁的严重程度也会随之增加。Chida 等进行的 meta 分析结果显示，心理因素与过敏性疾病的发病正相关，并且对特应性疾病预后造成不良影响。Kijima 研究同样发现，心理压力和睡眠障碍往往会导致特应性皮炎患者出现更高的复发率。精神心理因素是成人特应性皮炎患者疾病恶化的重要影响因素。若特应性皮炎患者长期处于精神心理异常状态，病情会受到明显的影响。多种调整睡眠、抗抑郁药物可改善特应性皮炎的瘙痒症状，包括阿米替林、舍曲林、米氮平、帕罗西汀等，同时，特应性皮炎得到有效治疗或控制后，患者抑郁和焦虑的症状也会得到缓解。在儿童特应性皮炎患者中，常见的心理问题为缺陷与多动障碍（attention deficit and hyperactivity disorder，ADHD）和自闭症。ADHD 主要表现为注意力不集中、活动过度及冲动行为等；自闭症又称孤独症，以交流障碍、狭隘兴趣和刻板行为为主要特征，可能会导致破坏行为和自伤行为等。在特应性皮炎的治疗和长期管理中，应关注患者的精神症状及行为表现，并进行早期干预。

推荐阅读　[1] Peters AS, Kellberger J, Vogelberg C, et al. Prediction of the incidence, recurrence, and persistence of atopic dermatitis in adolescence: a prospective cohort study. J Allergy Clin Immunol, 2010, 126（3）: 590-595.

[2] Park KY, Park MK, Seok J, et al. Clinical characteristics of Korean patients with

filaggrin-related atopic dermatitis. Clin Exp Dermatol, 2016, 41（6）: 595-600.

［3］张珍. 早年发病的特应性皮炎患者的随访及预后影响因素分析［D］. 上海: 上海交通大学, 2015.

［4］Hua TC, Hwang CY, Chen YJ, et al. The natural course of early-onset atopic dermatitis in Taiwan: a population-based cohort study. Br J Dermatol, 2014, 170（1）: 130-135.

［5］Lee SI, Kim J, Han Y, et al. A proposal: Atopic Dermatitis Organizer（ADO）guideline for children. Asia Pac Allergy, 2011, 1（2）: 53-63.

［6］Chung Y, Kwon JH, Kim J, et al. Retrospective analysis of the natural history of atopic dermatitis occurring in the first year of life in Korean children. J Korean Med Sci, 2012, 27（7）: 723-728.

［7］Carlsten C, Dimich-Ward H, Ferguson A, et al. Atopic dermatitis in a high-risk cohort: natural history, associated allergic outcomes, and risk factors. Ann Allergy Asthma Immunol. 2013, 110（1）: 24-28.

［8］Wananukul S, Chatproedprai S, Tempark T, et al. The natural course of childhood atopic dermatitis: a retrospective cohort study. Asian Pac J Allergy Immunol, 2015, 33（2）: 161-168.

［9］Wan J, Mitra N, Hoffstad OJ, et al. Longitudinal atopic dermatitis control and persistence vary with timing of disease onset in children: A cohort study. J Am Acad Dermatol, 2019, 81（6）: 1292-1299.

［10］Illi S, von Mutius E, Lau S, et al. The natural course of atopic dermatitis from birth to age 7 years and the association with asthma. J Allergy Clin Immunol, 2004, 113（5）: 925-931.

［11］Garmhausen D, Hagemann T, Bieber T, et al. Characterization of different courses of atopic dermatitis in adolescent and adult patients. Allergy, 2013, 68（4）: 498-506.

［12］Doğruel D, Bingöl G, Altintaş DU, et al. Prevalence of and risk factors for atopic dermatitis: A birth cohort study of infants in southeast Turkey. Allergol Immunopathol（Madr）, 2016, 44（3）: 214-220.

［13］Carlsten C, Dimich-Ward H, Ferguson A, et al. Atopic dermatitis in a high-risk cohort: natural history, associated allergic outcomes, and risk factors. Ann Allergy Asthma Immunol, 2013, 110（1）: 24-28.

［14］Somanunt S, Chinratanapisit S, Pacharn P, et al. The natural history of atopic dermatitis and its association with Atopic March. Asian Pac J Allergy Immunol, 2017, 35（3）: 137-143.

［15］Zhou J, Chen S, Song Z. Analysis of the long-term efficacy and safety of subcutaneous immunotherapy for atopic dermatitis. Allergy Asthma Proc, 2021, 42（2）: e47-e54.

［16］Thyssen JP. Atopic dermatitis, filaggrin mutations and irritant contact dermatitis. Br J Dermatol, 2013, 168（2）: 233-234.

［17］Beck LA, Boguniewicz M, Hata T, et al. Phenotype of atopic dermatitis subjects with a history of eczema herpeticum. J Allergy Clin Immunol, 2009, 124（2）: 260-269, 269. e1-7.

［18］Chida Y, Hamer M, Steptoe A. A bidirectional relationship between psychosocial factors and atopic disorders: a systematic review and meta-analysis. Psychosom Med, 2008, 70（1）: 102-116.

［19］Kijima A, Murota H, Takahashi A, et al. Prevalence and impact of past history of food allergy in atopic dermatitis. Allergol Int, 2013, 62（1）: 105-112.

第 4 节　改善特应性皮炎预后的建议

一、预后差的因素

特应性皮炎预后不良的因素可以归纳为：

1. 发病早，而且在婴儿期过后症状不消失；

2. 病情越重，发展为持续性特应性皮炎危险性越高。

3. 个人或家族特应性病史，如伴发哮喘、过敏性鼻炎；

4. 伴有干皮症、毛周角化症；

5. 伴有食物、宠物、花粉等过敏；

6. 伴有心理问题；

7. 局部刺激，尤其是护理不当；

8. 头、颈部皮炎有更高的可能为持续性特应性皮炎；

9. 就诊晚。

二、建议

基于上述因素，对临床的指导性意见如下：

1. 对社会大众进行健康教育，有特应性家族史的婴儿早期预防；

2. 早就诊，早诊断；

3. 尽快控制症状，减少复发；

4. 早期明确是否存在过敏，并适当回避或免疫治疗；

5. 健康教育，指导生活衣食住行方面，减少皮肤刺激及人工搔抓，避免过度清洗皮肤，温度、湿度适宜，减少汗液分泌刺激；

6. 改善心理状态，重视心理护理，改善睡眠质量，保证充足的睡眠。

第16章
特应性皮炎的预防

第1节 三级预防概念

疾病的发生是一个暴露于致病因素（病因或疾病启动因子）、经历从小到大的病理变化，最后导致临床疾病发生发展的过程。根据疾病发生发展过程以及健康决定因素的特点，将疾病预防分为三级预防。三级预防概念最早由 Hugh Leavell 于 1965 年提出。

1. 第一级预防 又称为病因预防，是指通过消除致病因素对机体的危害来预防疾病的发生；

2. 第二级预防 是采取早发现、早诊断、早治疗的"三早"预防措施，控制疾病的发展；

3. 第三级预防 是指对患者采取及时有效的治疗，终止疾病发展、病情恶化，预防并发症。

特应性皮炎病因目前不明，因此第一级预防主要是对有发生特应性疾病的人群避免诱因及加重因素以降低高危人群发生特应性皮炎的风险。第二级预防是早期诊断、早期治疗患者，尽快控制症状，减少复发。第三级预防主要指积极采取各种治疗手段，减少特应性皮炎共病及并发症。45％的特应性皮炎病例发病于出生后前 6 个月，60％发生在 1 岁前，85％发生在 5 岁前，所以特应性皮炎的一级预防工作要从娃娃抓起，甚至从母亲孕期就开始相关预防工作。

第 2 节　第一级预防

一、遗传因素

特应性皮炎的主要危险因素是父母曾患特应性疾病（过敏性鼻炎、过敏性哮喘等）。有 20%～30% 患儿的父母之一患有特应性疾病，40%～50% 患儿的父母均患有特应性疾病，仅 10% 患儿的父母中没有特应性病史。有研究认为，母亲患有特应性疾病是更强的危险因素。故父母一方（尤其是母亲）或双方曾患特应性疾病的儿童是发生特应性皮炎的高危人群。目前尚缺乏从遗传角度预防特应性皮炎的方法。

推荐阅读　Oszukowska M，Michalak I，Gutfreund K，et al. Role of primary and secondary prevention in atopic dermatitis. Postepy Dermatol Alergol，2015，32（6）：409-420.

二、精神心理因素

精神心理因素在特应性皮炎的发生和发展中起重要的作用。精神压力会对角质层的完整性产生不利影响。精神压力增大可能与血中糖皮质激素水平升高有关。Kwon 等曾研究 74 890 名中学生在不同精神压力下患特应性皮炎的风险，结果显示与"没有压力"的男生对比，"很高压力""高压力"和"中等压力"的男生患病风险分别增高 46%、44% 和 21%。另有研究表明孕妇不安、焦虑、抑郁会增加孩子患特应性皮炎的风险，母亲抑郁可能是儿童患哮喘和特应性皮炎的危险因素。因此，避免过高的精神压力有助于预防特应性皮炎的发生，预防措施应该从母亲怀孕时即开始。有许多方法可以缓解压力，包括心理治疗、放松疗法、催眠、按摩或针灸。心理治疗应该有助于缓解焦虑，改善对挫折的反应。

推荐阅读　［1］Chang HY，Suh DI，Yang SI，et al. Prenatal maternal distress affects atopic dermatitis in offspring mediated by oxidative stress. J Allergy Clin Immunol，2016，138（2）：468-475.
［2］Kwon JA，Park EC，Lee M，et al. Does stress increase the risk of atopic dermatitis in adolescents? Results of the Korea youth risk behavior web-based survey（KYRBWS-VI）. Plos One，2013，8（8）：e67890.

[3] Kim CH, Kim SH, Lee JS. Association of maternal depression and allergic diseases in Korean children. Allergy Asthma Proc, 2017, 38 (4): 300-308.

三、感染

对怀孕期间母亲患感染性疾病和儿童特应性皮炎风险关系的研究表明，孕期经历两次以上感染显著增加了儿童特应性皮炎的风险。大多数作者主要关注流行性腮腺炎、肺炎、腹泻、麻疹和水痘这些疾病。研究表明，经常罹患感染性疾病的儿童患特应性皮炎的风险也会增加。尚没有发现病毒性肝炎、单纯疱疹或幽门螺杆菌感染与特应性皮炎发生之间有明显联系，然而接受幽门螺杆菌根除治疗后的患者特应性皮炎风险降低了30%。因此孕妇及儿童应尽量避免感染。幽门螺杆菌根除治疗对特应性皮炎有一定预防作用。

推荐阅读　[1] McKeever TM, Lewis SA, Smith C, et al. The importance of prenatal exposure on the development of allergic disease: a British cohort study using the West Midlands general practice database. Am J Resp Crit Care Med, 2002, 166: 827-832.
[2] Benn CS, Melbye M, Wohlfahrt J, et al. Cohort study of sibling effect, infectious diseases, and risk of atopic dermatitis during first 18 months of life. BMJ, 2004, 328: 122-130.
[3] McKeever TM, Lewis SA, Smith C, et al. Early exposure to infections and antibiotics and the incidence of allergic disease: a birth cohort study with the West Midlands general practice research database. J Allergy Clin Immunol, 2002, 109: 43-50.
[4] Uter W, Stock C, Pfahlerg A, et al. Association between infections and signs and symptoms of atopic hypersensitivity-results of a cross-sectional survey among first-year University students in Germany and Spain. Allergy, 2003, 58: 580-584.

四、环境致病因素

环境因素在特应性皮炎的发生与发展中起重要作用。研究表明特应性皮炎与汽车尾气和装修材料释放的空气污染物呈正相关，如 PM10 颗粒物、CO、氮氧化物、苯以及甲醛等。有研究发现，孕妇长期住在新装修房屋所生的孩子更容易患特应性皮炎。油漆以及新家具含有的各种可挥发溶剂、表面活性剂等化学物质均可促进特应性疾病发展。挥发性有机成分通过胎盘到达胎儿，导致 IL-4 的增加和 IFN-γ 的减少，同时还能破坏皮肤屏障功能，增强尘螨过敏。德国的一项队列研究跟踪调查了

2536 名儿童，发现儿童出生前到 1 岁期间重新装修房屋会增加特应性皮炎的风险。

我国台湾省的一项研究报告显示，患哮喘等特应性呼吸道疾病的风险与居住地存在曲霉属和青霉属真菌之间的相关性。居室被真菌污染的墙面积越大，风险越高，可能是因为台湾省的气候条件（平均温度为 15 ～ 30℃，相对湿度为 70% ～ 80%）有利于霉菌在墙壁上生长。我国的另一项研究则提示接触二手烟是特应性皮炎发病的危险因素。

由此，我们提出以下预防建议：孕妇和婴儿，特别是有特应性疾病家族史的孕妇和婴儿，应尽量避免在新装修的房屋内生活，保持空气清新，避免二手烟，居住环境应尽可能保持温度适宜与清洁，避免杂物堆积造成清洁死角滋生霉菌。

推荐阅读　［1］Herbarth O，Fritz GJ，Rehwagen M，Richter M，Roder S，Schlink U. Association between indoor renovation activities and eczema in early childhood. Int J Hyg Environ Health，2006，209（3）：241-277.

［2］Okada Y，Kumagai H，Morikawa Yand Akasawa A. Epidemiology of pediatric allergic diseases in the Ogasawara Islands. Allergol Int，2016，65（1）：37-43.

［3］Wen HJ，Chen PC，Chiang TL，et al. Predicting risk for early infantile atopic dermatitis by hereditary and environmental factors. BJD，2009，161：1166-1172.

［4］Silverberg JI，Hanifin J，Simpson EL. Climatic factors are associated with childhood eczema prevalence in the United States. J Invest Dermatol，2013，133（7）：1752-1759.

［5］Wen HJ，Chen PC，Chiang TL，et al. Predicting risk for early infantile atopic dermatitis by hereditary and environmental factors. BJD，2009，161：1166-1172.

［6］Guo Y，Li P，Tang J，et al. Prevalence of Atopic Dermatitis in Chinese Children aged 1-7 ys. Sci Rep，2016，6：29751.

五、环境保护因素

日本的一项研究发现，位于日本本岛以南 1000 公里的小川群岛的儿童特应性皮炎患病率低于日本本岛儿童。作者认为可能的原因包括这些孩子经常在海边玩耍、较清洁的空气以及环境中紫外线较强。作者称这与小川群岛气候相对温暖潮湿，与日本本岛气候截然不同有关。这一结论与其他研究结果一致。这项研究结果表明，在紫外线指数、湿度水平和平均温度较高，室内不供暖和沉降物较少的地区，特应性皮炎的患病率明显较低。

2012 年 Hanski 等对芬兰青少年进行了一项关于特应性致敏作用的随机抽样调查，结果显示特应性患者家庭周围的环境生物多样性低于健康人。环境生物多样性和适宜的气候可能是特应性皮炎流行的保护性因素。

研究表明，多子家庭的孩子比少子家庭的孩子患特应性皮炎的少；早上幼儿园参加集体活动的孩子比晚上或不上幼儿园的孩子更不易患特应性皮炎。

推荐阅读　［1］Hanski I，von Hertzen L，Fyhrquist N，Koskinen K，Torppa K，Laatikainen T，et al. Environmental biodiversity，human microbiota，and allergy are interrelated. Proc Natl Acad Sci USA 2012，109（21）：8334-8339.

［2］Silverberg JI，Simpson EL，Durkin HG，Joks R. Prevalence of allergic disease in foreign-born American children. JAMA Pediatr 2013，167（6）：554-560.

［3］Marcon A，Cazzoletti L，Rava M，Gisondi P，Pironi V，Ricci P，et al. Incidence of respiratory and allergic symptoms in Italian and immigrant children. Respir Med 2011,105(2)：204-210.

六、饮食

除非明确对某种食物过敏，不建议在妊娠及哺乳期忌口容易过敏的食物，如奶、蛋、小麦、豆类、坚果等。相反，发病前早期接触容易过敏的食物有助于形成耐受。但是如果已经因过敏出现症状则应该忌口。科学合理的喂养是婴幼儿健康成长的关键因素。美国过敏、哮喘和免疫学学会食品不良反应委员会 2013 年根据既往研究所制定的《通过营养干预措施进行特应性疾病的一级预防》建议：特应性疾病高危婴儿推荐纯母乳喂养至少4～6个月；对于不能完全母乳喂养的婴儿，水解配方奶粉对预防过敏性疾病更有利；辅食可以在4～6月龄时引入；目前不建议在怀孕和哺乳期间盲目忌口。忌口会对有大量蛋白质和热量需求的母亲和婴儿（胎儿）带来潜在风险：研究发现怀孕期间忌口牛奶、鸡蛋、花生、鱼和巧克力的母亲早产风险较高，婴儿出生体重较低。如果母亲在怀孕或哺乳期确需忌口，建议向营养学专家咨询，以确保母亲和婴儿（胎儿）都有足够的营养以保证健康。

七、母乳喂养

母乳喂养有利于婴儿健康成长，可以促进多种微生物定植，并推动新生儿免疫系统成熟，但其对特应性皮炎的预防作用尚存在争议。一些研究报告了母乳喂养对特应性皮炎发展的保护作用，而另一些研究则认为没有影响，甚至增加了特应性皮炎发生的风险。许多学者认为母乳喂养至3月龄可以降低特应性疾病的风险或减轻发病后的病情。Blattner 研究认为，在出生后4个月内母乳喂养可降低高危患儿特应性疾病的发生率和严重程度，但是，母乳喂养的风险降低仅适用于特应性皮炎高危儿童。一项纳入了4089名儿童的研究表明，母乳喂养≥4个月可以降低4岁以下儿童特应性皮炎的发病率。另一项对17岁以下儿童的观察显示，婴儿期纯母乳喂养6个月与母乳喂养不到3个月的儿童相比，出生后第1年至第3年患特应性皮炎的风险较低，作者还发现了母乳喂养可以减少呼吸道过敏症状。最近的一项 meta 分析发现，纯母乳喂养3～4个月可降低生命早期（＜2岁）发生特应性皮炎的风险，但证据质量较低。

在其他几项研究中，作者没有发现母乳喂养和降低特应性疾病患病率之间的关系，其中包括一项观察了8300名儿童的研究。在现有文献中，也有研究描述了母乳喂养对特应性疾病发展的不利影响：Bergmann 等发现，父母（尤其是母亲）患有过敏性疾病的婴儿，接受母乳喂养几个月会增加患特应性皮炎的风险；来自新西兰的研究表明，6个月以下的纯母乳喂养增加了特应性皮炎发生风险。总之，母乳喂养对特应性皮炎风险的影响仍存在争议，但由于婴幼儿成长有关的伦理原因，有说服力的随机双盲研究很难进行。

推荐阅读 [1] Blattner CM et al. A practice gap in pediatric dermatology：does breast-feeding prevent the development of infantile atopic dermatitis? J Am Acad Dermatol 71（2），405-406（2014）.

[2] Kull I，Böhme M，Wahlgren CF，et al. Breast-feeding reduces the risk for childhood eczema. J Allergy Clin Immunol，2005，116：657-661.

[3] Saarinen UM，Kajosaari M. Breastfeeding as prophylaxis against atopic disease：prospective follow-up study until 17 years old. Lancet，1995，346：1065-1069.

[4] Lodge CJ，Tan DJ，Lau MX，et al. Breastfeeding and asthma and allergies：a systematic review and meta-analysis. Acta Paediatr，2015，104：38-53.

[5] Ludvigsson JF，Mostrom M，Ludvigsson J，et al. Exclusive breastfeeding and risk of atopic dermatitis in some 8300 infants. Pediatr Allergy Immunol，2005，16：201-208.

[6] Bergmann RL, Diepgen TL, Kuss O, et al. Breastfeeding duration is a risk factor for atopic eczema. Clin Exp Allergy, 2002, 32: 205-209.

[7] Purvis DJ, Thompson JMD, Clark PM, et al. Risk factors for atopic dermatitis in New Zealand children at 3 ～ 5 years of age. Br J Dermatol, 2005, 152: 742-743.

八、配方奶粉

对于不能母乳喂养的婴儿，目前普遍采用婴儿配方奶粉喂养。对于有过敏风险的婴儿和已经有牛奶过敏症状的婴儿来说，部分或完全水解的配方奶粉更有利于特应性皮炎的预防。一项干预研究表明，与食用牛奶配方奶粉相比，长期食用部分水解乳清配方奶粉可使高危婴儿的婴儿特应性皮炎减少约45％。德国婴儿营养干预课题研究的结论是，接受部分水解乳清配方食品的婴儿和接受广泛水解酪蛋白配方食品的婴儿，10岁以下患特应性皮炎的风险可显著降低。我们推测这种现象背后一种可能的机制是：机体长时间低水平暴露于异种蛋白质或肽的过程可以诱导免疫系统产生耐受性。

推荐阅读 [1] Alexander DD, Cabana MD. Partially hydrolyzed 100% whey protein infant formula and reduced risk of atopic dermatitis: a meta-analysis. J Pediatr Gastroenterol Nutr, 2010, 50: 422-430.

[2] Szajewska H, Horvath A: Meta-analysis of the evidence for a partially hydrolyzed 100% whey formula for the prevention of allergic diseases. Curr Med Res Opin 2010, 26: 423-437.

[3] von Berg A, Koletzko S, Grubl A, et al. The effect of hydrolyzed cow's milk formula for allergy prevention in the first year of life: the German Infant Nutritional Intervention Study, a randomized double-blind trial. J Allergy Clin Immunol 2003, 111: 533-540.

[4] von Berg A, Filipiak-Pittroff B, Kramer U, et al. Preventive effect of hydrolyzed infant formulas persists until age 6 years: long-term results from the German Infant Nutritional Intervention Study (GINI). J Allergy Clin Immunol, 2008, 121: 1442-1447.

[5] von Berg A, Filipiak-Pittroff B, Kramer U, et al. Allergies in high-risk schoolchildren after early intervention with cow's milk protein hydrolysates: 10-year results from the German Infant Nutritional Intervention (GINI) study. J Allergy Clin Immunol, 2013, 131: 1565-1573.

九、辅食添加

虽然先前的研究发现在4月龄之前引入母乳以外的食物会增加6岁以上儿童患哮喘和遗传性过敏症的风险，但最近的多项观察研究结果表明，较晚开始食用辅食是特应性皮炎的一个风险因素。现有指南中普遍建议

4～6月龄时引入辅食。有关特应性皮炎高危婴儿具体如何引入辅食，美国指南建议如下：

1. 首先在 4～6 个月大的婴儿中引入单一成分的食物，速度不要快于每 3～5 天一种新食物。

2. 添加辅食的顺序通常是大米或燕麦等谷物、黄色 / 橙色蔬菜（如红薯、南瓜和胡萝卜）、水果（如苹果、梨和香蕉）、绿色蔬菜，然后是与年龄阶段相适应的肉类。

3. 酸性水果（如浆果、西红柿、柑橘类水果和蔬菜）在接触皮肤时通常会引起口腔周围的局部反应（可能包括红斑或荨麻疹），这种反应主要与食物中酸与促组胺释放化合物的刺激有关，一般不会导致全身反应，因此，不建议为了避免过敏而过晚引入此类食物。

4. 不建议引入高过敏性食物（如花生）作为第一批辅食之一。然而，如果婴儿已经接受了上述的一些典型辅食，容易过敏性食物可以考虑被引入作为辅食。完整的花生或坚果有吸入导致窒息的风险，应尽量避免，直到孩子有能力安全地食用这类食物，但含花生或坚果成分的其他食物不需要加以特殊限制。

5. 乳制品方面：1 岁前推荐食用牛奶基配方奶粉和其他牛奶基产品（如奶酪和酸奶），全成分牛奶应 1 岁后开始饮用，但原因与过敏性疾病风险无关，而是全成分牛奶可能导致肾负担增加而且含铁量低。

6. 完整的花生或坚果有吸入导致窒息的风险，应尽量避免，直到孩子有能力安全地食用这类食物，但含花生或坚果成分的其他食物不需要加以特殊限制。

推荐阅读　[1] Oddy WH, Holt PG, Sly PD, et al. Association between breast feeding and asthma in 6 year old children：findings of a prospective birth cohort study. BJM, 1999, 319：815-819.

[2] Filipiak B, Zutavern A, Koletzko S, et al. Solid food introduction in relation to eczema：results from a four-year prospective birth cohort study. J Pediatr, 2007, 151：352-358.

[3] Roduit C, Frei R, Loss G, et al. Development of atopic dermatitis according to age of onset and association with early-life exposures. J Allergy Clin Immunol, 2012, 130：130-136.

[4] Sariachvili M, Droste J, Dom S, et al. Early exposure to solid foods and the development of eczema in children up to 4 years of age. Pediatr Allergy Immunol, 2010, 21：74-81.

[5] Snijders BE，Thijs C，van RR，et al. Age at first introduction of cow milk products and other food products in relation to infant atopic manifestations in the first 2 years of life：the KOALA Birth Cohort Study. Pediatrics，2008，122：e115-e122.

[6] Zutavern A，Brockow I，Schaaf B，et al. Timing of solid food introduction in relation to eczema，asthma，allergic rhinitis，and food and inhalant sensitization at the age of 6 years：results from the prospective birth cohort study LISA. Pediatrics，2008，121：e44-e52.

[7] American Academy of Pediatrics Committee on Nutrition. The use of whole cow's milk in infancy. Pediatrics，1992，89：1105-1109.

[8] Hopkins D，Emmett P，Steer C，et al. Infant feeding in the second 6 months of life related to iron status：an observational study. Arch Dis Child，2007，92：850-854.

[9] Committee on Nutrition American Academy of Pediatrics. Complementary Feeding. 6th ed. Elk Grove Village，Ill：American Academy of Pediatrics，2009.

十、抗生素

关于抗生素与儿童特应性皮炎发病风险关系的研究结果往往呈正相关关系。最近一项包含 20 项研究的系统回顾分析也显示使用抗生素与特应性皮炎风险之间存在正相关关系，特别是使用广谱抗生素；这种联系在 7 项横向研究和 13 项纵向研究中都得到了验证。无论是产前还是产后应用都增加患病风险，且存在风险累积效应，即接受抗生素治疗的种类越多、周期越长，患特应性皮炎的风险就越高。使用抗生素增加特应性皮炎风险的机制可能是因为抗生素会破坏肠道菌群，从而影响免疫系统。

推荐阅读 Panduru M，Panduru NM，Sălăvăstru CM，et al. Probiotics and primary prevention of atopic dermatitis：a meta-analysis of randomized controlled studies. J Eur Acad Dermatol Venereol，2015，29（2）：232-242.

十一、益生菌

既往动物研究显示益生菌的免疫调节机制包括抑制特异性或非特异性 IgE 产生，减少浸润的嗜酸性粒细胞和肥大细胞，增强调节 T 细胞释放 IL-10 和 TGF-β，抑制 IL-4 和 IL-5 的产生。一项随机双盲安慰剂对照试验使用 10^{10} cfu 鼠李糖乳杆菌菌落与安慰剂口服干预有特应性疾病史的孕妇。在母亲分娩前 2～4 周开始干预，婴儿出生以后同时给予母亲与婴儿 6 个月干预，结果表明服用乳酸菌可显著降低特应性皮炎的风险或严重程度。跟踪随访 4 年的结果表明，与安慰剂组相比，接受益生菌治疗的儿童特应性皮炎患病率降低了 50％。2015 年 ZuccottiG 等人在关于益生菌预防特应性皮炎发病的系统分析中，筛选出 17 项随机对照试验，结果表明益生菌组较对照组可以明显降低特应性皮炎的发病率（RR 值：0.78，95％ CI：0.69 ~ 0.89，$P = 0.0003$），尤其是混合菌株（$P < 0.00001$）预防效果更显著。2018 年重庆医科大学余傅冰发表的系统分析表明，益生菌可以预防儿童特应性皮炎发生，单用乳酸杆菌干预作用显著，在孕期和产后均加以干预效果更佳；使用 10^{10} cfu/d 或 10^{9} cfu/d 两种剂量均有作用，且益生菌干预不良反应少，安全可靠。最近一项纳入 21 项研究的系统分析显示，无论是否为特应性疾病高危人群，给孕妇、哺乳期母亲以及婴儿补充益生菌都可以降低儿童特应性皮炎的发病风险；建议对孕妇、哺乳期母亲和婴儿进行联合干预，且单一菌株不如益生菌混合物有效。结合其他益生菌预防特应性皮炎的研究发现，大部分研究支持益生菌能够有效预防儿童特应性皮炎。然而对益生菌防治特应性皮炎的作用也有争议，在 2008 年的一项系统回顾中，作者回顾了 10 项临床试验，包括 781 名患儿，结果总体来看益生菌在特应性皮炎患儿治疗作用中无明显益处，但这项研究针对的是特应性皮炎患儿的治疗中益生菌的作用，而没有讨论益生菌预防儿童特应性皮炎是否有效。总之，建议分娩前 2 ~ 4 周或更早开始给予孕妇复合益生菌口服，分娩后给予哺乳期母亲与婴儿复合益生菌口服到分娩后 6 个月，能够进行前瞻性研究更好。避免婴儿使用抗生素尤其是广谱抗生素，如果确有必要进行抗生素治疗，抗生素治疗后建议口服益生菌以恢复肠道菌群。

推荐阅读 ［1］Ji GE. Probiotics in primary prevention of atopic dermatitis. Forum Nutr，2009，61：117-128.

［2］Kalliomaki M，Slaminen S，Arvilommi H，et al. Probiotics in primary prevention of atopic disease：a randomised placebo-controlled trial. Lancet，2001，357：1076-1079.

［3］Kalliomaki M，Salminen S，Poussa T，et al. Probiotics and prevention of atopic disease：4-year follow-up of a randomised placebo-controlled trial. Lancet，2003，361：1869-1871.

［4］Zuccotti G，Meneghin F，Aceti A，et al. Probiotics for prevention of atopic diseases in infants：systematic review and meta-analysis. Allergy，2015，70（11）：1356-1371.

［5］余傅冰. 益生菌对儿童特应性皮炎防治作用的 meta 分析. 重庆：重庆医科大学，2018.

［6］Amalia N，Orchard D，Francis KL，et al. Systematic review and meta-analysis on the use of probiotic supplementation in pregnant mother, breastfeeding mother and infant for the prevention of atopic dermatitis in children. Australas J Dermatol, 2020, 61（2）: e158-e173.

[7] Boyle RJ, Bath-Hextall FJ, Leonardi-Bee J, et al. Probiotics for treating eczema. Cochrane Database Syst Rev, 2008（4）: p.CD006135.

十二、保护皮肤屏障

皮肤屏障功能障碍是特应性皮炎发病的重要原因之一。表皮结构成分如聚丝蛋白的基因缺失突变会降低表皮中保护性脂质含量，屏障功能缺陷会促进经表皮水分丢失，并增加皮肤对刺激物、过敏原和其他潜在炎症因子的敏感性。基于这一发病机制，从新生儿期开始预防性使用润肤剂可能是一种有效的特应性皮炎预防方法。润肤剂能提供外源性脂质，改善和保护受损的皮肤屏障。

1991 年，Macharia 等在一项小型病例对照研究中首次提出外用凡士林在特应性皮炎发病过程中具有保护作用；与正常对照组相比，外用凡士林组中特应性皮炎患者明显减少。2010 年一项针对 22 名 3 周至 6 个月大的特应性皮炎高危婴儿使用润肤疗法的研究支持了其作为预防策略的安全性和可行性。与对照组相比，使用凡士林基质乳膏润肤的婴儿特应性皮炎累积发病率降低了 50%。对 56 名患有干燥症的婴儿进行的一项研究发现，在 6 个月的时间里，定期用油浴保湿可以显著减少特应性皮炎的发生率（治疗组 4%，对照组 19%）。2014 年报告的两项随机对照研究显示，在出生后前几个月每天使用润肤剂可以降低高危新生儿的特应性皮炎累积发病率。其中日本研究人员评估了 118 名高危新生儿，随访期 7 个月，特应性皮炎累积发病率降低了 32%；英美研究人员评估了 124 名高危新生儿，随访期 6 个月，特应性皮炎累积发病率降低了 50%。这两项研究的数据没有特别分组来评估 5 种润肤剂（葵花籽油、液体石蜡，以及 3 种不含十二烷基硫酸钠的市售产品）之间的相关差异，但润肤剂组作为一个整体观察到了显著的预防效果。最近的一项随机对照试验研究了特应性皮炎高风险婴儿每天全身应用神经酰胺和氨基酸润肤剂是否可以降低特应性皮炎累积发生率，结果表明相对于局部使用自备的润肤剂缓解皮肤干燥的对照组，干预组与对照组在 1 年随访时被诊断出特应性皮炎的比例分别为 13.2% 和 25.0%

（$P = 0.204$），两者2年时比例分别为19.4％和31.0％（$P = 0.296$）；虽然招募的样本量不足目标样本的一半（$n = 100$，目标样本量为208）且随访损失了28％，但均可观察到干预组预防措施有效的趋势（统计学意义不显著）；观察到的趋势表明，与对照相比，每天全身应用神经酰胺和氨基酸润肤剂的疗法具有预防作用。

但并非所有研究都支持润肤剂可以有效预防特应性皮炎，2020年在Lancet上发表的一项研究报告没有发现有力证据表明特应性皮炎高危儿童在出生后到1岁每天使用润肤剂可预防特应性皮炎。润肤剂组执行标准皮肤护理建议并且每天应用润肤剂，对照组仅执行标准皮肤护理建议，在2岁随访时，润肤剂组中未失访的598例婴儿中有139例（23％）特应性皮炎患儿，对照组未失访的612例婴幼儿中有150例（25％）特应性皮炎患儿，两组没有统计学差异。这项研究结果差异不明显的原因可能在于所有参与研究的儿童均完整执行了标准皮肤护理建议：使用专为婴儿设计的温和清洁剂为婴儿洗澡，避免使用肥皂等刺激性清洁用品；建议每周温水洗澡2～3次；不建议婴儿使用保湿沐浴油和添加剂，除非孩子已经有皮肤问题且医生护士建议使用；冲洗清洁剂时，请避免在婴儿身上产生泡沫；尽量避免使用毛巾和乳液清洁宝宝的手和脸；不建议在更换尿布时使用婴儿湿巾，最好方法是用棉绒和温水，如需要，可以使用温和的清洁剂。这种标准皮肤护理建议对避免皮肤刺激肯定有效，因此影响使用润肤剂的效果。但在实际日常生活中大多数家庭并不能完全执行标准皮肤护理建议，在这种情况下润肤剂的预防效果可能会更显著。

综合以上研究，我们建议早期日常使用润肤剂对预防特应性皮炎有一定价值。具体哪种润肤剂的效果更好，需要更大规模的试验和更长期的随访。基于目前的研究结果，凡士林基质添加神经酰胺和氨基酸的弱酸性润肤剂较好。也可以自行尝试多种润肤剂后选择最适合的种类。同时完善日常皮肤护理。

推荐阅读 ［1］Macharia WM，Anabwani GM，Owili DM. Effects of skin contactants on evolution of atopic dermatitis in children：a case control study. Trop Doct，1991，21：104-106.

［2］Simpson EL，Berry TM，Brown PA，et al. A pilot study of emollient therapy for the primary prevention of atopic dermatitis. J Am Acad Dermatol，2010，63：587-593.

［3］Kvenshagen BK，Carlsen KH，Mowinckel P，et al. Can early skin care normalize dry skin and possibly prevent atopic eczema? A pilot study in young infants. Allergol Immunopathol，2014，42：539-543.

［4］Horimukai K，Morita K，Narita M，et al. Application of moisturizer to neonates prevents development of atopic dermatitis. J Allergy Clin Immunol，2014，134：824-830.

［5］Simpson EL，Chalmers JR，Hanifin JM，et al. Emollient enhancement of the skin barrier from birth offers effective atopic dermatitis prevention. J Allergy Clin Immunol，2014，134：818-823.

［6］McClanahan D，Wong A，Kezic S，et al. A randomized controlled trial of an emollient with ceramide and filaggrin-associated amino acids for the primary prevention of atopic dermatitis in high-risk infants. J Eur Acad Dermatol Venereol，2019，33（11）：2087-2094.

第3节　第二级预防

一、早期诊断

特应性皮炎的皮损没有特异性，可以表现为皮肤干燥、湿疹样损害、痒疹样损害，甚至银屑病样损害。遇到上述损害时要注意特应性皮炎的可能性，早期诊断。

二、工作生活环境

适当休息，在衣食住行方面注意以下问题：

1.衣物　要穿宽松纯棉衣物，贴身衣物最好不带颜色，不穿羊毛或化纤衣物；不带含金属镍的搭钩或配饰；新衣服先洗后穿，去除甲醛等织物处理剂，多漂洗以去除肥皂、洗衣粉、香料等残留；可以尝试含银离子衣服、防螨衣物、ZnO织物，抗菌、抑制自由基。

2.食物　多食水果、蔬菜，忌辛辣食物及已知不耐受的食物。

3.住　调整居室内相对湿度为50%～60%，既要避免干燥也要避免潮湿，温度22～25℃；避免突然的温度变化。避免甲醛、氮氧化物、苯等有害物质；远离二手烟。远离不耐受的物质。尘螨过敏者尝试无尘螨房间或织物，霉菌过敏者居室保持干燥、干净、通风，花粉过敏者使用空调滤网等。

4. 行 合理洗浴，洗澡次数隔日一次或每日一次，水温不可太热，时间要短，5 ～ 10 min 温水洗浴时勿剧烈搓擦皮肤。洗涤用品在皮损重时不用，平时要用刺激性小、偏酸或中性物品。避免使用肥皂，用肥皂清洗皮肤会使皮肤 pH 升高至少 90 min，造成内源性蛋白酶活性升高，破坏皮肤屏障。勿因洗浴过度造成皮肤干燥，最好浴后用棉布毛巾轻轻"蘸"干，然后涂润肤油如凡士林。研究发现凡士林可以上调皮肤抗菌肽 AMPs 表达、促进表皮分化标志物（FLG 及兜甲蛋白 loricrin）表达、降低特应性皮炎患者 T 细胞和树突状细胞浸润，有利于改善皮肤微生物及酸碱度。不用含容易过敏的蛋白成分及半抗原的洗护品，最好使用成分简单、不含防腐剂或香精的洗护品。每周保湿剂用量 200 ～ 500 g，使用时注意抗菌。剪短指甲。避免过度出汗及过热。勿打耳洞，因戴耳环可能会造成金属过敏。应积极长期治疗。

三、修复皮肤屏障

需要从抗炎、合理使用保湿剂及避免炎症启动因子入手。特应性皮炎 Th2、Th1、Th22、Th17 介导的炎症会产生一系列细胞因子，如 IL-4、IL-5、IL-13，TNFα，IL-17、IL-22、IL-31、IL-33 等，这些细胞因子均可能会对角质层细胞的生长和分化、丝氨酸的表达和某些脂质的合成产生负面影响，导致更多的经皮失水和屏障功能的丧失。保湿剂的使用可以增加皮肤含水量，减少皮肤水分丢失，恢复表皮屏障。炎症启动因子（如过敏原、刺激原核微生物）可以诱发炎症，尘螨、蟑螂、金黄色葡萄球菌等还可以直接破坏表皮屏障。

注意糖皮质激素长期外用会导致皮肤变薄，细胞间脂质减少，从而增加经皮水分散失，破坏皮肤屏障，容易导致停用激素后病情反复。使用非激素类药物与激素序贯应用及保湿剂是特应性皮炎患者皮肤护理的基础，可以保护皮肤屏障，促进受损皮肤屏障的恢复。某些润肤成分还可以有止痒、抗炎、抗菌功能，如抑制前列腺素的产生，影响环氧合酶功能，从而具有抗炎止痒活性。保湿剂的作用持续时间长达 6 h，因此重复使用并定期使用保湿剂非常重要。

四、控制瘙痒

瘙痒是特应性皮炎的主要症状，也是诊断本病的标准之一，严重影响患者的生活质量。由于瘙痒在夜间最为明显，它可以直接导致睡眠障碍，进而导致精神心理障碍，如抑郁、烦躁、焦虑、饮食习惯的改变和注意力不集中等。瘙痒会引起搔抓，进而破坏皮肤屏障功能，引发炎症反应。出汗、皮肤干燥、体力活动、情绪紧张、羊毛或合成纤维、热水和某些食物等因素都会加重瘙痒。控制皮肤瘙痒的方法包括：

1. 选择快速有效的抗炎制剂及疗法。

2. 消除致痒因素。如穿棉质、宽松的衣服，避免羊毛、丝绸等材质的衣服与皮肤直接接触；避免出汗；合理皮肤清洁，合理使用保湿剂；避免过敏原；避免搔抓等。建议患者保持正常的日常活动以及体育活动。推荐游泳作为体育活动，因为患者在游泳时不会流汗，皮肤也不会被衣服刺激。但游泳后应该立即洗澡以洗掉含氯的泳池水，然后使用保湿剂。在缓解期适度晒太阳，发病时则注意防晒。

3. 心理支持，包括暗示疗法，转移疗法等。

五、避免恶性循环

特应性皮炎存在很多恶性循环，为防止疾病进一步发展，必须避免恶性循环：

1. 瘙痒-搔抓循环　瘙痒是特应性皮炎的主要症状，也是主要诊断标准。虽然确切机制还不清楚，但皮肤刺激、变态反应、微生物、环境温度过高、出汗、心情烦躁等都会引起或加重瘙痒。瘙痒导致搔抓，搔抓又促进炎症介质的释放，反过来又加剧瘙痒，这样瘙痒-搔抓即形成了一个恶性循环。除了控制瘙痒，控制搔抓也非常重要。建议使用搔抓替代物，如儿童瘙痒时，可以搔抓布娃娃。

2. 皮肤干燥-瘙痒循环　由于患者皮肤屏障功能障碍，皮脂分泌下降，且成分改变，不饱和脂肪酸增加而胆固醇水平降低，透皮水分丧失量（TEWL）增加，皮肤变为干燥、粗糙、细屑。这种皮肤痒阈下降，对各种刺激的耐受性下降，变应原也容易穿透，因此瘙痒机会增加，脱屑及瘙痒往往导致患者过分清洗或热水烫洗，结果造成皮肤进一步干燥脱脂，形成恶性循环。

3. 湿疹−超感染循环　特应性皮炎的皮损是细菌、真菌、病毒等生长的良好的培养基，特应性皮炎的皮损及正常皮肤均可检出金黄色葡萄球菌。金黄色葡萄球菌可以通过直接毒性作用或超抗原激活淋巴细胞或 I 型变态反应，进而加重或维持湿疹皮损。

六、避免食物过敏

食物过敏常见于 2 岁以下儿童，可能会诱发和加重特应性皮炎。大约 30％ 中重度特应性皮炎患者存在食物过敏问题。鸡蛋、牛奶、小麦、大豆、坚果（如花生和榛子）和鱼是最常见的食物过敏原。建议根据详细的病史，记录食物日记后再进行范围较精确的过敏测试。在检测结果表明食物过敏概率不高时，不建议忌口，因为忌口可能会导致患者营养不良和生活质量下降。如果过敏测试结果显示某类食物很可能引发过敏症状，则应该忌口。如怀疑 I 型变态反应，忌口 2 周，其他类型 4 ～ 6 周。如果忌口 4 周过敏症状持续存在，那么这类食物大概率不是过敏的原因；当检测结果不确定时，可以暂时进行低过敏性饮食，如给予婴儿高度水解的牛奶或氨基酸衍生的配方奶喂养。在疾病的缓解期口服食物激发试验是诊断食物过敏的金标准。对于激发试验阳性的食物，生活中要尽量避免食用。对于母乳喂养的特应性皮炎患儿，建议母亲严格控制过敏饮食。在母亲摄入牛乳、鸡蛋、小麦、坚果后 2 ～ 4 h 内，母乳中均可检出牛乳、鸡蛋、小麦、坚果的抗原成分，这就是患有特应性皮炎并对牛奶过敏的婴儿可能会在母亲摄入牛奶产品几小时后出现病情加重的原因。有时母乳或配方奶喂养会引起严重特应性皮炎儿童的皮肤损害，这种情况下建议停止母乳或配方奶喂养，采用水解配方奶粉可以明显改善皮肤状况。

要学会正确阅读食品上的标签，注意标签上是否标注致敏食品。在严格控制饮食的情况下，1/3 患儿的食物过敏可在 3 年内消退，而且未来不会再次发生。食物过敏是否消退以及消退的速度很大程度上取决于致敏食物的类型：当蛋清、牛奶或小麦引起过敏时，这种过敏大概率很快消失；

如果孩子对坚果、鱼或海鲜过敏时，食用这些食物的过敏症状可能会持续终生。食物特异性 IgE 测定也可能有助于判断预后：特异性 IgE 水平越低，过敏症状迅速缓解的可能性越大。

七、避免吸入变应原

3 周岁后特应性皮炎患者食物过敏的患病率下降，但吸入性过敏的患病率上升，吸入性过敏原 IgE 浓度随年龄增长而升高。Breuer 等人的研究证明桦树花粉过敏的特应性皮炎患儿在接触桦树花粉后更容易出现湿疹样皮损，同时，与桦树花粉有关的食物也可能会导致皮肤状况恶化。在中重度特应性皮炎患者中，对螨类、霉菌、酵母和动物等过敏原的过敏反应更常见，但它们在特应性皮炎发病机制中的作用尚不清楚。最需要避免的常见过敏原是在温暖潮湿环境中生长的屋尘螨。95％的特应性皮炎患者可以检测到抗屋尘螨的特异性 IgE。建议将房间湿度保持在 40％～50％、温度保持在 18～19℃、经常通风；建议使用防过敏的床上用品，放弃羽绒被和羽毛枕头等易滋生螨虫的床上用品，床垫应该有特殊的覆盖物阻止尘螨侵袭；地毯、窗帘和软垫家具都是尘螨的栖息地，建议频繁换洗或直接丢弃。如果存在其他已知的吸入性过敏原，也应像消除尘螨一样尝试将其从周围环境中消除。

推荐阅读　［1］Breuer K，Wulf A，Constien A，et al. Birch pollen-related food as a provocation factor of allergic symptoms in children with atopic eczema/dermatitis syndrome. Allergy，2004，59：988-994.

［2］Reekers R，Schmidt P，Kapp A，et al. Evidence of a lymphocyte response to birch pollen related food antigens in atopic dermatitis. J Allergy Clin Immunol，1999，104：466-472.

［3］Caubet JC，Eigenmann PA. Allergic triggers in atopic dermatitis. Immunol Allergy Clin N Am，2010，30：289-301.

八、缓解精神压力

精神压力在特应性皮炎的发生发展中起着重要作用，并且心理因素与神经系统和免疫系统之间有密切的关系。日本 Kodama 等将经历过大阪大地震的 1457 名特应性皮炎患者按其受灾严重程度分为 A（房屋或财产严重损毁）、B（房屋或财产轻度受损）、C（对照组）三组进行研究，结果显示，A、B 两组分别有 38％和 34％的患者出现了皮肤症状的恶化，而 C 组只有 7％；相对应的，63％的 A 组患者和 48％的 B 组患者伴随有应激性心理状态，而 C 组只有 19％。Shimoda 等报道，抗精神病和抗焦虑药物治疗可以显著降低应激小鼠真皮部的肥大细胞数量，表明干预神经精神因素可以部分缓解特应性皮炎症状。基于许多强调应激在特应性皮炎中作用的报道，我们认为降低压力水平可以降低皮肤损害的严重程度。有许多类型的疗法旨在减轻压力，包括心理疗法、放松疗法、催眠、按摩或针灸等。心理治疗有助于缓解焦虑，改善对挫折的反应，改变瘙痒–抓挠的恶性循环。与只使用标准方法治疗的特应性皮炎患者相比，使用自我训练、认知行为疗法的患者可以减少激素类药物的剂量。推荐各种形式的放松疗法、生物反馈自体训练、按摩或催眠。它们旨在降低焦虑和压力水平，在一项使用催眠治疗特应性皮炎的非对照研究中，大多数患者表现出明显的病情改善，伴随着瘙痒感觉的减少以及睡眠和情绪的改善。按摩是另一种减压疗法。在 1 个月里，父母每天按摩 20 min 的患儿表现出较低的焦虑水平，他们的临床症状有所改善。

推荐阅读 ［1］Kodama A. Effect of stress on atopic dermatitis：Investigation in patients after the great hanshin earthquake. J Allergy Clin Immunol，1999，104（1）：173-176.

［2］Shimoda T，Liang Z，Suzuki H，et al. Inhibitory effects of antipsychotic and anxiolytic agents on stress-induced degranulation of mouse dermal mast cells. Clin Exp，2010，35（5）：531-536.

［3］Arndt J，Smith N，Tausk F. Stress and atopic dermatitis. Curr Allergy Asthma Rep，2008，8：312-317.

第 4 节 第三级预防

目的与意义

特应性皮炎的共病包括特应性共病及非特应性共病，并发症则包括感染、皮肤萎缩等。三级预防的目的即是预防这些共病和并发症。重要环节是要认识这些情况，在特应性皮炎的治疗过程中努力避免发生共病及并发症。目前这方面的研究尚不多见，需要加强研究。

第5节　疫苗接种问题

一、疫苗概述

疫苗是通过刺激机体产生抗体或其他免疫效应因子，从而对一种疾病形成免疫力的制剂。最早的疫苗可以追溯到我国唐宋时期的"人痘接种法"，即取轻症天花患者的痘痂或痘浆，处理后吹入被接种者的鼻孔内，从而使其感染痘苗后对天花产生终身的免疫力。疫苗是迄今为止最符合成本效益原则的公共卫生干预措施。据世界卫生组织（WHO）估计，免疫接种每年能挽救250万人的生命，并保护数百万人免于疾病和残疾。疫苗种类繁多，比如减毒或灭活微生物的混悬液、微生物制品或衍生物。随着基因工程技术的蓬勃发展，疫苗的抗原成分不仅指某种疾病的病原体或其相关蛋白（多肽）、多糖，也包括核酸、重组抗原等。疫苗以一种或多种抗原成分联合佐剂或直接接种进入机体后，通过免疫细胞细胞膜上的模式识别受体（pattern recognition receptor，PRR）识别病原体相关分子模式（pathogen associated molecular pattern，PAMP）后，首先启动固有免疫应答，固有免疫细胞识别危险分子信号，通过一系列信号级联传递与基因表达的调节，诱导机体产生对特定抗原的体液免疫和（或）细胞免疫，即适应性免疫应答，并通过记忆细胞增殖、克隆形成免疫记忆，使机体获得长久的特异性免疫。

二、疫苗接种对病情的影响

疫苗接种对特应性皮炎病情的影响尚存在争议甚至互相矛盾。

1. 加重病情　Farooqi 等研究显示，在接种百日咳、破伤风和白喉疫苗后的 12 岁儿童中，特应性皮炎的风险略有增加；丹麦一项研究中，接种麻疹、腮腺炎或风疹疫苗后的 3 ～ 15 岁儿童罹患特应性皮炎的风险几乎增加了 2 倍。

2. 与特应性皮炎无关　有几项研究未发现疫苗接种与特应性皮炎发生风险增加之间的关联。

3. 疫苗接种有保护作用　一项 2005 年发表的研究显示，在排除性别、年龄、父亲的社会经济地位等其他影响因素后，接种疫苗的青少年比未接种疫苗的青少年患哮喘或特应性疾病的风险显著降低，且这种区别不取决于疫苗种类、是否规律接种以及疫苗接种的次数。在口服脊髓灰质炎活病毒和卡介苗的情况下，作者观察到了更强的保护作用。作者还指出，疫苗所含的免疫原性物质可以促进 Th1 细胞增殖，从而抑制特应性表现的增强，降低了罹患特应性皮炎的风险。日本的一项研究报道，结核菌素实验强阳性的 12～13 岁儿童罹患特应性皮炎的风险降低了 50%。由于结核病是一种诱导 Th1 反应的疾病，因此接种卡介苗可能有助于减少特应性皮炎的发病率。但也有数个研究报道结核病、卡介苗接种和特应性疾病的发展之间没有明显关系。最近秘鲁的一项研究显示：在中等收入国家的城市中，既往感染结核或接种卡介苗可能与减少过敏性疾病的风险有关，但不能预防哮喘和特应性疾病。

总之，疫苗接种能否预防或诱发特应性皮炎是有争议的。由于特应性皮炎大多数在儿童期发病，同时大多数计划免疫的疫苗都在儿童期接种，这解释了特应性皮炎的发生或恶化与疫苗接种之间的表观蓄积以及时间关系，而实际上没有因果关系。总体而言，特应性疾病的患病率与疫苗接种并不显著相关。

推荐阅读　［1］Farooqi IS，Hopkin JM. Early childhood infection and atopic disorder. Thorax，1998，53（11）：927-932.

［2］Olesen AB，Juul S，Thestrup-Pedersen K. Atopic dermatitis is increased following vaccination for measles，mumps and rubella or measles infection. Acta Derm Venereol，2003，83（6）：445-450.

［3］Anderson HR，Poloniecki JD，Strachan DP，et al. ISAAC Phase 1 Study Group. Immunization and symptoms of atopic disease in children：results from the International Study of Asthma and Allergies in Childhood. Am J Public Health，2001，91（7）：1126-1129.

［4］Kemp T，Pearce N，Fitzharris P，et al. Is infant immunization a risk factor for childhood asthma or allergy? Epidemiology，1997，8（6）：678-680.

［5］Martignon G，Oryszczyn MP，Annesi-Maesano I. Does childhood immunization against infectious diseases protect from the development of atopic disease? Pediatr Allergy Immunol，2005，16（3）：193-200.

［6］Shirakawa T，Enomoto T，Simazu S，et al. The inverse association between tuberkulin responses and atopic disorder. Science，1997，175：77-79.

［7］Wong Gw，Hui DS，Tam CM，et al. Asthma，atopy and tuberculin responses in Chinese schoolchildren in Honk Kong. Thorax，2001，56：770-773.

［8］Von Mutius E，Pearce N，Beasley R，et al. International patterns of tuberculosis and the prevalence of symptoms of asthma，rhinitis，and eczema. Thorax，2000，55：449-453.

［9］Yilmaz M，Bingol G，Altintas D，et al. Correlation between atopic diseases and tuberculin responses. Allergy，2000，55：664-667.

［10］Byrne AL，Marais BJ，Mitnick CD，et al. Asthma and atopy prevalence are not reduced among former tuberculosis patients compared with controls in Lima，Peru. BMC Pulm Med，2019，19（1）：40.

三、疫苗接种建议

有研究总结了德国特应性皮炎诊疗指南以及欧洲特应性皮炎相关专家共识和指南中对特应性皮炎患者接种疫苗的建议：特应性皮炎患者，无论儿童还是成年人，均可以且应该接种符合其年龄阶段需要的疫苗，但应在特应性皮炎缓解或病情较轻的情况下接种，如果条件允许，推荐进行免疫调节治疗并进行相应的评估后接种。另外考虑到特应性皮炎患者皮肤屏障功能受损，故特别建议患者接种水痘带状疱疹疫苗，以避免严重的病毒性皮肤感染。

推荐阅读　［1］Sticherling M. Impfungen in der Dermatologie［Vaccinations in dermatology］. Hautarzt，2021，72（2）：100-105.

［2］Werfel T，Aberer W，Ahrens F，et al. Association of Scientific Medical Societies of Germany Leitlinie Neurodermitis. J Dtsch Dermatol Ges，2016，14：e1-e75.

［3］Wollenberg A，Vogel S，Renner ED. Impfungen bei Neurodermitis und anderen chronisch entzündlichen Hauterkrankungen. Hautarzt，2010，61：985-993.

［4］Wollenberg A，Barbarot S. Consensus-based European guidelines for treatment of atopic eczema（atopic dermatitis）in adults and children：part II. J Eur Acad Dermatol Venereol，2018，32：850-878.

主要参考文献

［1］Bolognia JL，Schaffer JV，Cerroni L. 皮肤病学（第 4 版）.朱学骏，王宝玺，孙建方，等译.北京：北京大学医学出版社，2016.

［2］赵辨.中国临床皮肤病学.南京：江苏科学技术出版社，2009.

［3］叶世泰.变态反应学.北京：科学技术出版社，1998.

［4］Grammer LC，Greenberger PA. 帕特森变态反应性疾病（第 6 版）.顾瑞金，译.北京：人民卫生出版社，2004.

［5］Freedberg IM，Eisen AZ，Wolff K，et al. Fitzpatrick's Dermatology in General Medicine. 5th ed. New York：McGrow-Hill，1999.

［6］李邻峰.皮肤科常用中成药安全用药手册.北京：科学技术出版社，2015.

［7］李邻峰.湿疹皮炎与皮肤过敏的诊断与治疗.北京：北京大学医学出版社，2010.

［8］邓丹琪，李林峰.过敏性皮肤病的全面管理.昆明：云南科技出版社，2009.

［9］李林峰.皮炎湿疹的诊断与治疗.北京：人民军医出版社，2007.

［10］李林峰.特应性皮炎.北京：北京大学医学出版社，2006.

［11］李林峰.皮炎湿疹的发病机制.北京：人民军医出版社，2006.

［12］李林峰.皮炎湿疹的临床诊断.北京：人民军医出版社，2006.

［13］李林峰，施辛，王文慧，等. 皮炎湿疹的治疗.北京：人民军医出版社，2006.

［14］李林峰.肾上腺糖皮质激素在皮肤科的应用.北京：北京大学医学出版社，2004.

［15］李林峰.接触性皮炎与皮肤变态反应.2版.北京：北京大学医学出版社，2003.

［16］李林峰.接触性皮炎.北京：北京医科大学中国协和医科大学出版社，1995.

［17］李林峰.皮肤性病学.北京：北京医科大学出版社，2001.

［18］Johansen JD，Lepoittevin VMJ，Frosch PJ. Contact Dermatitis. 6th ed. Switzerland：Springer Nature Switzerland AG，2021.